实用临床护理技术与操作实践

李甜甜　等主编

上海科学普及出版社

图书在版编目（CIP）数据

实用临床护理技术与操作实践 / 李甜甜等主编 . 上海 : 上海科学普及出版社, 2024. 7. -- ISBN 978-7-5427-8836-8

Ⅰ . R47

中国国家版本馆 CIP 数据核字第 2024YK6209 号

责任编辑　胡　伟

实用临床护理技术与操作实践

李甜甜　等主编

上海科学普及出版社出版发行

（上海中山北路 832 号　　邮政编码　200070）

http://www.pspsh.com

各地新华书店经销　　三河市铭诚印务有限公司印刷

开本　787 × 1092　1/16　　印张　15.25　　字数 270 000

2024 年 7 月第 1 版　　2024 年 7 月第 1 次印刷

ISBN　978-7-5427-8836-8　　定价：128.00 元

《实用临床护理技术与操作实践》

编委会

主　编：李甜甜　枣庄市立医院

马海燕　枣庄市立医院

冯莉莉　枣庄市中医医院

褚召侠　枣庄市峄城区古邵镇中心卫生院

孙守艳　枣庄市峄城区古邵镇中心卫生院

韩　婧　枣庄市台儿庄区泥沟镇中心卫生院

副主编：王　萍　枣庄市中医医院

王　瑞　枣庄市中医医院

杜永梅　枣庄市妇幼保健院

李明艳　枣庄市立医院

薄贵梅　枣庄市中医医院

杨艳伟　枣庄市峄城区中医院

前　言

在临床护理的过程中，每一位护理人员都是患者康复之路上不可缺少的守护者。面对疾病的复杂多变和患者需求的日益增长，掌握扎实的临床护理技术与操作实践，不仅是提升护理质量的基石，更是实现优质护理服务的关键。基于此，我们精心编纂了《实用临床护理技术与操作实践》一书，旨在为各级护理人员提供一本既全面又实用的工作参考书。

我们深入临床一线，聚焦于各科室常见病、多发病的护理实践。从呼吸内科的急性呼吸窘迫综合征疾病护理，到心内科的冠心病监护；从消化内科的消化道疾病的管理，到神经内科的脑出血的康复；从泌尿外科常见疾病的术后护理，到骨科的术后康复指导等；本书涵盖了临床护理的方方面面。

在内容的编排上，我们力求做到理论与实践相结合，深入浅出，言简意明。通过生动的案例解析，复杂的护理技术变得易于理解；通过条理清晰的步骤描述，繁琐的操作流程变得井然有序。我们注重突出重点，避免冗长赘述，确保每一章节都能让读者快速抓住关键信息，轻松掌握护理要点。

《实用临床护理技术与操作实践》不仅是一本护理技术的指南，更是护理理念的传递者。我们希望通过这本书，能够激发护理人员对护理工作的热爱与追求，促进护理学科的不断进步与发展。同时，我们也期待这本书能够成为各级护理人员手中的宝贵财富，为他们的职业生涯增添光彩，为患者的健康与幸福贡献更多的力量。

目 录

第一章　呼吸内科疾病的护理

第一节　支气管肺炎

一、概述

肺炎是指终末气道、肺泡和肺间质的炎症，可由病原微生物、理化因素、免疫损伤、过敏及药物所致。细菌性肺炎是最常见的肺炎，也是常见的感染性疾病之一。尽管新的强效抗生素不断投入应用，但其发病率和病死率仍很高，其原因可能与社会人口老龄化，吸烟人群低龄化、伴有基础疾病、免疫功能低下，加之病原体变迁、医院获得性肺炎发病率增加、病原学诊断困难，抗生素的不合理使用导致细菌耐药性增加和部分人群贫困化加剧等因素有关。

（一）分类

肺炎可按解剖、病因或患病环境加以分类。

1.解剖分类

（1）大叶性（肺泡性）肺炎：肺实质炎症，通常并不累及支气管。病原体先在肺泡引起炎症，经肺泡间孔向其他肺泡扩散，导致部分或整个肺段、肺叶发生炎症改变。致病菌多为肺炎链球菌。

（2）小叶性（支气管）肺炎：指病原体经支气管入侵，引起细支气管终末细支气管和肺泡的炎症。病原体有肺炎链球菌、葡萄球菌、病毒、肺炎支原体及军团菌等。常继发于其他疾病，如支气管炎、支气管扩张、上呼吸道病毒感染及长期卧床的危重患者。

（3）间质性肺炎：以肺间质炎症为主，病变累及支气管壁及其周围组织，有肺泡壁增生及间质水肿，可由细菌、支原体、衣原体、病毒或肺孢子菌等引起。

2.病因分类

（1）细菌性肺炎：如肺炎链球菌、金黄色葡萄球菌、甲型溶血性链球菌、肺炎克雷伯菌、流感嗜血杆菌、铜绿假单胞菌、棒状杆菌、梭形杆菌等引起的肺炎。

（2）非典型病原体所致的肺炎：如支原体、军团菌和衣原体等引起的肺炎。

（3）病毒性肺炎：如冠状病毒、腺病毒、呼吸道合胞病毒、流感病毒、麻疹病毒、巨细胞病毒、单纯疱疹病毒等引起的肺炎。

（4）真菌性肺炎：如白假丝酵母菌（白念珠菌）、曲霉、放射菌等引起的肺炎。

（5）其他病原体所致的肺炎：如立克次体（如Q热立克次体）、弓形虫（如鼠弓形虫）、寄生虫（如肺包虫、肺吸虫、肺血吸虫）等引起的肺炎。

（6）理化因素所致的肺炎：如放射性损伤引起的放射性肺炎、胃酸吸入，药物等引起的化学性肺炎等其他因素引起的肺炎。

3.患病环境分类

病原学检查阳性率低，培养结果滞后，病因分类在临床上应用较为困难，目前多按肺炎的获得环境分成两类，有利于指导经验治疗。

（1）社区获得性肺炎（CAP）是指在医院外罹患的感染性肺实质炎症，也称院外肺炎，包括具有明确潜伏期的病原体感染而在入院后平均潜伏期内发病的肺炎。常见致病菌为肺炎链球菌、流感嗜血杆菌、卡他莫拉菌和非典型病原体。

（2）医院获得性肺炎（HAP）简称“医院内肺炎”，是指患者入院时既不存在，也不处于潜伏期，而于入院48h后在医院（包括老年护理院、康复院等）内发生的肺炎，也包括出院后48h内发生的肺炎。无感染高危因素患者的常见病原体依次为肺炎链球菌、流感嗜血杆菌、金黄色葡萄球菌、铜绿假单胞菌、大肠埃希菌、肺炎克雷伯菌等；有感染高危因素患者的常见病原体依次为金黄色葡萄球菌、铜绿假单胞菌、大肠埃希菌属、肺炎克雷伯菌等。

（二）病因及发病机制

正常的呼吸道免疫防御机制（支气管内黏液纤毛运载系统、肺泡巨噬细胞防御的完整性等）使气管隆凸以下的呼吸道保持无菌。肺炎的发生主要由病原体和宿主两个因素决定。如果病原体数量多、毒力强和（或）宿主呼吸道局部和全身免疫防御系统损害，即可发生肺炎。病原体可通过空气吸入、血行播散、邻近感染部位蔓延、上呼吸道定植菌的误吸引起社区获得性肺炎。医院获得性肺炎还可通过误吸胃肠道的定植菌（胃食管反流）和通过人工气道吸入环境中的致病菌引起。

二、肺炎链球菌肺炎

肺炎链球菌肺炎又称肺炎球菌肺炎，是由肺炎链球菌或称肺炎球菌所引起的肺炎，约占社区获得性肺炎的半数以上。通常急骤起病，以高热、寒战、咳嗽、血痰及胸痛为特征。胸部X线片呈肺段或肺叶急性炎性实变，近年来因抗菌药物的广泛使用，致使本病的起病方式、症状及X线改变均不典型。

肺炎链球菌为革兰染色阳性球菌，多成双排列或短链排列，有荚膜，其毒力大小与荚膜中的多糖结构及含量有关。根据荚膜多糖的抗原特性，肺炎链球菌可分为86个血清型。成人致病菌多属1～9型及12型，以第3型毒力最强，儿童则多为6型、14型、19型及23型。肺炎链球菌在干燥痰中能存活数月，但在阳光直射1h，或加热至52℃，10min即可杀灭，对苯酚等消毒剂亦甚敏感。机体免疫功能正常时，肺炎链球菌是寄居在口腔及鼻咽部的一种正常菌群，其带菌率常随年龄、季节及免疫状态的变化而有差异。机体免疫功能受损时，有毒力的肺炎链球菌入侵人体而引起肺炎。肺炎链球菌除引起肺炎外，少数可发生菌血症或感染性休克，老年人及婴幼儿的病情尤为严重。

肺炎链球菌肺炎以冬季与初春多见，常与呼吸道病毒感染相伴行。患者常为原先健康的青壮年或老年与婴幼儿，男性较多见。吸烟者，慢性支气管炎、支气管扩张、充血性心力衰竭、慢性病患者，以及免疫抑制宿主均易受肺炎链球菌侵袭。肺炎链球菌不产生毒素，不引起原发性组织坏死或形成空洞。其致病力是由高分子多糖体的荚膜对组织的侵袭作用，首先引起肺泡壁水肿，出现白细胞与红细胞渗出，含菌的渗出液经肺泡间孔向肺的中央部分扩展，甚至累及几个肺段或整个肺叶，因病变开始于肺的外周，故叶间分界清楚，易累及胸膜，引起渗出性胸膜炎。

肺炎链球菌肺炎病理改变有充血期、红肝变期、灰肝变期及消散期，表现为肺组织充血水肿，肺泡内浆液渗出及红、白细胞浸润，白细胞吞噬细菌，继而纤维蛋白渗出物溶解、吸收，肺泡重新充气。在肝变期病理阶段实际上并无确切分界，经早期应用抗菌药物治疗，此种典型的病理分期已很少见。病变消散后肺组织结构多无损坏，不留纤维瘢痕。极个别患者肺泡内纤维蛋白吸收不完全，甚至有成纤维细胞形成，形成机化性肺炎。老年人及婴幼儿感染可沿支气管分布（支气管肺炎）。若未及时使用抗菌药物，5%～10%的患者可并发脓胸，10%～20%的患者因细菌经淋巴管、胸导管进入血循环，可引起脑膜炎、心包炎、心内膜炎、关节炎和中耳炎等肺外感染。

（一）护理评估

1.健康史

肺炎的发生与细菌的侵入和机体防御能力的下降有关。吸入口咽部的分泌物或空气中的细菌、周围组织感染的直接蔓延、菌血症等均可成为细菌入侵的途径；吸烟、酗酒、年老体弱、长期卧床、意识不清、吞咽和咳嗽反射障碍，慢性或重症患者、长期使用糖皮质激素或免疫抑制剂，接受机械通气及大手术者均可因机体防御机制降低而继发肺炎。注意询问患者起病前是否存在机体抵抗力下降、呼吸道防御功能受损的情况，了解患者既往的健康状况。

2.身体状况

患者发病前常有受凉、淋雨、疲劳、醉酒、病毒感染史，多有上呼吸道感染的前驱症状。

（1）主要症状：起病多急骤，高热、寒战，全身肌肉酸痛，体温通常在数小时内升至39～40℃，高峰在下午或傍晚，或呈稽留热，脉率随之增速。可有患侧胸部疼痛，放射到肩部或腹部，咳嗽或深呼吸时加剧。痰少，可带血或呈铁锈色，食欲锐减，偶有恶心、呕吐、腹痛或腹泻，易被误诊为急腹症。

（2）护理体检：患者呈急性病容，面颊绯红，鼻翼翕动，皮肤灼热、干燥，口角及鼻周有单纯疱疹；病变广泛时可出现发绀。有败血症者，可出现皮肤、黏膜出血点，巩膜黄染。早期肺部体征无明显异常，仅有胸廓呼吸运动幅度减小，叩诊稍浊，听诊可有呼吸音减低及胸膜摩擦音。肺实变时叩诊浊音、触觉语颤增强并可闻及支气管呼吸音。消散期可闻及湿啰音。心率增快，有时心律不齐。重症患者有肠胀气，上腹部压痛多与炎症累及膈胸膜有关。重症感染时可伴休克、急性呼吸窘迫综合征及神经精神症状，表现为神志不清、烦躁、呼吸困难、嗜睡、谵妄、昏迷等。累及脑膜时有颈抵抗及病理性反射出现。

本病自然病程为1～2周。发病5～10天，体温可自行骤降或逐渐消退；使用有效的抗菌药物后可使体温在1～3天恢复正常。患者的其他症状与体征亦随之逐渐消失。

（3）并发症：肺炎链球菌肺炎的并发症近年来已很少见。严重败血症或毒血症患者易发生感染性休克，尤其是老年人。表现为血压降低，四肢厥冷、多汗、发绀、心动过速，心律失常等，而高热、胸痛、咳嗽等症状并不突出。其他并发症有胸膜炎、脓胸、心包炎、脑膜炎和关节炎等。

3.实验室其他检查

（1）血常规检查：血白细胞计数（10～20）$\times 10^9$/L，中性粒细胞百分比多在80%以上，并有核左移，细胞内可见中毒颗粒。年老体弱、酗酒、免疫功能低下者的白细胞计数可不增高，但中性粒细胞的百分比仍增高。

（2）痰直接涂片做革兰染色及荚膜染色镜检：发现典型的革兰染色阳性、带荚膜的双球菌或链球菌，即可初步做出病原诊断。

（3）痰培养：24～48h可以确定病原体。痰标本送检时应注意器皿洁净无菌，在抗菌药物应用之前漱口后采集，取深部咳出的脓性或铁锈色痰。

（4）聚合酶链反应（PCR）检测及荧光素标记抗体检测：可提高病原学诊断率。

（5）血培养：10%～20%患者合并菌血症，故重症肺炎应做血培养。

（6）细菌培养：如合并胸腔积液，应积极抽取积液进行细菌培养。

（7）X线检查：早期仅见肺纹理增粗，或受累的肺段、肺叶稍模糊。随着病情进展，肺泡内充满炎性渗出物，表现为大片炎症浸润阴影或实变影，在实变阴影中可见支气管充气征，肋膈角可有少量胸腔积液。在消散期，X线显示炎性浸润逐渐吸收，可有片状区域吸收较快，呈现“假空洞”征，多数病例在起病3～4周才完全消散。老年患者肺炎病灶消散较慢，容易出现吸收不完全而成为机化性肺炎。

4.心理—社会评估

肺炎起病多急骤，短期内病情严重，加之高热和全身中毒症状明显，患者及其家属常深感不安。当出现严重并发症时，患者会表现出忧虑和恐惧。

（二）护理目标

肺炎链球菌肺炎的护理目标：体温恢复至正常范围；患者呼吸平稳，发绀消失；疼痛减轻。

（三）护理措施

1.一般护理

（1）休息与环境：保持室内空气清新，病室保持适宜的温度、湿度，环境安静、清洁、舒适。限制患者活动，限制探视，避免因谈话过多影响体力。要集中安排治疗和护理活动，保证患者足够的休息时间，减少氧耗量，缓解头痛、肌肉酸痛、胸痛等症状。

（2）体位：协助或指导患者采取合适的体位。对有意识障碍的患者，如病情允许可取半卧位，增加肺通气量；或侧卧位，以预防或减少分泌物吸入肺内。为促进肺扩张，患者每2h变换体位1次，防止分泌物淤积在肺部而引起并发症。

（3）饮食与补充水分：给予高热量、高蛋白质、高维生素、易消化的流质或半流质饮食，以补充高热引起的营养物质消耗。宜少食多餐，避免压迫膈肌。若有明显麻痹性肠梗阻或胃扩张，应暂时禁食，遵医嘱给予胃肠减压，直至肠蠕动恢复。鼓励患者多饮水（1～2L/d），来补充发热、出汗和呼吸急促所丢失的水分，并利于痰液排出。轻症者无须静脉补液，脱水严重者可遵医嘱补液，补液有利于加快毒素排出和热量散发，尤其是食欲差或不能进食者。心脏病或老年人应注意补液速度，过快、过多易导致急性肺水肿。

2.病情观察

监测患者神志、体温、呼吸、脉搏、血压和尿量，并做好记录。尤其应注意密切观察体温的变化。观察有无呼吸困难及发绀，及时、适宜给氧。重点观察儿童、老年人、久病体弱者的病情变化，注意是否伴有感染性休克的表现。观察痰液颜色、性状和量，如肺炎球菌肺炎痰呈铁锈色，葡萄球菌肺炎痰呈粉红色乳状，厌氧菌感染者痰液多有恶臭等。

3.对症护理

（1）高热的护理。

（2）咳嗽、咳痰的护理：协助和鼓励患者有效咳嗽、排痰，及时清除口腔和呼吸道内痰液、呕吐物。痰液黏稠不易咳出时，在病情允许情况下可扶患者坐起，给予拍背，协助咳痰，遵医嘱应用祛痰药及超声雾化吸入，稀释痰液，促进痰的排出。必要时吸痰，预防窒息。吸痰前，注意告知病情。

（3）气急发绀的护理：监测动脉血氧分析值，给予吸氧，提高血氧饱和度，改善发绀，增加患者的舒适度。氧流量一般为4～6L/min，若为慢性阻塞性肺疾病患者，应给予低流量、低浓度持续吸氧。注意观察患者呼吸频率、节律、深度等变化，皮肤色泽和意识状态有无改变，如果病情恶化，准备气管插管和呼吸机辅助通气。

（4）胸痛的护理：使患者保持舒适的体位。患者胸痛时，其痛感常随呼吸、咳嗽加重，可采取患侧卧位，在咳嗽时可用枕头等物夹紧胸部，必要时用宽胶布固定胸廓，以降低胸廓活动度，减轻疼痛。疼痛剧烈者，遵医嘱应用镇痛、止咳药，缓解疼痛和改善肺通气，如口服可待因。此外可用物理止痛和中药止痛擦剂。物理止痛，如按摩、针灸、经皮肤电刺激止痛穴位或局部冷敷等，可降低疼痛的敏感性；中药经皮肤吸收，无创伤，且发挥药效快，对轻度疼痛效果好。中药止痛擦剂具有操作简便、安全、不良反应小、无药物依赖现象等优点。

（5）其他：鼓励患者经常漱口，做好口腔护理。口唇疱疹者局部涂液状石蜡或抗病毒软膏，防止继发感染。烦躁不安、谵妄、失眠者酌情使用地西泮或水合氯醛，禁用抑制呼吸的镇静药。

4.感染性休克的护理

（1）观察休克的征象：密切观察患者生命体征、实验室检查和病情的变化。发现患者神志不清、烦躁、发绀、四肢湿冷、脉搏细数、脉压变小、呼吸浅快、面色苍白、尿量减少（每小时少于30mL）等休克早期症状时，及时报告医师，采取救治措施。

（2）环境与体位：应将感染性休克的患者安置在重症监护室，注意保暖和安全。取仰卧中凹位，抬高头胸部20°，抬高下肢约30°，有利于其呼吸和静脉回流，增加心排出量。尽量减少搬动。

（3）吸氧：应给高流量吸氧，维持动脉氧分压在60mmHg（7.99kPa）以上，改善缺氧状况。

（4）补充血容量：快速建立两条静脉通路，遵医嘱给予葡萄糖酐或平衡液以维持有效血容量，降低血液的黏稠度，防止弥散性血管内凝血。随时监测患者一般情况、血压、尿量、尿比重、血细胞比容等；监测中心静脉压，作为调整补液速度的指标，中心静脉压＜5cmH_2O（0.49kPa）可放心输液，达到10cmH_2O（0.98kPa）应慎重。以中心静脉压不超过10cmH_2O（0.98kPa）、尿量每小时在30mL以上为宜。补液不宜过多、过快，以免引起心力衰竭和肺水肿。若血容量已补足而24h尿量仍＜400mL、尿比重＜1.018时，应及时报告医师，注意是否合并急性肾衰竭。

（5）纠正酸中毒：有明显酸中毒可静脉滴注5%的碳酸氢钠，因其配伍禁忌较多，宜单独输入，同时随时监测和纠正电解质和酸碱失衡等。

（6）应用血管活性药物的护理：在遵医嘱应用血管活性药物，如多巴胺、间羟胺（阿拉明）时，滴注过程中应注意防止液体溢出血管外，引起局部组织坏死和影响疗效。可应用输液泵单独静脉输入血管活性药物，根据血压随时调整滴速，维持收缩压在90～100mmHg（11.99～13.33kPa），保证重要器官的血液供应，改善微循环。

（7）对因治疗：应联合、足量应用强有力的广谱抗生素控制感染。

（8）病情转归观察：随时监测和评估患者意识、血压、脉搏、呼吸、体温、皮肤、黏膜、尿量的变化，判断病情转归。如患者神志逐渐清醒、皮肤及肢体变暖、脉搏有力、呼吸平稳规则、血压回升、尿量增多，预示病情已好转。

5.用药护理

遵医嘱及时给予患者有效抗感染药物，注意观察药物疗效及不良反应。

（1）抗菌药物治疗：一经诊断即应给予抗菌药物治疗，不必等待细菌培养结果。首选青霉素G，用药途径及剂量视病情轻重及有无并发症而定。对于成年轻症患者，可用240万U/d，分3次肌内注射，或用普鲁卡因青霉素每12h肌内注射60万U。病情稍重者，宜用青霉素G 240万～480万U/d，分次静脉滴注，每6～8h 1次；重症及并发脑膜炎者，可增至1000万～3000万U/d，分4次静脉滴注。对青霉素过敏者或耐青霉素或多重耐药菌株感染者，可用呼吸氟喹诺酮类、头孢噻肟或头孢曲松等药物，多重耐药菌株感染者可用万古霉素，替考拉宁等。药物治疗48～72h后应对病情进行评价，治疗有效表现为体温下降、症状改善、白细胞逐渐降低或恢复正常等。如用药72h后病情仍无改善，需及时报告医师并做相应处理。

（2）支持疗法：患者应卧床休息，注意补充足够蛋白质、热量及维生素。密切监测病情变化，注意防止休克。剧烈胸痛者，可酌情用少量镇痛药，如可待因15mg。不用阿司匹林或其他解热药，以免过度出汗、脱水及干扰真实热型，导致临床判断错误。鼓励患者每日饮水1～2L，轻症患者无须常规静脉输液，确有失水者可输液，保持尿比重在1.020以下，血清钠保持在145mmol/L以下。中等或重症患者（PaO_2 ＜60mmHg或有发绀）应给氧。若有明显麻痹性肠梗阻或胃扩张，应暂时禁食、禁饮和胃肠减压，直至肠蠕动恢复。烦躁不安、谵妄、失眠者酌用地西泮5mg或水合氯醛1～1.5g，禁用抑制呼吸的镇静药。

（3）并发症的处理：经抗菌药物治疗后，高热常在24h内消退，或数日内逐渐下降。若患者体温降而复升或3天后仍不降，应考虑肺炎链球菌的肺外感染，如脓胸、心包炎或关节炎等。持续发热的其他原因尚有耐青霉素的肺炎链球菌或混合细菌感染、药物热或并存其他疾病。肿瘤或异物阻塞支气管时，经治疗后肺炎虽可消散，但阻塞因素未除，肺炎可再次出现。10%～20%肺炎链球菌肺炎伴发胸腔积液者，应酌情取胸液检查及培养以确定其性质。若治疗不当，约5%并发脓胸，应积极排脓引流。

6.心理护理

患病前健康状态良好的患者会因突然患病而焦虑不安，病情严重或患有慢性基础疾病的患者则可能出现消极、悲观和恐慌的心理反应。要耐心给患者讲解疾病的有关知识，解释各种症状和不适的原因，讲解各项诊疗、护理操作的目的，操作程序和配合要点，使患者清楚大部分肺炎治疗、预后良好；询问和关心患者的需要，鼓励患者说出内心感受，与患者进行有效的沟通；帮助患者驱除不良心理反应，树立治愈疾病的信心。

7.健康指导

（1）疾病知识指导：让患者及其家属了解肺炎的病因和诱因，有皮肤疖、痈、伤口感染、毛囊炎，蜂窝织炎时应及时治疗。避免受凉、淋雨、酗酒和过度疲劳，特别是年老体弱和免疫功能低下者。天气变化时随时增减衣物，预防上呼吸道感染。可注射流感或肺炎免疫疫苗，使之产生免疫力。

（2）生活指导：劝导患者要注意休息，劳逸结合，生活有规律。保证摄取足够的营养物质，适当参加体育锻炼，增强机体抗病能力。对有意识障碍、慢性病、长期卧床者，应教会家属注意帮助患者经常改变体位、翻身、拍背，协助并鼓励患者咳出痰液，有感染征象时及时就诊。

（3）出院指导：出院后需继续用药者，应指导患者遵医嘱按时服药，向患者介绍所服药物的疗效、用法、疗程、不良反应，不能自行停药或减量。教会患者观察旧病复发症状，如出现发热、咳嗽、呼吸困难等不适表现时，应及时就诊。告知患者随诊的时间及需要准备的有关资料，如胸部X线片等。

（四）护理评价

患者体温恢复正常；能进行有效咳嗽，痰容易咳出，显示咳嗽次数减少或消失，痰量减少；休克发生时及时发现并给予及时地处理。

三、其他类型肺炎

（一）葡萄球菌肺炎评估

葡萄球菌肺炎是由葡萄球菌引起的急性肺部化脓性炎症。葡萄球菌的致病物质主要是毒素与酶，具有溶血、坏死、杀白细胞和致血管痉挛等作用。其致病力可用血浆凝固酶来测定，阳性者致病力较强，是化脓性感染的主要原因。但其他凝固酶阴性的葡萄球菌亦可引起感染。随着医院内感染的增多，由凝固酶阴性葡萄球菌引起的肺炎也不断增多。

医院获得性肺炎中，葡萄球菌感染占11%～25%。常发生于有糖尿病、血液病、艾滋病、肝病或慢性阻塞性肺疾病等原有基础疾病者。若治疗不及时或不当，病死率甚高。

1.临床表现

葡萄球菌肺炎起病多急骤，寒战、高热，体温在39～40℃，胸痛，咳大量脓性痰，带血丝或呈脓血状。全身肌肉和关节酸痛，精神萎靡，病情严重者可出现周围循环衰竭。院内感染者常起病隐袭，体温逐渐上升，咳少量脓痰。老年人症状可不明显。

葡萄球菌肺炎早期可无体征，晚期可有双肺散在湿啰音。病变较大或融合时可出现肺实变体征，但体征与严重的中毒症状和呼吸道症状不平行。

2.实验室其他检查

（1）血常规：白细胞计数及中性粒细胞显著增加，核左移，有中毒颗粒。

（2）细菌学检查：痰涂片可见大量葡萄球菌和脓细胞，血、痰培养多为阳性。

（3）X线检查：胸部X线显示短期内迅速多变的特征，肺段或肺叶实变，可形成空洞，或呈小叶状浸润，可有单个或多个液气囊腔，2～4周完全消失，偶可遗留少许条索状阴影或肺纹理增多等。

3.治疗要点

葡萄球菌肺炎治疗要点为早期清除原发病灶，强有力的抗感染治疗，加强支持疗法，预防并发症。通常首选耐青霉素酶的半合成青霉素或头孢菌素，如苯唑西林，头孢呋辛等。对抗甲氧西林金黄色葡萄球菌（MRSA）可用万古霉素、替考拉宁等治疗。疗程为2～3周，有并发症者需4～6周。

（二）肺炎支原体肺炎评估

肺炎支原体肺炎是由肺炎支原体引起的呼吸道和肺部的急性炎症。常同时有咽炎、支气管炎和肺炎。肺炎支原体是介于细菌和病毒之间，兼性厌氧、能独立生活的最小微生物。健康人吸入患者咳嗽、打喷嚏时喷出的口鼻分泌物可感染此病，即通过呼吸道传播。病原体通常吸附于宿主呼吸道纤毛上皮细胞表面，不侵入肺实质，抑制纤毛活动和破坏上皮细胞。其致病性可能与患者对病原体及其代谢产物的变态反应有关。

支原体肺炎占非细菌性肺炎的1/3以上，或各种原因引起的肺炎的10%。以秋、冬季发病较多，可散发或小流行，患者以儿童和青年人居多，婴儿间质性肺炎亦应考虑患肺炎支原体肺炎的可能。

1.临床表现

肺炎支原体肺炎通常起病缓慢，潜伏期2～3周，症状主要为乏力、咽痛、头痛、咳嗽、发热、食欲不振、肌肉酸痛等症状。多为刺激性咳嗽，咳少量黏液痰，发热可持续2～3周，体温恢复正常后可仍有咳嗽。偶伴有胸骨后疼痛。

患者可见咽部充血、颈部淋巴结肿大等体征。肺部可无明显体征，与肺部病变的严重程度不相称。

2.实验室检查

（1）血常规：血白细胞计数正常或略增高，以中性粒细胞为主。

（2）免疫学检查：起病2周后，约2/3的患者冷凝集试验阳性，滴度效价大于1∶32，尤以滴度逐渐升高更有价值。约半数患者对链球菌MG凝集试验阳性。还可评估肺炎支原体直接检测、支原体IgM抗体、免疫印迹法和PCR等检查结果。

（3）X线检查：肺部可呈多种形态的浸润影，呈阶段性分布，以肺下叶为多见，有的从肺门附近向外伸展。3～4周病变可自行消失。

3.治疗要点

肺炎支原体肺炎首选大环内酯类抗生素，如红霉素。疗程一般为2～3周。

（三）病毒性肺炎评估

病毒性肺炎评估是由上呼吸道病毒感染向下蔓延所致的肺部炎症。常见病毒为甲、乙型流感病毒，腺病毒，副流感病毒，呼吸道合胞病毒和冠状病毒等。患者可同时受1种以上病毒感染，气道防御功能降低，常继发细菌感染。病毒性肺炎为吸入性感染，常有气管支气管炎。呼吸道病毒通过飞沫与被感染者直接接触而迅速传播，可暴发或散发流行。

病毒性肺炎约占需住院的社区获得性肺炎的8%，大多发生于冬、春季节。密切接触的人群或有心肺疾病者、老年人等易受感染。

1.临床表现

病毒性肺炎一般临床症状较轻，与支原体肺炎症状相似。起病较急，发热、头痛、全身酸痛、乏力等较突出。有咳嗽、少痰或白色黏液痰、咽痛等症状。老年人或免疫功能受损的重症患者，可表现为呼吸困难、发绀、嗜睡、精神萎靡，甚至并发休克、心力衰竭和呼吸衰竭，严重者可发生急性呼吸窘迫综合征。

病毒性肺炎常无显著的胸部体征，病情严重者有呼吸浅速、心率增快、发绀和肺部干、湿啰音体征。

2.实验室检查

（1）血常规：白细胞计数正常，略增高或偏低

（2）病原体检查：呼吸道分泌物中细胞核内的包涵体可提示病毒感染，但并非一定来自肺部。需进一步评估下呼吸道分泌物或肺活检标本培养是否分离出病毒。

（3）X线检查：可见肺纹理增多，小片状或广泛浸润。病情严重者，显示双肺呈弥漫性结节浸润，而大叶实变及胸腔积液者不多见。

3.治疗要点

病毒性肺炎以对症治疗为主，板蓝根、黄芪、金银花、连翘等中药有一定的抗病毒作用。对某些重症病毒性肺炎应采用抗病毒药物，如选用利巴韦林、阿昔洛韦等。

（四）真菌性肺炎评估

肺部真菌感染是最常见的深部真菌病。真菌感染的发生是机体与真菌相互作用的结果，最终取决于真菌的致病性、机体的免疫状态及环境条件对机体与真菌之间关系的影响。广谱抗生素、糖皮质激素、细胞毒性药物及免疫抑制剂的广泛使用，人类免疫缺陷病毒（HIV）感染和艾滋病增多使肺部真菌感染的机会增加。

真菌多在土壤中生长，孢子飞扬于空气中，极易被人体吸入而引起肺真菌感染（外源性）或使机体致敏，引起表现为支气管哮喘的过敏性肺泡炎。有些真菌为寄生菌，如假丝酵母菌和放线菌，当机体免疫力降低时可引起感染。静脉营养疗法的中心静脉插管如留置时间过长，白念珠菌能在高浓度葡萄糖中生长，引起念珠菌感染中毒症。空气中到处有曲霉属孢子，在秋、冬及阴雨季节，储藏的谷草发热霉变时更多，若大量吸入可能引起急性气管–支气管炎或肺炎。

1.临床表现

真菌性肺炎多因长期应用抗生素、糖皮质激素、免疫抑制剂、细胞毒性药物或因长期留置导管、插管等诱发，其症状和体征无特征性变化。

2.实验室检查

（1）真菌培养：其形态学辨认有助于早期诊断。

（2）X线检查：可表现为支气管肺炎、大叶性肺炎、弥漫性小结节及肿块状阴影和空洞。

3.治疗要点

真菌性肺炎目前尚无理想的药物，两性霉素B对多数肺部真菌仍为有效药物，但其不良反应较多，使其应用受到限制。其他药物如氟胞嘧啶、咪康唑、酮康唑、制霉菌素等也可选用。

第二节　慢性阻塞性肺疾病

慢性阻塞性肺疾病（COPD）是一种以气流受限为特征的可以预防和治疗的疾病，气流受限不完全可逆，呈进行性发展。与肺部对香烟烟雾等有害气体或颗粒的异常炎症反应有关，COPD主要累及肺脏，也可以引起显著的全身反应。

一、流行病学

COPD是呼吸系统最常见的疾病之一，调查显示，COPD患病率在吸烟者、戒烟者中比不吸烟者明显升高，男性比女性高，40岁以上者比40岁以下者高。

二、病因

COPD的病因至今仍不十分清楚，但已知与某些危险因素有关。

（一）环境因素

1.吸烟

已知吸烟为COPD最主要的危险因素，吸烟数量越大，年限越长，则发病率越高。被动吸烟也可以导致COPD的发生。

2.职业性粉尘和化学物质

包括有机或无机粉尘，化学物质和烟雾，如煤尘、棉尘、二氧化硅等。

3.室内空气污染

用木材、畜粪等或煤炭做饭或取暖，通风不良也可发生COPD。

4.室外空气污染

汽车、工厂排放的废气，如二氧化氮、二氧化硫等可引起COPD的急性加重。

（二）易感性

包括易感基因和后天获得的易感性。

1.易感基因

比较明确的是表达先天性α_1-抗胰蛋白酶缺乏的基因，是COPD的一个致病原因。

2.出生低体重

学龄儿童调查发现出生低体重者肺功能较差，这些儿童成年后若吸烟，可能是COPD的一个易感因素。

3.儿童时期下呼吸道感染

儿童时期患下呼吸道感染的儿童若成年后吸烟，则COPD的发病率显著增加。

4.气道高反应性

气道高反应性是COPD的一个危险因素。气道高反应性除与基因有关外也可后天获得，继发于环境因素。

三、发病机制

COPD发病机制至今尚不完全明确。

（一）气道炎症

香烟的烟雾与大气中的有害物质能激活气道内的肺泡巨噬细胞，它被激活后释放各种细胞因子，这些因子使气道发生慢性炎症，并损伤气道上皮细胞。气道炎症引起的分泌物增多，使气道狭窄，炎症细胞释放的介质可引起气道平滑肌的收缩，使其增生肥厚，导致阻塞性通气障碍。

（二）蛋白酶与抗蛋白酶的失衡

肺组织中的弹性蛋白酶来自巨噬细胞和中性粒细胞，能够分解弹性纤维，引起肺气肿。弹性蛋白酶抑制因子可抑制此酶的活性，避免肺气肿的发生。胰蛋白酶增多和（或）抗蛋白酶减少或功能不足引起两者失衡时，可发生肺气肿。

四、病理生理

COPD的主要病理生理改变是气流受限，肺泡过度充气和通气灌注比例（V/Q）不平衡。

（一）气流受限

支气管炎症导致黏膜水肿增厚、分泌物增多、支气管痉挛、平滑肌肥厚和气管壁的纤维使支气管狭窄、阻力增加、流速变慢。

肺气肿时由于肺泡壁的弹性蛋白减少，弹性压力降低，呼气时驱动压降低，流速变慢，此外细支气管壁上肺泡弹性蛋白减少，扩张作用减弱，细支气管壁萎陷，气流受限。

（二）肺泡过度通气

由于肺泡弹性压的降低和气道阻力的增加，呼气时间延长，在用力呼气末，肺泡气往往残留较多，使残气容积和功能残气量增加。由于肺容积增加，膈肌低平，在吸气开始时，膈肌的肌纤维缩短，不在原始的位置，因而收缩力减弱，容易发生呼吸肌疲劳。

（三）通气灌注比例不平衡

COPD患者各个肺区肺泡顺应性和气道阻力常有差异，造成肺泡通气不均，高V/Q区有部分气体是无效通气，低V/Q区则流经肺泡的血液得不到充分的氧合即进入左心，产生低氧血症。慢性低氧血症会引起肺血管收缩，血管内皮、平滑肌增生和管壁重塑与继发性红细胞增多，产生肺动脉高压和肺心病。

五、护理评估

（一）健康史

1.了解患者患病的年龄、发生时间、诱因，主要症状的性质、严重程度和持续时间、加剧因素等。

2.有无接触变应原，是否长期在污染的空气、自动或被动吸烟环境或拥挤的环境中生活、工作。

3.详细询问吸烟史和过敏史，包括吸烟的种类、年限、每天的数量，或已停止吸烟的时间。

4.询问患者日常的活动量和活动耐力，有无运动后胸闷、气急。

5.了解患者有关的检查和治疗经过，是否按医嘱进行治疗，是否掌握有关的治疗方法。

（二）临床表现

1.症状

早期患者，即使肺功能持续下降，可毫无症状，及至中晚期，出现咳嗽、咳痰、气短等症状，痰量因人而异，为白色黏液痰，合并细菌感染后则变为黏液脓性，在长期患病过程中，反复急性发作和缓解是本病的特点，病毒或细菌感染常常是急性发作的重要诱因，常发生于冬季。咯血不常见，但痰中可带少量血丝。晚期患者即使是轻微的活动都不能耐受。合并肺心病时可出现肺、心力衰竭及其他脏器的功能损坏表现。

2.体征

早期无明显体征。随着病情发展可见桶状胸，呼吸活动减弱，辅助呼吸肌活动增强；触诊语颤减弱或消失；叩诊呈过清音，心浊音界缩小，肝浊音界下移；听诊呼吸音减弱，呼气延长，心音遥远等。晚期患者因呼吸困难，颈、肩部辅助呼吸肌常参与呼吸运动，可表现为身体前倾。呼吸时常呈缩唇呼吸，可有口唇发绀、右心衰竭体征。

3.分型

COPD可分两型，即慢支型和肺气肿型，慢支型因缺氧发绀较重，常常合并肺心病，水肿明显；肺气肿型因缺氧较轻，发绀不明显，而呼吸困难、气喘较重。大多数患者兼具这两型，但临床上以某型的表现为主。

（三）辅助检查

1.胸部X检查与CT

胸廓前后径增大，肋骨水平，肋间隙增宽，膈肌低平，两肺野透明度增高，肺纹理变细、减少。CT上可见低密度的肺泡腔、肺大疱与肺血管减少。

肺功能检查

最常用的指标是第1秒用力呼气量（FEV_1）占其预计值的百分比（$FEV_1\%$）和FEV_1占用力肺活量（FVC）之比。在诊断COPD时，必须以已使用支气管舒张药后测定的FEV_1为准，$FEV_1<80\%$预计值和（或）$FEV_1/FVC<70\%$可认为存在气流受限。

3.动脉血气分析

早期无变化，随病情发展，动脉血氧分压降低，二氧化碳分压增高，并可出现代偿性呼吸性酸中毒，pH值降低。

（四）心理—社会评估

COPD是慢性过程，病情反复发作，对日常生活、工作造成很大的影响，应了解患者的心理状态及应对方式；是否对疾病的发生发展有所认识，对吸烟的危害性和采取有效戒烟措施的态度；评估患者家庭成员对患者病情的了解和关心、支持程度。

六、护理问题

1.气体交换受损

与呼吸道阻塞、呼吸面积减少引起的通气换气功能障碍有关。

2.清理呼吸道无效

与呼吸道炎症、阻塞、痰液过多而黏稠有关。

3.营养失调：低于机体需要量

与呼吸困难、疲乏等引起患者食欲下降、摄入不足、能量需求增加有关。

4.活动无耐力

与日常活动时代氧不足、疲乏有关。

5.睡眠形态紊乱

与呼吸困难、不能平卧有关。

6.焦虑情绪

与呼吸困难影响生活、工作和害怕窒息有关。

七、计划与实施

（一）目标

1.患者的呼吸频率、节律和形态正常、呼吸困难得以缓解。

2.患者能正确进行有效咳嗽、采取胸部叩击等措施，达到有效的咳嗽、咳痰。

3.患者能认识到增加营养物质摄入的重要性。

4.患者焦虑减轻，表现为平静、合作。

5.患者能增加活动量，完成日常生活自理。

6.患者能得到充足的睡眠。

（二）实施与护理

1.生活护理

（1）急性发作期：有发热、喘息时应卧床休息取舒适坐位或半卧位，衣服要宽松，被褥要松软、暖和，以减轻对呼吸运动的限制。保持室内空气的新鲜与流通，室内禁止吸烟。

（2）饮食护理：对心、肝、肾功能正常的患者，应给予充足的水分和热量。每日饮水量应在1500 mL以上。充足的水分有利于维持呼吸道黏膜的湿润，使痰的黏稠度降低，易于咳出。适当增加蛋白质、热量和维生素的摄入。COPD患者在饮食方面需采用低糖类、高蛋白质、高纤维食物，同时避免产气食物。少食多餐，每餐不要吃得过饱，少食可以避免腹胀和呼吸短促。

2.心理护理

COPD患者因长期患病，影响工作和日常生活，出现焦虑抑郁、紧张、恐惧、悲观、失望等不良情绪，针对病情及心理特征及时给予精神安慰，心理疏导，做好家人及亲友工作，鼓励他们在任何情况下，都要给予患者精神安慰，调动各种社会关系给予精神及物质关怀，介绍类似疾病治疗成功的病例，强调坚持康复锻炼的重要性，以取得主动配合，树立战胜疾病的信心。

3.治疗配合

（1）病情观察：患者急性发作期常有明显咳嗽，咳痰及痰量增多，合并感染时痰的颜色由白色黏痰变为黄色脓性痰。发绀加重常为原发病加重的表现。重症发绀患者应注意观察神志、呼吸、心率、血压及心肺体征的变化，应用心电监护仪，定时监测心率、心律、血氧饱和度、呼吸频率、节律及血压变化，发现异常及时通知医师处理。

（2）对症护理：主要为咳嗽、咳痰的护理，发作期的患者呼吸道分泌物增多、黏稠，咳痰困难，严重时可因痰多引起窒息。因此，护士应通过为患者实施胸部物理疗法，帮助患者清除积痰，控制感染、提高治疗效果。

胸部物理疗法包括：深呼吸和有效咳嗽、胸部叩击、体位引流和吸入疗法。

①深呼吸和有效咳嗽：鼓励和指导患者进行有效咳嗽，这是一项重要的护理。通过深呼吸和有效咳嗽，可及时排出呼吸道内分泌物。指导病患者2～4h定时进行数次随意的深呼吸，在吸气末屏气片刻后暴发性咳嗽，促使分泌物从远端气道随气流移向大气道。

②胸部叩击：通过叩击震动背部，间接地使附在肺泡周围及支气管壁的痰液松动脱落。方法为五指并拢，向掌心微弯曲，呈空心掌，腕部放松，迅速而规律地叩击胸部。叩击顺序从肺底到肺尖，从肺外侧到内侧，每一肺叶叩击1～3min。叩击同时鼓励患者深呼吸和咳嗽、咳痰。叩击时间15～20min为宜，每日2～3次，餐前进行。叩击时应询问病患者感受，观察面色、呼吸、咳嗽、排痰情况，检查肺部呼吸音及啰音的变化。

③体位引流：按病灶部位，协助患者取适当体位，使病灶部位开口向下，利用重

力，及有效咳嗽或胸部叩击将分泌物排出体外。引流多在早餐前1h、晚餐前及睡前进行，每次10～15min，引流期间防止头晕或意外危险，观察引流效果，注意神志呼吸及有无发绀。

④吸入疗法：利用雾化器将祛痰平喘药加入湿化液中，使液体分散成极细的颗粒，吸入呼吸道以增强吸入气体的湿度，达到湿润气道黏膜，稀释气道痰液的作用，常用的祛痰平喘药：沐舒坦、异丙托溴铵。在湿化过程中气道内黏稠的痰液和分泌物可因湿化而膨胀，如不及时吸出，有可能导致或加重气道狭窄甚至气道阻塞。在吸入疗法过程中，应密切观察病情，协助患者翻身、拍背，以促进痰液排出。

（3）氧疗过程中的护理：COPD急性发作期，大多伴有呼吸衰竭、低氧血症及CO_2潴留。Ⅱ型呼吸衰竭患者按需吸氧，根据缺氧程度适当调节氧流量，呼吸衰竭患者给予低流量吸氧，以免抑制呼吸。但应避免长时间高浓度吸氧，以防氧中毒。用氧前应向患者家属做好解释工作，讲明用氧的目的、注意事项、嘱患者不要擅自调节氧流量或停止吸氧，以免加重病情。在吸氧治疗中应监测患者的心率、血压、呼吸频率及血气指标的变化，了解氧疗效果。注意勿使吸氧管打折，鼻腔干燥时可用棉签蘸水湿润鼻黏膜。

（4）呼吸功能锻炼：COPD患者急性症状控制后应尽早进行呼吸功能锻炼，教会患者及其家属呼吸功能锻炼方法，督促实施并提供有关咨询材料。可以选用下述呼吸方法1种或2种交替进行。

①腹式呼吸锻炼：由于气流受限，肺过度充气，膈肌下降，活动减弱，呼吸类型改变，通过呼吸肌锻炼，使浅快呼吸变为深慢有氧呼吸，利用腹肌帮助膈肌运动，调整呼吸频率，呼气时间延长，以提高潮气容积，减少无效腔，增加肺泡通气量，改变气体分布，降低呼吸功耗，缓解气促症状。方法：患者取立位，体弱者也可取坐位或仰卧位，上身肌群放松做深呼吸，一手放于腹部一手放于胸前，吸气时尽力挺腹，呼气时腹部内陷，也可用手加压腹部，尽量将气呼出，一般吸气3～5s，呼气6～10s。吸气与呼气时间比为1∶2或1∶3。用鼻吸气，用口呼气要求缓呼深吸，不可用力，每分钟呼吸频率保持在7～8次，开始每日2次，每次10～15min，熟练后可增加次数和时间，使之成为自然的呼吸习惯。

②缩唇呼吸法：通过缩唇徐徐呼气，可延缓吸气气流压力的下降，提高气道内压，避免胸膜腔内压增加对气道的动态压迫，使等压点移向中央气道，防止小气道的过早

闭合，使肺内残气更易于排出，有助于下一吸气进入更多新鲜的空气，增强肺泡换气，改善缺氧。方法为：用鼻吸气，缩唇做吹口哨样缓慢呼气，在不感到费力的情况下，自动调节呼吸频率、呼吸深度和缩唇程度，以能使距离口唇30 cm处与唇等高点水平的蜡烛火焰随气流倾斜又不致熄灭为宜。每天3次，每次30 min。

4.用药护理

按医嘱用抗生素、止咳、祛痰药物，掌握药物的疗效和不良作用，不滥用药物。

（1）祛痰止咳药物应用护理：

①祛痰药：通过促进气道黏膜纤毛上皮运动，加速痰液的排出；能增加呼吸道腺体分泌，稀释痰液，使痰液黏稠度降低，以利咳出。

②黏液溶解剂：通过降低痰液黏稠度，使痰液易于排出。

③镇咳药：直接作用于咳嗽中枢。

④其他中药化痰制剂。

用药观察：观察用药后痰液是否变稀、容易咳出。及时协助患者排痰。注意事项：对呼吸储备功能减弱的老年人或痰量较多者，应以祛痰为主，协助排痰，不应选用强烈镇咳药物，以免抑制呼吸中枢及加重呼吸道阻塞和炎症，导致病情恶化。

（2）解痉平喘药物应用护理：解痉平喘药物可解除支气管痉挛，使通气功能有所改善，也有利于痰液排出。常用有：

①M胆碱受体阻滞药。

②β_2受体激活剂。

③茶碱类。用药观察：用药后注意患者咳嗽是否减轻，气喘是否消失。β_3受体兴奋剂常同时有心悸、心率加快、肌肉震颤等副作用，用药一段时间后症状可减轻，如症状明显应酌情减量。茶碱引起的不良反应与其血药浓度水平密切相关，个体差异较大，常有恶心、呕吐、头痛、失眠，严重者心动过速、精神失常、昏迷等，应严格掌握用药浓度及滴速。

5.健康教育

（1）告诉患者及其家属应避免烟尘吸入，气候骤变时注意预防感冒，避免受凉以及与上感患者的接触。

（2）加强体育锻炼，要根据每个人的病情、体质及年龄等情况量力而行、循序渐进，天气良好时到户外活动，如散步、慢跑、打太极拳等，以不感到疲劳为宜，增加患者呼吸道对外界的抵抗能力。

(3)教会患者学会自我监测病情变化，尽早治疗呼吸道感染，可在家中配备常用药物及掌握其使用方法。

(4)重视营养的摄入，改善全身营养状况，提高机体抵抗力。

(5)严重低氧血症患者坚持长期家庭氧疗，可明显提高生活质量和劳动能力，延长生命。每天吸氧10～15h，氧流量1～2L/min，并指导家属及患者氧疗的目的及注意事项。

第三节 急性呼吸窘迫综合征

急性呼吸窘迫综合征(ARDS)是指严重感染、创伤、休克等非心源性疾病过程中，肺毛细血管内皮细胞和肺泡上皮细胞损伤造成弥漫性肺间质及肺泡水肿，导致的急性低氧性呼吸功能不全或衰竭，属于急性肺损伤(ALI)的严重阶段。以肺容积减少、肺顺应性降低、严重的通气/血流比例失调为病理生理特征。临床上表现为进行性低氧血症和呼吸窘迫，肺部影像学表现为非均一性的渗出性病变。本病起病急、进展快、病死率高。

ALI和ARDS是同一疾病过程中的两个不同阶段，ALI代表早期和病情相对较轻的阶段，而ARDS代表后期病情较为严重的阶段。发生ARDS时患者必然经历过ALI，但并非所有的ALI都会发展为ARDS。引起ALI和ARDS的原因和危险因素很多，根据肺部直接和间接损伤对危险因素进行分类，可分为肺内因素和肺外因素。肺内因素是指致病因素对肺的直接损伤，包括：①化学性因素，如吸入毒气、烟尘、胃内容物及氧中毒等。②物理性因素，如肺挫伤、放射性损伤等。③生物性因素，如重症肺炎。肺外因素是指致病因素通过神经体液因素间接引起肺损伤，包括严重休克、感染中毒症、严重非胸部创伤、大面积烧伤、大量输血、急性胰腺炎、药物或麻醉品中毒等。ALI和ARDS的发生机制非常复杂，目前尚不完全清楚。多数学者认为，ALI和ARDS是由多种炎性细胞、细胞因子和炎性介质共同参与引起的广泛肺毛细血管急性炎症性损伤过程。

一、临床特点

ARDS的临床表现可以有很大差别，取决于潜在疾病和受累器官的数目和类型。

（一）症状体征

1.发病迅速

ARDS多发病迅速，通常在发病因素攻击（如严重创伤、休克、败血症、误吸）后12～48 h发病，偶尔有长达5天者。

2.呼吸窘迫

ARDS最常见的症状，主要表现为气急和呼吸频率增快，呼吸频率大多在25～50次/分。其严重程度与基础呼吸频率和肺损伤的严重程度有关。

3.咳嗽、咳痰、烦躁和神志变化

ARDS可有不同程度的咳嗽、咳痰，可咳出典型的血水样痰，可出现烦躁、神志恍惚。

4.发绀

未经治疗的ARDS的常见体征。

5.呼吸类型改变

ARDS患者也常出现呼吸类型的改变，主要为呼吸浅快或潮气量的变化。病变越严重，这一改变越明显，甚至伴有吸气时鼻翼扇动及三凹征。在早期自主呼吸能力强时，常表现为深快呼吸；当呼吸肌疲劳后，则表现为浅快呼吸。

6.其他

早期可无异常体征，或仅有少许湿啰音；后期多有水泡音，也可出现管状呼吸音。

（二）影像学表现

1.胸部X线检查

早期病变以间质性为主，胸部X线片常无明显异常或仅见血管纹理增多，边缘模糊，双肺散在分布的小斑片状阴影。随着病情进展，上述的斑片状阴影进一步扩展，融合成大片状，或两肺均匀一致增加的毛玻璃样改变，伴有支气管充气征，心脏边缘不清或消失，称为“白肺”。

2.胸部CT检查

与胸部X线片相比，胸部CT尤其是高分辨CT（HRCT）可更为清晰地显示出肺部病变分布、范围和形态，为早期诊断提供帮助。肺毛细血管膜通透性一致性增高，引起血管内液体渗出，两肺斑片状阴影呈现重力依赖性现象，还可出现变换体位后的重力依赖性变化。在CT上表现为病变分布不均匀：①非重力依赖区（仰卧时主要在前胸部）正常或接近正常。②前部和中间区域呈毛玻璃样阴影。③重力依赖区呈现实变影。这些提示肺实质的实便出现在受重力影响最明显的区域。无肺泡毛细血管膜损伤时，两肺斑片状阴影均匀分布，既不出现重力依赖现象，也无变换体位后的重力依赖性变化。这一特点有助于ARDS与感染性疾病的鉴别。

（三）实验室检查

1.动脉血气分析

PaO_2<8.0kPa（60mmHg），有进行性下降趋势，在早期$PaCO_2$多不升高，甚至可因过度通气而低于正常；早期多为单纯呼吸性碱中毒；随病情进展可合并代谢性酸中毒，晚期可出现呼吸性酸中毒。氧合指数较动脉氧分压更能反映吸氧时呼吸功能的障碍，而且与肺内分流量有良好的相关性，计算简便。氧合指数参照范围为53.2～66.5kPa（400～500mmHg），在ALI时≤300mmHg，ARDS时≤200mmHg。

2.血流动力学监测

通过漂浮导管，可同时测定并计算肺动脉压（PAP）、肺动脉楔压（PAWP）等，不仅对诊断、鉴别诊断有价值，而且也是机械通气治疗的重要的监测指标。肺动脉楔压一般<1.6kPa（12mmHg），若>2.4kPa（18mmHg），则支持左侧心力衰竭的诊断。

3.肺功能检查

ARDS发生后呼吸力学发生明显改变，包括肺顺应性降低和气道阻力增高，肺无效腔/潮气量是不断增加的，肺无效腔/潮气量增加是早期ARDS的一种特征。

二、急诊处理

ARDS是呼吸系统的一个急症，必须在严密监护下进行合理治疗。治疗目标：改善肺的氧合功能，纠正缺氧，维护脏器功能和防治并发症。治疗措施如下。

（一）氧疗

应采取一切有效措施尽快提高PaO_2纠正缺氧。可给患者高浓度吸氧，使PaO_2≥8.0kPa（60mmHg）或SaO_2≥90%。轻症患者可使用面罩给氧，但多数患者需采用机械通气。

（二）祛除病因

病因治疗在ARDS的防治中占有重要地位，主要是针对涉及的基础疾病。感染是ALI和ARDS的常见原因，也是首位高危因素，而ALI和ARDS又易并发感染。如果ARDS的基础疾病是脓毒症，除了清除感染灶，还应选择敏感抗生素，同时收集痰液或血液标本分离培养病原菌和进行药敏试验，指导下一步抗生素的选择。一旦建立人工气道并进行机械通气，即应给予广谱抗生素，以预防呼吸道感染。

（三）机械通气

机械通气是最重要的支持手段，如果没有机械通气，许多ARDS患者会因呼吸衰竭在数小时至数天内死亡。机械通气的指征目前尚无统一标准，多数学者认为，一旦诊断为ARDS，就应进行机械通气。在ALI阶段可试用无创正压通气，使用无创机械通气治疗时应严密监测患者的生命体征及治疗反应。神志不清、休克、气道自洁能力障碍的ALI和ARDS患者不宜应用无创机械通气。如无创机械通气治疗无效或病情继续加重，应尽快建立人工气道，进行有创机械通气。

为了防止肺泡萎陷，保持肺泡开放，改善氧合功能，避免机械通气所致的肺损伤，目前常采用肺保护性通气策略，主要措施包括以下两方面。

1.呼气末正压

适当加用呼气末正压可使呼气末肺泡内压增大，肺泡保持开放状态，从而达到防止肺泡萎陷，减轻肺泡水肿，改善氧合功能和提高肺顺应性的目的。应用呼气末正压应首先保证有效循环血容量足够，以免因胸内正压增加而降低心排血量，而减少实际的组织氧运输；呼气末正压先从低水平0.29～0.49kPa（3～5cmH_2O）开始，逐渐增加，直到PaO_2＞8.0kPa（60mmHg）、SaO_2＞90%时的呼气末正压水平，一般呼气末正压水平为0.49～1.76kPa（5～18cmH_2O）。

2.小潮气量通气和允许性高碳酸血症

ARDS患者采用小潮气量（6～8mL/kg）通气，使吸气平台压控制在34.3kPa（35cmH_2O）以下，可有效防止因肺泡过度充气而引起的肺损伤。为保证小潮气量通气的进行，可允许一定程度的CO_2潴留［$PaCO_2$一般不宜高于10.7～13.3kPa（80～100mmHg）］和呼吸性酸中毒（pH值7.25～7.30）。

（四）控制液体入量

在维持血压稳定的前提下，适当限制液体入量，配合利尿药，使出入量保持轻度负平衡（每天500mL左右），使肺脏处于相对“干燥”状态，有利于肺水肿的消除。液体管理的目标是在最低（0.7～1.1kPa或5～8mmHg）的肺动脉楔压下维持足够的心排血量及氧运输量。在早期可给予高渗晶体液，一般不推荐使用胶体液。存在低蛋白血症的ARDS患者，可补充白蛋白等胶体溶液和应用利尿药，有助于实现液体负平衡，并改善氧合。若输液后血压偏低，可使用多巴胺和多巴酚丁胺等血管活性药物。

（五）加强营养支持

营养支持的目的在于不但纠正现有的患者的营养不良，还可预防患者营养不良的恶化。营养支持可经胃肠道或胃肠外途径实施。如有可能应尽早经胃肠补充部分营养，不但可以减少补液量，而且可获得经胃肠营养的有益效果。

（六）加强护理、防治并发症

有条件时应在ICU中动态监测患者的呼吸、心率、血压、尿量及动脉血气分析等，及时纠正酸碱失衡和电解质紊乱。注意预防呼吸机相关性肺炎的发生，尽量缩短病程和机械通气时间，加强物理治疗，包括体位、翻身、拍背、排痰和气道湿化等。积极防治应激性溃疡和多器官功能障碍综合征。

（七）其他治疗

糖皮质激素、肺泡表面活性物质替代治疗，吸入一氧化氮在ALI和ARDS的治疗中可能有一定价值，但疗效尚不肯定。不推荐常规应用糖皮质激素预防和治疗ARDS。糖皮质激素既不能预防ARDS的发生，对早期ARDS也没有治疗作用。ARDS发病＞14天应用糖皮质激素会明显增加病死率。感染性休克并发ARDS的患者，如合并肾上腺皮质功能不全，可考虑应用替代剂量的糖皮质激素。肺表面活性物质有助于改善氧合，但是还不能将其作为ARDS的常规治疗手段。

三、急救护理

在救治ARDS的过程中，精心护理是抢救成功的重要环节。护士应做到及早发现病情，迅速协助医师采取有力的抢救措施。密切观察患者生命体征，做好各项记录，准确完成各种治疗，备齐抢救器械和药品，防止机械通气和气管切开的并发症。

（一）护理目标

1.及早发现ARDS的迹象，及早、有效地协助抢救。维持生命体征稳定，挽救患者生命。

2.做好人工气道的管理，维持患者最佳气体交换，改善低氧血症，减少机械通气并发症。

3.采取俯卧位通气护理，缓解肺部压迫，改善心脏功能。

4.积极预防感染等各种并发症，提高救治成功率。

5.加强基础护理，增加患者舒适感。

6.减轻患者心理不适，使其保持平静并配合治疗。

（二）护理措施

1.及早发现病情变化。ARDS通常在严重损伤的最初24～48h发生。患者呼吸困难，通常呼吸浅快，吸气时可存在肋间隙和胸骨上窝凹陷，皮肤可出现发绀和斑纹，吸氧不能使之改善。

护士发现上述情况要高度警惕，及时报告医师，进行动脉血气和胸部X线等相关检查。一旦诊断考虑ARDS，立即积极治疗。若没有机械通气的相应措施，应尽早转至有条件的医院。患者转运过程中应有专职医师和护士陪同，并准备必要的抢救设备，氧气必不可少。若有指征，行机械通气治疗，可以先行气管插管后转运。

2.迅速连接监测仪，密切监护心率、心律、血压等生命体征，尤其是呼吸的频率、节律、深度及血氧饱和度等。观察患者意识、发绀情况、末梢温度等，注意有无呕血、黑粪等消化道出血的表现。

3.氧疗和机械通气的护理治疗。ARDS最紧迫的问题在于纠正顽固性低氧，改善呼吸困难，为治疗基础疾病赢得时间，因此需要对患者实施氧疗甚至机械通气。

严密监测患者呼吸情况及缺氧症状。若单纯面罩吸氧不能维持满意的血氧饱和度，应予辅助通气。可尝试采用经面罩持续气道正压吸氧等无创通气，但大多需要机械通气吸入氧气。遵医嘱给予高浓度氧气吸入或使用呼气末正压通气（PEEP）并根据动脉血气分析值的变化调节氧浓度。

使用PEEP时应严密观察，防止患者出现气压伤。PEEP在呼气终末时给予气道以一恒定正压，使之不能恢复到大气压的水平，可以增加肺泡内压和功能残气量改善氧合，防止呼气使肺泡萎陷，增加气体分布和交换，减少肺内分流，从而提高PaO_2。PEEP使胸腔内压升高，静脉回流受阻，致心搏减少，血压下降，严重时可引起循环衰竭；另外正压过高、肺泡过度膨胀、破裂有导致气胸的危险。所以在监护过程中，应注意观察患者有无心率增快、突然胸痛，呼吸困难加重等相关症状，发现异常立即调节PEEP压力，并报告医师处理。

帮助患者采取有利于呼吸的体位，如端坐位或高枕卧位，人工气道的管理有以下几方面。

①妥善固定气管插管，观察气道是否通畅，定时对比听诊双肺呼吸音。经口插管的患者要固定好牙垫，防止阻塞气道。每班检查并记录导管刻度，观察有无脱出或误

入一侧主支气管。套管固定松紧适宜，以能放入一指为准。

②气囊充气适量。充气过少易漏气，充气过多可压迫患者气管黏膜导致气管食管瘘，可以采用最小漏气技术，用来减少并发症发生。方法：用10mL注射器将气体缓慢注入，直至在喉及气管部位听不到漏气声，向外抽出气体，每次0.25～0.5mL，至吸气压力到达峰值时出现少量漏气为止，再注0.25～0.5mL气体，此时气囊容积为最小封闭容积，气囊压力为最小封闭压力，记录注气量。观察呼吸机上气道峰压是否下降及患者能否发音说话，长期机械通气患者要观察气囊有无破损、漏气现象。

③保持患者气道通畅。严格无菌操作，按需适时吸痰，注意过多反复抽吸会刺激黏膜，使分泌物增加。先吸气道再吸口、鼻腔，吸痰前给予充分气道湿化、翻身叩背、吸纯氧3min，吸痰管最大外径不超过气管导管内径的1/2，迅速插吸痰管至气管插管，感到阻力后撤回吸痰管1～2cm，打开负压边后退边旋转吸痰管，吸痰时间不应超过15s。吸痰后密切观察痰液的颜色、性状、质量及患者心率、心律、血压和血氧饱和度的变化，患者一旦出现心律失常和呼吸窘迫，立即停止吸痰，给予吸氧。

④用加温湿化器对吸入气体进行湿化，根据患者病情需要加入盐酸氨溴索、异丙托溴铵等，每日3次雾化吸入。湿化满意标准为痰液稀薄、无泡沫、不附壁能顺利吸出。

⑤呼吸机使用过程中注意电源插头要牢固，不要与其他仪器共用一个插座；机器外部要保持清洁，上端不可放置液体；开机使用期间定时倒掉管道及集水瓶内的积水，集水瓶安装要牢固；定时检查管道是否漏气、有无打折、压缩机工作是否正常。

（4）维持有效循环，维持出入液量轻度负平衡。循环支持治疗的目的是恢复和提供充分的全身灌注，保证组织的灌注和供氧，促进受损组织的恢复。在能保持酸碱平衡和肾功能前提下达到最低水平的血管内容量。①护士应迅速帮助完成该治疗目标。选择大血管，建立2个以上的静脉通道，正确补液，改善循环血容量不足。②严格记录出入量、每小时尿量。出入量管理的目标是在保证血容量、血压稳定前提下，24h出量大于入量500～1000mL，利于肺内水肿液的消退。患者充分补充血容量后，护士遵医嘱给予利尿剂，消除肺水肿。观察患者对治疗的反应。

（5）俯卧位通气护理：由仰卧位改变为俯卧位，可使75%的ARDS患者的氧合改善，这可能与血流重新分布，改善背侧肺泡的通气，使部分萎陷肺泡再膨胀达到“开放肺”的效果有关。随着通气/血流比例的改善，进而改善了氧合。但存在血流动力学不稳定、颅内压增高、脊柱外伤、急性出血、骨科手术、近期腹部手术、妊娠等禁忌实施俯卧位。①患者发病24～36h取俯卧位，翻身前给予纯氧吸入3min。预留足够的管路长度，注意防止气管插管过度牵拉致脱出。②为减少特殊体位给患者带来的不适，用软枕垫高头部15°～30°,嘱患者双手放在枕上，并在髋、膝、踝部放软枕，每1～2h更换1次软枕的位置，每4h更换1次体位，同时考虑患者的耐受程度。③注意血压变化，因俯卧位时支撑物放置不当，可使腹压增加，下腔静脉回流受阻而引起低血压，必要时在翻身前提高吸氧浓度。④注意安全，防止坠床。

(6)预防感染：①注意严格无菌操作，每日更换气管插管切口敷料，保持局部清洁干燥，预防或消除继发感染。②加强口腔及皮肤护理，以防护理不当而加重呼吸道感染及发生压疮。③密切观察患者体温变化，注意呼吸道分泌物的情况。

(7)心理护理：减轻恐惧，增加心理舒适度。①评估患者的焦虑程度，指导患者学会自己调整心理状态，调控不良情绪。主动向患者介绍环境，解释治疗原则，解释机械通气、监测及呼吸机的报警系统，尽量消除患者的紧张感。②耐心向患者解释病情，对患者提出的问题要给予明确、有效和积极的信息，消除心理紧张和顾虑。③护理患者时保持冷静和耐心，表现出自信和镇静。④如果患者呼吸困难或人工通气不能讲话，可提供纸笔或以手势与患者交流。⑤加强巡视，了解患者的需要，帮助患者解决问题。⑥帮助并指导患者及其家属应用松弛疗法、按摩等。

(8)营养护理：ARDS患者处于高代谢状态，应及时补充热量和高蛋白质，高脂肪营养物质。能量的摄取既应满足代谢的需要，又应避免糖类摄取过多，蛋白质摄取量一般为每天1.2～1.5g/kg。

尽早采用肠内营养，协助患者取半卧位，充盈气囊，证实胃管在胃内后，用加温器和输液泵匀速泵入营养液。若有肠鸣音消失或胃潴留，暂停鼻饲，给予胃肠减压。一般留置5～7天拔除，更换到对侧鼻孔，以减少鼻窦炎的发生。

(三)健康指导

在疾病的不同阶段，根据患者的文化程度做好有关知识的宣传和教育，让患者了解病情的变化过程。

1.提供舒适、安静的环境，以利于患者休息，指导患者正确卧位休息，讲解由仰卧位改变为俯卧位的意义，尽可能减少特殊体位给患者带来的不适。

2.向患者解释咳嗽、咳痰的重要性，指导患者掌握有效的咳痰方法，鼓励并协助患者咳嗽、排痰。

3.指导患者自己观察病情变化，如有不适及时通知医护人员。

4.嘱患者严格按医嘱用药，按时服药，不要随意增减药物剂量及种类。服药过程中，需密切观察患者用药后反应，以指导用药剂量。

5.出院指导

指导患者出院后仍以休息为主，活动量要循序渐进，注意劳逸结合。此外，患者病后生活方式的改变需要家人的积极配合和支持，应指导患者家属给患者创造一个良好的身心休养环境。出院后1个月内来院复查1~2次，出现情况随时来院复查。

第二章　心内科疾病的护理

第一节　心力衰竭

一、慢性心力衰竭

（一）概述

1.定义

心力衰竭亦称慢性充血性心力衰竭，是临床极为常见的危重症，常是所有不同病因器质性心脏病的主要并发症。

2.病因

大多数患者有心脏病病史，针对病因治疗将显著改善心力衰竭预后。冠心病、高血压和老年性退行性心瓣膜病是老年心力衰竭患者的主要病因；风湿性心瓣膜病、扩张型心肌病、急性重症心肌炎等病是年轻者心力衰竭的主要原因。收缩性心力衰竭常见病因为冠心病，积极重建血运可防止心力衰竭的发展和恶化；舒张性（或射血分数正常）心力衰竭常见病因为高血压，控制血压极其重要，否则心力衰竭进展迅速，也可诱发急性心力衰竭。

3.临床表现

心力衰竭的临床表现取决于多种因素，如患者年龄、心功能受损程度、病变发展速度及受累的心室状况等。心力衰竭可分为左心衰竭、右心衰竭和全心力衰竭竭三种。

（1）左心衰竭：主要表现为肺循环淤血和心排血量降低所致的临床综合征。

①症状：A.呼吸困难：是左心衰竭较早出现的主要症状。呼吸困难最先仅发生在重体力活动时，休息时可自行缓解。随左室功能不全加重，引起呼吸困难的劳力强度逐步下降。阵发性呼吸困难常在夜间发作。患者突然醒来，感到严重的窒息感和恐怖感，并迅速坐起，需30 min或更长时间后方能缓解。通常伴有两肺哮鸣音，称为心源

性哮喘。其发生的可能机制与卧床后间质液体重吸收和回心血量增加、睡眠时迷走神经张力增高，使小支气管痉挛及卧位时膈肌抬高，肺活量减少等因素有关。卧位时很快出现呼吸困难，常在卧位1～2min出现，需用枕头抬高头部。卧位时回心血量增加，左心衰竭使左室舒张末期压力增高，从而使肺静脉和肺毛细血管压进一步升高，引起间质性肺水肿，降低肺顺应性，增加呼吸阻力而加重呼吸困难。B.咳嗽、咳痰和咯血：咳嗽是较早发生的症状，常发生在夜间，坐位或立位时咳嗽可减轻或停止。痰通常为浆液性，呈白色泡沫状，有时痰内带血丝，如肺毛细血管压很高，或有肺水肿时，血浆外渗进入肺泡，可有粉红色泡沫样痰。C.体力下降、乏力和虚弱是几乎都有的症状，最常见原因是肺淤血后发生呼吸困难，以及运动后心排血量不能正常增加，心排血量降低导致组织器官灌注不足有关。老年人可出现意识模糊、记忆力减退、焦虑、失眠、幻觉等精神症状。动脉压一般正常，但脉压减小。D.泌尿系统症状：左心衰竭血流再分配时，早期出现夜尿增多。严重左心衰竭时心排血量重度下降，肾血流减少而出现少尿，或血尿素氮、肌酐升高并有肾功能不全的相应表现。

②体征：除原有心脏病体征外，左心衰竭的变化，可有以下几方面：A.一般体征：活动后呼吸困难，重症出现发绀、黄疸、颧部潮红、脉压减小、动脉收缩压下降、脉快。外周血管收缩，表现为四肢末梢苍白、发冷及指趾发绀及窦性心动过速、心律失常等交感神经系统活性增高伴随征象。B.心脏体征：一般以左心室增大为主。在急性病变，如急性心肌梗死、突发的心动过速、瓣膜或腱索断裂时还未及心脏扩大已发生衰竭；可闻及舒张早期奔马律（S3奔马律），P2亢进，左心功能改善后，P2变弱。心尖部可闻及收缩期杂音（左室扩大引起相对性二尖瓣关闭不全），心功能代偿恢复后杂音常减弱或消失；交替脉最常见于左室射血阻力增加引起的心力衰竭，如高血压、主动脉瓣狭窄、动脉粥样硬化及扩张型心肌病。偶尔有交替脉伴电交替。C.肺部体征：肺底湿啰音是左心衰竭时肺部的主要体征。阵发性呼吸困难者，两肺有较多湿啰音，并可闻及哮鸣音及干啰音。在急性肺水肿时，双肺满布湿啰音、哮鸣音及咕噜音。在间质性肺水肿时，肺部无干、湿啰音，仅有呼吸音减弱。约1/4的左心衰竭患者发生胸腔积液。

（2）右心衰竭：主要表现为体循环淤血为主的综合征。

①症状：A.胃肠道症状：长期胃肠道淤血，可引起食欲缺乏、腹胀、恶心、呕吐、便秘及上腹隐痛症状。B.肾脏症状：肾脏淤血引起肾功能减退，白天尿少，夜尿增多。

可有少量蛋白尿、少数透明或颗粒管型和红细胞。血尿素氮可升高。C.肝区疼痛：肝脏淤血、肿大，肝包膜被扩张，右上腹饱胀不适，肝区疼痛，重者可发生剧痛而误诊为急腹症等疾病。长期肝淤血的慢性心力衰竭，可发生心源性肝硬化。D.呼吸困难：单纯右心衰竭时通常不存在肺淤血，气喘没有左心衰竭明显。在左心衰竭基础上或二尖瓣狭窄发生右心衰竭时，因肺淤血减轻，故呼吸困难较左心衰竭时减轻。但开始即为右心衰竭有不同程度的呼吸困难。

②体征：除原有心脏病体征外，可有以下体征。A.心脏体征：因右心衰竭多由左心衰竭引起，故右心衰竭时心脏增大较单纯左心衰竭时明显，呈全心扩大。单纯右心衰竭患者，可有右心室和（或）右心房肥大。当右心室肥厚显著时，可在胸骨下部左缘有收缩期强而有力的搏动。剑突下常可见明显搏动，亦为右室增大的表现。可闻及右室舒张期奔马律。右心室显著扩大引起相对性三尖瓣关闭不全，在三尖瓣听诊区可闻及收缩期吹风样杂音。若有相对性三尖瓣狭窄时可在三尖瓣听诊区听到舒张早期杂音。B.肝颈静脉反流征：轻度心力衰竭患者休息时颈静脉压可以正常，但按压右上腹时上升至异常水平，称肝颈静脉反流征。颈外静脉充盈较肝大或皮下水肿出现早，故为右心衰竭的早期征象，有助于与其他原因引起的肝大相区别。C.淤血性肝大和压痛：常发生在皮下水肿出现之前，是右心衰竭最重要和较早出现的体征之一。右心衰竭在短时间迅速加重，肝脏急剧增大，肝包膜迅速被牵张，疼痛明显，并出现黄疸、转氨酶升高。长期慢性右心衰竭患者易发生心源性肝硬化，肝脏质地较硬，压痛不明显。D.水肿：发生于颈静脉充盈及肝大后，是右心衰竭的典型体征。首先出现在足、踝、胫骨前较明显，向上延及全身，发展缓慢。早期白天出现水肿，睡前水肿程度最重，睡后消失。晚期可出现全身性、对称性凹陷性水肿。当伴有营养不良或肝功能损害，血浆白蛋白过低时，出现颜面水肿，常预示预后不良。E.胸腔积液和腹水：主要与体静脉和肺静脉压同时升高及胸膜毛细血管通透性增加有关。一般以双侧胸腔积液多见，常以右侧胸腔积液量较多。如为单侧，多见于右侧。腹水多发生在病程晚期，多与心源性肝硬化有关。F.其他：发绀多为周围性，或呈混合性，即中心性与周围性发绀并存；严重而持久的右心衰竭可有心包积液、脉压降低或奇脉等。

（3）全心力衰竭竭：多见于心脏病晚期，病情危重。同时具有左、右心衰竭的临床表现。

4.实验室检查

左心衰竭X线表现为心脏扩大，心影增大的程度取决于原发的心血管疾病，并根据房室增大的特点，可作为诊断左心衰竭原发疾病的辅助依据。肺淤血的程度可判断左心衰竭的严重程度。左心衰竭X线显示肺静脉扩张，肺门阴影扩大且模糊，肺野模糊，肺纹理增强，两肺上野静脉影显著，下野血管变细，呈血液再分配现象。当肺静脉压＞25～30mmHg（3.3～4kPa）时产生间质性肺水肿，显示Kerley B线，肺门影增大，可呈蝴蝶状，严重者可见胸腔积液。右心衰竭继发于左心衰竭者，X线显示心脏向两侧扩大；单纯右心衰竭，可见右房及右室扩大，肺野清晰。

5.治疗

（1）一般治疗：去除基本病因和诱发因素，注意休息，控制钠盐和水分摄入。

（2）减轻心脏负荷：应用利尿剂和血管扩张剂。

①利尿剂的选用原则：急性心力衰竭或肺水肿，首选呋塞米静脉注射，如伴有心源性休克，则不宜应用；轻度心力衰竭首选噻嗪类常可获满意疗效；中度一般多需加用潴钾利尿剂，无效时用襻利尿剂；重度心力衰竭选用襻利尿剂与潴钾利尿剂合用，效果不佳时加用噻嗪类，或间断给予呋塞米肌内注射或静脉注射，或丁脲酸口服；顽固性水肿可用大剂量呋塞米，80～120mg静脉注射，每天1～2次，或联合应用噻嗪类或襻利尿剂和ACEI。

②血管扩张剂的选用原则：患者以前负荷过度心力衰竭为主，应选择扩张静脉为主的药物；以后负荷过度心力衰竭为主，应选用扩张小动脉为主的药物；若后负荷和前负荷过度的心力衰竭都存在，则选用均衡扩张动静脉药物或以两类药物联合应用效果较好。

（3）增加心排血量：应用正性肌力药物可增加心肌收缩力，明显提高心排血量，使心动曲线向左上方移位，是治疗心力衰竭的主要药物。此类药物主要是洋地黄类药物和非强心苷类正性肌力药物。

（4）醛固酮受体拮抗剂：醛固酮在心肌细胞外基质重塑中起重要作用。

（5）β受体拮抗剂的应用：β受体拮抗剂可减轻儿茶酚胺对心肌的毒性作用，使β受体上调，增加心肌收缩反应性，改善舒张功能；减少心肌细胞Ca2+内流，减少心肌耗氧量；减慢心率和控制心律失常；防止、减缓和逆转肾上腺素能介导的心肌重塑和内源性心肌细胞收缩功能的异常。

（二）护理措施

1.气体交换障碍

（1）休息与体位：患者有明显呼吸困难时应卧床休息，以减轻心脏负荷，利于心功能恢复。劳力性呼吸困难者，应减少活动量，以不引起症状为度。对夜间阵发性呼吸困难者，应给予高枕卧位或半卧位，加强夜间巡视。对端坐呼吸者，可使用床上小桌，让患者扶桌休息，必要时双腿下垂。注意患者体位的舒适与安全，可用枕或软垫支托肩、臂、骶、膝部，以避免受压，必要时加用床栏防止坠床。应保持病室安静、整洁，利于患者休息，适当开窗通风，每次15～30min，但注意不要让风直接对着患者。患者应衣着宽松，盖被轻软，以减轻憋闷感。

（2）氧疗：对于有低氧血症者，纠正缺氧对保护心脏功能，减少缺氧性器官功能损害有重要意义。氧疗方法包括鼻导管吸氧、面罩吸氧、无创正压通气吸氧等。

（3）控制液体入量：患者24h内液体入量控制在1500mL内为宜。

（4）心理护理：呼吸困难患者常因影响日常生活及睡眠而心情烦躁、痛苦、焦虑。应与家属一起安慰、鼓励患者，帮助树立战胜疾病的信心，稳定患者情绪，以降低交感神经兴奋性，有利于减轻呼吸困难。

（5）病情监测：密切观察呼吸困难有无改善，发热是否减轻，听诊肺部湿啰音是否减少，监测SaO_2、血气分析结果是否正常等。若病情加重或SaO_2降低到94%以下，立即报告医生。

（6）用药护理：

①血管紧张肽转化酶抑制药：其主要不良反应包括干咳、低血压和头晕、肾损害、高钾血症、血管神经性水肿等。在用药期间需监测血压，避免体位的突然改变，监测血钾水平和肾功能。若患者出现不能耐受的咳嗽或血管神经性水肿应停止用药。

②β受体阻断药：主要不良反应有液体潴留（可表现为体重增加）和心力衰竭恶化、心动过缓和低血压等，应注意监测心率和血压，当患者心率低于50次/分或低血压时，应停止用药并及时报告医生。

2.体液过多

（1）体位：有明显呼吸困难者给予高枕卧位或半卧位；端坐呼吸者可使用床上小桌，让患者扶桌休息，必要时双腿下垂。伴胸腔积液或腹水者宜采取半卧位。下肢水肿者如无明显呼吸困难，可抬高下肢，以利于静脉回流，增加回心血量，从而增加肾血流量，提高肾小球滤过率，促进水钠排出。注意患者体位的舒适与安全，必要时加用床栏防止坠床。

（2）饮食护理：给予低盐、低脂、易消化饮食，少量多餐，伴低蛋白血症者可静脉补充白蛋白。钠摄入量＜2g/d。告诉患者及其家属低盐饮食的重要性并督促执行。限制含钠量高的食品如腌或熏制品、香肠、罐头食品、海产品、苏打饼干等。注意烹饪技巧，可用糖、代糖、醋等调味品以增进食欲。心力衰竭伴营养不良风险者应给予营养支持。

（3）控制液体入量：严重心力衰竭患者液量限制在1.5～2.0L/d，有利于减轻症状和充血。避免输注氯化钠溶液。

（4）使用利尿药的护理：遵医嘱正确使用利尿药，注意药物不良反应的观察和预防。如襻利尿药和噻嗪类利尿药最主要的不良反应是低钾血症，从而诱发心律失常或洋地黄中毒，故应监测血钾。患者出现低钾血症时常表现为乏力、腹胀、肠鸣音减弱、心电图U波增高等。服用排钾利尿药时多补充含钾丰富的食物，如鲜橙汁、西红柿汁、柑橘、香蕉、枣、杏、无花果、马铃薯、深色蔬菜等，必要时遵医嘱补充钾盐。口服补钾宜在饭后，以减轻胃肠道不适；外周静脉补钾时每500mL液体中KCl含量不宜超过1.5g，噻嗪类的其他不良反应有胃部不适、呕吐、腹泻、高血糖、高尿酸血症等。氨苯蝶啶的不良反应有胃肠道反应、嗜睡、乏力、皮疹，长期用药可产生高钾血症，尤其是伴肾功能减退时，少尿或无尿者应慎用。螺内酯的不良反应有嗜睡、运动失调、男性乳房发育、面部多毛等，肾功能不全及高钾血症者禁用。另外，非紧急情况下，利尿药的应用时间选择早晨或日间为宜，避免夜间排尿过频而影响患者的休息。

（5）病情监测：每天在同一时间、着同类服装、用同一体重计测量体重，时间安排在患者晨起排尿后、早餐前最适宜。准确记录24h液体出入量，若患者尿量＜30mL/h，应报告医生。有腹水者应每天测量腹围。

（6）保护皮肤：保持床褥清洁、柔软、平整、干燥，严重水肿者可使用气垫床。定时协助或指导患者变换体位，膝部及踝部、足跟处可垫软枕以减轻局部压力。使用便盆时动作轻巧，勿强行推、拉，防止擦伤皮肤。嘱患者穿柔软、宽松的衣服。用热水袋保暖时水温不宜太高，防止烫伤。心力衰竭患者常因呼吸困难而被迫采取半卧位或端坐位，最易发生压疮的部位是骶尾部，可用减压敷料保护局部皮肤，并保持会阴部清洁干燥。

3.活动无耐力

（1）制订活动计划：告诉患者运动训练的治疗作用，鼓励患者体力活动（心力衰竭症状急性加重期或怀疑心肌炎的患者除外），督促其坚持动静结合，循序渐进增加活动量。可根据心动能分级安排活动量。心功能Ⅳ级：Ⅳb级患者卧床休息，日常生活由他人照顾。但长期卧床易致静脉血栓形成甚至肺栓塞，因此患者卧床期间应进行被动或主动运动，如四肢的屈伸运动、翻身、踝泵运动，每天温水泡脚，以促进血液循环；Ⅳa级的患者可下床站立或室内缓步行走，在协助下生活自理，以不引起症状加重为度。心功能Ⅰ级：严格限制一般的体力活动，鼓励患者日常生活自理，每天下床行走；心功能Ⅱ级：适当限制体力活动，增加午睡时间，不影响轻体力劳动或家务劳动，鼓励适当运动；心功能Ⅰ级：不限制一般体力活动，建议参加体育锻炼，但应避免剧烈运动。6min步行试验也可以作为制订个体运动量的重要依据。

（2）活动过程中监测：若患者活动中有呼吸困难、胸痛、心悸、头晕、疲劳、大汗、面色苍白、低血压等情况时应停止活动、如患者经休息后症状仍持续不缓解，应及时通知医生。ACC/AHA指出，运动治疗中需要进行心电监护的指征包括：LUEF ＜30%；安静或运动时出现室性心律失常；运动时收缩压降低；心脏性猝死、心肌梗死、心源性休克的幸存者等。

4.潜在并发症：洋地黄中毒

（1）预防洋地黄中毒：

①洋地黄用量个体差异很大：老年人、心肌缺血缺氧、重度心力衰竭、低钾低镁血症、肾功能减退等情况对洋地黄较敏感，使用时应严密观察患者用药后反应。

②与奎尼丁、胺碘酮、维拉帕米、阿司匹林等药物合用，可增加中毒机会，在给药前应询问、评估是否使用了以上药物。

③必要时监测血清地高辛浓度。

④严格按时按医嘱给药，用毛花苷C或毒毛花苷K时务必稀释后缓慢（10～15min）静脉注射，并同时监测心率、心律及心电图变化。

（2）观察洋地黄中毒表现：洋地黄中毒最重要的反应是各类心律失常，最常见者为室性期前收缩，多呈二联律或三联律，其他如房性期前收缩、心房颤动、房室传导阻滞等。胃肠道反应如食欲下降、恶心、呕吐和神经系统症状如头痛、倦怠、视物模糊、黄视、绿视等在用维持量法给药时已相对少见。

（3）洋地黄中毒的处理：①立即停用洋地黄。②低血钾者可口服或静脉补钾，停用排钾利尿药。③纠正心律失常：快速性心律失常可用利多卡因或苯妥英钠，一般禁用电复律，因易致心室颤动；有传导阻滞及缓慢性心律失常者可用阿托品静脉注射或安置临时心脏起搏器。

二、急性心力衰竭

（一）概述

1.定义

急性心力衰竭系指急性的心脏病变引起心肌收缩力明显降低，或心室负荷加重而导致急性心排血量显著、急剧地降低，体循环或肺循环压力突然增高，导致组织器官灌注不足和急性肺淤血的临床表现。临床上以急性左心衰竭最为常见，表现为急性肺水肿，重者伴心源性休克。急性右心衰竭较少见，可发生于急性右室梗死，或由大面积肺梗死引起的急性肺源性心脏病。

2.病因

急性心力衰竭常由于一定诱因，使心功能代偿的患者突然发生心力衰竭，或使已有心力衰竭的患者突然病情加重。因此，它可发生在心脏功能正常，或无心脏病变的患者。常见病因有急性弥漫性心肌损害、急性心脏后负荷过重、急性容量负荷过重。急性左心衰竭发作过后，如原发病因和诱因得以去除，患者可完全恢复。如患者存活，而原发病继续存在，则可发展为慢性心力衰竭。

3.临床表现

急性左心衰竭发病急骤，主要表现为急性肺水肿。由于肺毛细血管楔嵌压急剧上升，症状发展极为迅速且十分危重。患者突然出现严重呼吸困难、端坐呼吸、烦躁不安、面色苍白、皮肤湿冷、大汗淋漓，并频繁咳嗽，严重时咳粉红色泡沫样痰。听诊心率增快，开始肺部可无啰音，或仅有哮鸣音，继而发展为双肺满布湿啰音和哮鸣音。心尖部可听到舒张期奔马律，P_2亢进。由于患者激动，交感神经激活致血管收缩，动脉压常升高，偶尔怀疑肺水肿是由高血压性心脏病引起，随病情加重血压降至正常，严重者可出现心源性休克或窒息。胸部X线片示肺纹理增多、增粗或模糊，肺间质水肿所致的Kerley B线。双肺门有呈放射状分布的大片云雾状阴影，或呈粗大结节影、粟粒状结节影。急性心力衰竭是指急性心脏病变导致心排血量急剧减少，组织器官灌注不足产生急性淤血综合征。常见于急性心肌梗死及其严重并发症。临床表现为呼吸极度困难，端坐呼吸，面色发绀，大汗淋漓，烦躁不安，咳嗽甚至咳粉红色泡沫样痰，严重者神志不清，血压下降甚至休克。治疗：必须紧急处理。取坐位，两腿下垂，吸氧，吗啡静脉缓注，舌下含服硝酸甘油或硝酸异山梨醇，利尿剂静脉注射，并予毛花苷C、氨茶碱等。

（二）抢救配合与护理

1.体位

立即协助患者取坐位，双腿下垂，以减少静脉回流，减轻心脏负荷。患者常烦躁不安，需注意安全，谨防跌倒受伤。

2.氧疗

适用于有低氧血症的患者，应通过氧疗将血氧饱和度维持在≥95%。首先应保证有开放的气道，立即给予鼻导管吸氧，根据血气分析结果调整氧流量；面罩吸氧适用于伴呼吸性碱中毒者。病情严重者应采用面罩呼吸机持续加压（CPAP）或双水平气道正压（BiPAP）给氧。

3.迅速开放两条静脉通道，遵医嘱正确使用药物，观察疗效与不良反应

（1）吗啡：吗啡3～5mg静脉注射可使患者镇静，减少躁动，同时扩张小血管而减轻心脏负荷。必要时每间隔15min重复应用1次，共2～3次。老年患者应减量或改为肌内注射。观察患者有无呼吸抑制或心动过缓、血压下降等不良反应。呼吸衰竭、昏迷、严重休克者禁用。

（2）快速利尿药：呋塞米20～40mg静脉注射，4h后可重复1次。可迅速利尿，有效降低心脏前负荷。

（3）血管扩张药：可选用硝普钠、硝酸甘油静滴，严格按医嘱定时监测血压，用输液泵控制滴速，根据血压调整剂量，维持收缩压在90～100mmHg。

①硝普钠：为动、静脉血管扩张药。一般从小剂量0.3μg/（kg·min）开始，酌情逐渐增加剂量至5μg/（kg·min）。硝普钠见光易分解，应现配现用，避光滴注，药物保存和连续使用不宜超过24h。硝普钠的代谢产物含氰化物，通常疗程不要超过72h。

②硝酸甘油：扩张小静脉，降低回心血量。一般从10μg/min开始，每10min调整1次，每次增加5～10μg。

③重组人脑钠肽（rhBNP）：新活素或奈西立肽，属内源性激素物质，具有扩张静脉和动脉、利尿、抑制RAAS和交感神经作用。疗程一般3天。

（4）正性肌力药物：

①洋地黄制剂：尤其适用于快速心房颤动或已知有心脏增大伴左心室收缩功能不全的患者。可用毛花苷C稀释后静脉注射，首剂0.4～0.8mg，2h后可酌情再给0.2～0.4mg。

②非洋地黄类：多巴胺、多巴酚丁胺、米力农、左西孟旦等，适用于低心排血量综合征，可缓解组织低灌注所致的症状，保证重要脏器血液供应。

（5）氨茶碱：适用于伴支气管痉挛的患者。

4.非药物治疗

主动脉内球囊反搏（IABP）可用于冠心病急性左心衰竭患者，可有效改善心肌灌注，降低心肌耗氧量和增加心排血量。其他包括血液净化治疗、心室机械辅助装置等。

5.出入量管理

每天摄入液体量一般宜在1500mL以内，不超过2000mL。保持每天出入量负平衡约500mL，严重肺水肿者水负平衡为1000～2000mL/d，甚至可达3000～5000mL/d，以减少水钠潴留，缓解症状。如肺淤血、水肿明显消退，应减少水负平衡量，逐步过渡到出入量大体平衡。在负平衡下应注意防止低血容量、低血钾和低血钠等。

6.病情监测

严密监测血压、呼吸、血氧饱和度、心率、心电图，检查血电解质、血气分析等。观察患者意识、精神状态、皮肤颜色、温度及出汗情况，肺部啰音或哮鸣音的变化，记出入量。对安置漂浮导管者，严密监测血流动力学指标的变化。严格交接班。

7.心理护理

恐惧或焦虑可导致交感神经系统兴奋性增高，使呼吸困难加重。医护人员在抢救时必须保持镇静、操作熟练、忙而不乱，使患者产生信任与安全感。避免在患者面前讨论病情，以减少误解。必要时可留一亲属陪伴患者，护士应与患者及其家属保持密切接触，提供情感支持。

第二节　高血压病

一、概述

（一）定义

高血压指血压明显升高，超过正常范围，即收缩压≥140mmHg，舒张压≥90mmHg。高血压是一种以体循环动脉压升高为主要特点的临床综合征，动脉压的持续升高可导致靶器官如心脏、肾脏、脑和血管的损害，并伴全身代谢性改变。

（二）病因

高血压是遗传易感性和环境因素相互影响的结果。环境因素很早就起了作用：胎儿营养不良导致出生时体重偏低，此种低体重婴儿以后发生高血压的概率增加。体重超重、膳食中高盐和中度以上饮酒是与高血压发病密切相关的危险因素。

（三）分类

患者收缩压与舒张压属不同级别时，应按两者中较高的级别分类。患者既往有高血压史，目前正服抗高血压药，血压虽已低于140/90mmHg，亦应判断为高血压。具体分类见表2-1。

表2-1　血压水平的分类

类别	收缩压（mmHg）	舒张压（mmHg）
理想血压	＜120	＜80
正常血压	＜130	＜80
正常高值	130～139	85～89
1级高血压（轻度）	140～159	90～99
亚组：临界高血压	140～149	90～94
2级高血压（中度）	160～179	100～109
3级高血压（重度）	≥180	≥110
单纯收缩期高血压	≥140	＜90
亚组：临界单纯收缩期高血压	141～149	＜90

（四）检查

1.查体

除正确的血压测量外，要全面检查心、肺，计算体重指数；听诊颈动脉、腹主动脉、肾动脉和股动脉有无杂音；触诊甲状腺及腹部，对后者注意有无长大的肾脏、包块或异常的腹主动脉搏动，触诊下肢有无水肿和动脉搏动异常；此外，还应进行神经系统和眼底的检查。

2.实验室检查

应包括：血、尿常规，血脂［如总胆固醇（TC）、三酰甘油（TG）、高密度和低密度脂蛋白胆固醇（HDL-C及LDL-C）］，血糖（肥胖患者还应查餐后2h血糖），肾功能（血肌酐、尿素氮），血尿酸和电解质（如钾、钠、氯、钙），以及心电图。必要时，再做三维X线片和多普勒超声心动图检查。

（五）病理生理改变

高血压病的最基本的病理生理改变是小动脉平滑肌紧张度增加以致痉挛，使周围血管阻力增高，延迟血液通过动脉管道时间，单位时间内动脉管道中血容量增多，血液对动脉管壁的压力增大，首先使舒张血压上升，再加微静脉、小静脉（容量血管）平滑肌收缩增强，回心血量增多，使舒张血压更加上升；随后，由于心肌代偿性收缩增强使收缩血压逐渐上升。如小动脉痉挛缓解或紧张度下降，周围血管阻力下降，血压可恢复到正常。血压增高日久，小动脉壁结缔组织增生，发生小动脉硬化，管腔呈持久性狭窄，血压持续升高或虽下降亦不能降至正常；此时，心、脑、肾等靶器官出现左心室肥厚及小动脉硬化，并发生缺血性改变，表现为：视网膜动脉硬化呈普遍或局灶性狭窄；蛋白尿和（或）血浆肌酐轻度升高。还可发生有超声学或放射学证据但无症状的大、中动脉（如颈动脉、主动脉、髂动脉、股动脉、脑动脉、冠状动脉）粥样斑块。老年高血压患者大动脉弹性减弱，舒张压下降，是单纯收缩期高血压多见于老年人的原因。

二、护理措施

1.疼痛：头痛

（1）减少引起或加重头痛的因素：为患者提供安静、温暖、舒适的环境，尽量减少探视。护士操作应相对集中，动作轻巧，防止过多干扰患者。头痛时嘱患者卧床休息，抬高床头，改变体位时动作要慢。避免劳累、情绪激动、精神紧张、环境嘈杂等不良因素。向患者解释头痛主要与高血压有关，血压恢复正常且平稳后头痛症状可减轻或消失。指导患者使用放松技术，如心理训练、音乐治疗、缓慢呼吸等。

（2）用药护理：遵医嘱应用降压药物治疗，密切监测血压变化以判断疗效，并注意观察药物的不良反应，如利尿药可引起低钾血症和影响血脂、血糖、血尿酸代谢；β受体阻断药可导致心动过缓、乏力、四肢发冷；钙通道阻滞剂可引起心率增快、面部潮红、头痛、下肢水肿等；血管紧张素转化酶抑制药主要是可引起刺激性干咳和血管性水肿。

2.有受伤的危险

（1）避免受伤：定时测量患者血压并做好记录。患者有头晕、眼花、耳鸣、视物模糊等症状时，应嘱患者卧床休息，如厕或外出时有人陪伴。伴恶心、呕吐的患者，应将痰盂放在患者伸手可及处，呼叫器也应放在患者手边，防止取物时跌倒。避免迅速改变体位，活动场所应设有相关安全设施，必要时加用床栏。

（2）直立性低血压的预防及处理：直立性低血压是血压过低的一种特殊情况，是指在体位变化时，如从卧位、坐位或蹲位突然站立（直立位）时，发生的血压突然过度下降（收缩压/舒张压下降＞20/10mmHg以上，或下降大于原来血压的30%以上），同时伴有头晕或昏厥等脑供血不足的症状。

3.潜在并发症：高血压急症

（1）避免诱因：向患者讲明高血压急症的诱因，应避免情绪激动、劳累、寒冷刺激和随意增减药量。

（2）病情监测：定期监测血压，一旦发现血压急剧升高、剧烈头痛、呕吐、大汗、视力模糊、面色及神志改变、肢体运动障碍等症状，立即通知医生。

（3）急症护理：患者应绝对卧床休息，避免一切不良刺激和不必要的活动，协助生活护理，给予持续低浓度吸氧。对昏迷或抽搐的患者应加强护理，保持呼吸道通畅，防止咬伤、窒息或坠床。安抚患者情绪，必要时应用镇静药。进行心电、血压、呼吸监护。迅速建立静脉通路，遵医嘱尽早应用降压药物进行控制性降压。应用硝普钠和硝酸甘油时，应注意避光，并持续监测血压，严格遵医嘱控制滴速；密切观察药物的不良反应。

第三章　消化内科疾病的护理

第一节　上消化道大出血

一、概述

（一）概念和特点

上消化道出血是指屈氏韧带以上的消化道，包括食管、胃、十二指肠、胰腺、胆管等病变引起的出血，及胃空肠吻合术的空肠病变引起的出血。上消化道大出血是指数小时内失血量超过1000 mL或循环血容量的20%，主要表现为呕血和（或）黑便，常伴有血容量减少而引起急性周围循环衰竭，是临床急症，严重者可导致失血性休克而危及生命。

近年来，本病的诊断和治疗水平有很大的提高，临床资料统计显示，80%～85%急性上消化道大出血患者短期内能自行停止，仅15%～20%患者出血不止或反复出血，最终死于出血并发症，其中急性非静脉曲张性上消化道出血的发病率在我国仍居高不下，严重威胁人民的命健康。

（二）相关病理生理

上消化道出血多由消化性溃疡侵蚀胃基底血管导致其破裂而引发出血。出血后逐渐影响周围血液循环量，如因出血量多引起有效循环血量减少，进而引发血液循环系统代偿，以致血压降低，心悸、出汗，必须即刻处理。出血处可能因血块形成而自动止血，但也可能再次出血。

（三）上消化道出血的病因

上消化道出血的病因包括溃疡性疾病、炎症、门静脉高压、肿瘤、全身性疾病等。临床上最常见的病因是消化性溃疡，其他依次为急性糜烂出血性胃炎、食管胃底静脉曲张破裂和胃癌。现将病因归纳列举如下。

1.上消化道疾病

（1）食管疾病、食管物理性损伤、食管化学性损伤。

（2）胃、十二指肠疾病：消化性溃疡、佐林格–埃利森综合征、胃癌等。

（3）空肠疾病：胃肠吻合术后空肠溃疡、克罗恩病。

2.门静脉高压引起的食管胃底静脉曲张破裂出血

（1）各种病因引起的肝硬化。

（2）门静脉阻塞：门静脉炎、门静脉血栓形成、门静脉受邻近肿块压迫。

（3）肝静脉阻塞：如巴德–基亚里综合征。

3.上消化道邻近器官或组织的疾病

（1）胆管出血：胆囊或胆管结石、胆管蛔虫、胆管癌、肝癌、肝脓肿或肝血管瘤破入胆管等。

（2）胰腺疾病：急慢性胰腺炎、胰腺癌、胰腺假性囊肿、胰腺脓肿等。

（3）其他：纵隔肿瘤或囊肿破入食管、主动脉瘤、肝或脾动脉瘤破入食管等。

4.全身性疾病

（1）血液病：如白血病、血友病、再生障碍性贫血、弥散性血管内凝血（DIC）等。

（2）急性感染：如脓毒症、肾综合征出血热、钩端螺旋体病、重症肝炎等。

（3）脏器衰竭：如尿毒症、呼吸衰竭、肝衰竭等。

（4）结缔组织病：如系统性红斑狼疮、结节性多动脉炎、皮肌炎等。

5.诱因

（1）服用水杨酸类或其他非甾体抗炎药或大量饮酒。

（2）应激相关胃黏膜损伤：严重感染、休克、大面积烧伤、大手术、脑血管意外等应激状态下，会引起应激相关胃黏膜损伤。应激性溃疡可引起大出血。

（四）临床表现

上消化道大出血的临床表现主要取决于出血量及出血速度。

1.呕血与黑便

呕血与黑便是上消化道出血的特征性表现。上消化道出血之后，均有黑粪。出血部位在幽门以上者常有呕血，若出血量较少、速度慢亦可无呕血。反之，幽门以下出血时，如出血量大，速度快，可由血反流入胃腔引起恶心、呕吐而表现为呕血。

呕血多棕褐色呈咖啡渣样；如出血量大，未经胃酸充分混合即呕出，则为鲜红色或有血块。黑粪呈柏油样，黏稠而发亮；当出血量大，血液在肠内推进快，粪便可呈暗红甚至鲜红色。

2.失血性周围循环衰竭

患者急性大量失血时循环血容量迅速减少，可导致周围循环衰竭。一般表现为头昏、心慌、乏力，突然起立发生晕厥、肢体冷感、心率加快、血压偏低等。严重者呈休克状态。

3.发热

大量出血后，多数患者在24h内出现低热，持续3～5天降至正常。发热原因可能与循环血量减少和周围循环衰竭导致体温调节中枢功能紊乱等因素有关。

4.贫血和血象

患者在急性大量出血后均有失血性贫血。但在出血的早期，血红蛋白浓度、红细胞计数与血细胞比容可无明显变化。在出血后，组织液渗入血管内，使血液稀释，一般经4h以上才出现贫血，出血后24～72h血液稀释到最大限度。贫血程度除取决于失血量外，还和出血前有无贫血、出血后液体平衡状态等因素相关。

急性出血患者为正细胞正色素性贫血，在出血后骨髓有明显代偿性增生，可暂时出现大细胞性贫血，慢性失血则呈小细胞低色素性贫血。出血24h内网织红细胞即见增高，出血停止后逐渐降至正常。白细胞计数在出血后2～5h轻至中度升高，血止后2～3天才恢复正常。但在肝硬化患者中，如同时有脾功能亢进，则白细胞计数可不升高。

（五）辅助检查

1.实验室检查

实验室检查包括测定红细胞、白细胞和血小板计数，血红蛋白浓度、血细胞比容、肝肾功能、大便隐血检查等（以了解其病因、诱因及潜在的护理问题）。

2.内镜检查

出血后24～48h进行急诊内镜检查，可以直接观察出血部位，明确出血的病因。对出血灶进行止血治疗是上消化道出血病因诊断的首选检查方法。

3.X线钡餐检查

X线钡餐检查对明确病因有一定价值，主要适用于不宜或不愿进行内镜检查者或胃镜检查未能发现出血原因，需排除十二指肠降段以下的小肠段有无出血病灶者。

4.其他

放射性核素扫描或选择性动脉造影（如腹腔动脉、肠系膜上动脉造影）可帮助确定出血部位，适用于内镜及X线钡剂造影未能确诊而又反复出血者。不能耐受X线、内镜或动脉造影检查的患者，可做吞线试验，根据棉线有无沾染血迹及其部位，可以估计活动性出血部位。

二、护理评估

（一）一般评估

1.生命体征

大量出血患者因血容量不足，外周血管收缩，体温可能偏低，出血后2天内多有发热，体温一般不超过38.5℃，持续3～5天；脉搏增快（＞120次/分）或细速；呼吸急促、浅快；血压降低，收缩压降至80 mmHg（10.66 kPa）以下，甚至可持续下降至测不出，脉压减少，小于25 mmHg（3.33 kPa）。

2.患者主诉

患者有无头晕、乏力、心慌、气促、冷、口干口渴等症状。

3.相关记录评估呕血颜色、量、皮肤、尿量、出入量、黑便颜色和量等记录结果。

（二）身体评估

1.头颈部

上消化道大量出血时，有效循环血容量急剧减少，患者可出现精神萎靡、嗜睡、表情淡漠、烦躁不安、意识模糊甚至昏迷。

2.腹部

（1）有无肝脾大。如果脾大，蜘蛛痣、腹壁静脉曲张或有腹水，提示肝硬化门静脉高压食管静脉破裂出血；肝大、质地硬、表面凹凸不平或有结节，提示肝癌。

（2）腹部肿块的质地软硬度。如果质地硬、表面凹凸不平或有结节，应考虑胃、胰腺、肝胆肿瘤。

（3）中等量以上的腹水可有移动性浊音。

（4）肠鸣音活跃、肠蠕动增强，肠鸣音在10次/分以上，但音调不是特别高，提示有活动性出血。

（5）直肠和肛门有无结节、触痛和肿块、狭窄等异常情况。

3.其他

（1）出血部位与出血性质的评估：上消化道出血不包括口、鼻、咽喉等部位出血及咯血，应注意鉴别。出血部位在幽门以上，呕血及黑粪可同时发生；而幽门以下部位出血，多以黑粪为主。下消化道出血较少时，易被误认为是上消化道出血。下消化道出血仅有便血，无呕血，粪便鲜红、暗红或有血块，患者常感下腹部疼痛等不适感。进食动物血、肝，服用骨炭、铁剂、铋剂或中药也可使粪便发黑，但黑而无光泽。

（2）出血量的评估：粪便隐血试验阳性，表示每天出血量大于5 mL；出现黑便时表示每天出血量在50～70 mL，胃内积血量达250～300 mL，可引起呕血；急性出血量＜400 mL时，组织液及脾脏贮血补充失血量，可无临床表现；若大量出血，数小时内失血量超过1000 mL或循环血容量的20%，可引起急性周围循环衰竭，导致急性失血性休克而危及患者生命。

（3）失血程度的评估：失血程度除按出血量评估外，还应根据全身状况来判断。失血的表现多伴有全身症状，表现为：①轻度失血，失血量在全身总血量10%～15%，患者表现为皮肤苍白、头晕、怕冷，血压可正常但有波动，脉搏稍快，尿量减少。②中度失血，失血量在全身总血量20%以上，患者表现为口干、眩晕、心悸，血压波动、脉压变小，脉搏细数，尿量减少。③重度失血，失血量在全身总血量30%以上，患者表现为烦躁不安、意识模糊、出冷汗、四肢厥冷、血压显著下降、脉搏细数超过120次/分，尿少或尿闭，重者失血性休克。

（4）出血是否停止的评估。①反复呕血，呕吐物由咖啡色转为鲜红色，黑便次数增多且粪便稀薄色泽转为暗红色，伴肠鸣音亢进。②周围循环衰竭的表现经充分补液、输血仍未见明显改善，或暂时好转后又恶化，血压不稳，中心静脉压不稳定。③红细胞计数、血细胞比容、血红蛋白测定不断下降，网织红细胞计数持续增高。④在补液足够、尿量正常时，血尿素氮升高。⑤门静脉高压患者的脾大，因出血而暂时缩小，如不见脾脏恢复肿大，提示出血未止。

（三）心理—社会评估

发生呕血与黑便都可导致患者紧张、烦躁不安、恐惧、焦虑等反应。病情危重者可出现濒死感，而此时其家属表现伤心状态，可使患者出现较强烈的紧张及恐惧感。慢性疾病或全身性疾病致反复呕血与黑便者，易使患者对治疗和护理失去信心，表现为护理工作上的不合作。患者及其家属对疾病的认识态度影响患者的生活质量，影响其工作、学习、社交等活动。

（四）辅助检查结果评估

1.血常规

上消化道出血后患者均有急性失血性贫血症状；出血后6～12h红细胞计数、血红蛋白浓度及血细胞比容下降；在出血后2～5h白细胞数开始增高，止血后2～3天降至正常。

2.血尿素氮测定

患者呕血的同时，因部分血液进入肠道，血红蛋白的分解产物在肠道被吸收，故在出血数小时后尿素氮开始上升，24～48h可达高峰，持续时间不等，与出血时间长短有关。

3.粪便检查

患者的粪便隐血试验（OBT）呈阳性，但检查前3～4天需禁止食动物血、肝，绿色蔬菜等。

4.内镜检查

内镜检查可直接观察出血的原因和部位，黏膜皱褶迂曲可提示胃底静脉曲张。

（五）常用药物治疗效果的评估

1.输血

输血前评估患者的肝功能，肝功能受损宜输新鲜血，因库存血含氨量高易诱发肝性脑病。同时要评估患者年龄、病情、周围循环动力学及贫血状况，注意避免因输液、输血过快，过多导致肺水肿，原有心脏病或老年患者必要时可根据中心静脉压调节输液量。

2.血管升压素

使用血管升压素时滴注速度应准确，并严密观察有无出现腹痛、血压升高、心律失常、心肌缺血，甚至发生心肌梗死等不良反应。在护理过程中，护理人员应该评估是否药液外溢，一旦外溢，使用50%硫酸镁溶液湿敷，因该药有抗利尿作用，突然停用血管升压素会引起反射性尿液增多，故应观察尿量并向家属做好解释工作。同时，孕妇、冠心病患者、高血压患者禁用血管升压素。

3.凝血酶

患者口服凝血酶时评估其有无有恶心、头昏等不良反应，并指导患者更换体位。此药不能与酸碱及重金属等药物配伍，应现用现配，若出现过敏现象应立即停药。

4.镇静剂

评估患者的肝功能，肝病患者忌用吗啡、巴比妥类等强镇静药物。

三、护理措施

（一）一般护理

1.休息与体位

少量出血者应卧床休息，大出血时绝对卧床休息。患者应取平卧位并将下肢略抬高，以保证脑部供血；呕吐时头偏向一侧，防止窒息或误吸。指导患者坐起、站起时动作要缓慢，出现头晕、心慌、出汗时立即卧床休息并告知护士。病情稳定后，患者应逐渐增加活动量。

2.饮食护理

急性大出血伴恶心、呕吐者应禁食。少量出血无呕吐者，可进食温凉、清淡流质食物。出血停止后改为营养丰富、易消化、无刺激性半流质、软食，少量多餐，逐渐过渡到正常饮食。食管胃底静脉曲张破裂出血者避免粗糙、坚硬、刺激性食物，且应细嚼慢咽，防止损伤曲张静脉而再次出血。

3.安全护理

轻症患者可起身稍作活动，可上厕所大小便。但应注意有活动性出血时，患者常因有便意而至厕所，在排便时或便后起立时晕厥，因此必要时由护士陪同如厕或暂时改为在床上排泄。重症患者应多巡视，用床栏加以保护。

（二）病情观察

上消化道大量出血时，有效循环血容量急剧减少，可导致休克或死亡，所以要严密监测患者病情。①精神和意识状态：是否精神萎靡、嗜睡、表情淡漠、烦躁不安、意识模糊甚至昏迷。②生命体征：体温不升或发热、呼吸急促、脉搏细弱、血压降低、脉压变小，必要时进行心电监护。③周围循环状况：观察皮肤和甲床色泽，肢体温暖还是湿冷，周围静脉特别是颈静脉充盈情况。④准确记录24 h出入量，测每小时尿量，应保持尿量大于每小时30 mL，并记录呕吐物和粪便的性质、颜色及量。⑤定期复查红细胞计数、血细胞比容、血红蛋白、网织红细胞计数、血尿素氮、粪隐血，以了解贫血程度、出血是否停止。

（三）用药护理

护理人员应立即建立静脉通道，遵医嘱迅速、准确地实施输血、输液、各种止血治疗及用药等抢救措施，并观察治疗效果及不良反应。血管升压素可引起腹痛、血压升高、心律失常、心肌缺血，甚至发生心肌梗死，故滴注速度应准确，并严密观察不良反应。同时，孕妇、冠心病患者、高血压患者禁用血管升压素，肝病患者忌用吗啡、巴比妥类药物，宜输新鲜血，因库存血含氨量高，易诱发肝性脑病。

（四）三腔双囊管护理

插管前应仔细检查，确保三腔双囊管通畅、无漏气，并分别做好标记，以防混淆。插管后检查管道是否在胃内，抽取胃液，确定管道在胃内分别向胃囊和食管囊注气，将食管引流管、胃管连接负压吸引器，定时抽吸，观察出血是否停止，并记录引流液的性状及量，做好留置于腔气囊管期间的护理和拔管出血停止后的观察及拔管。

（五）心理护理

护理人员应关心、安慰患者，尤其是反复出血者；解释各项检查、治疗措施，耐心细致地解答患者或家属的提问，消除他们的疑虑；同时经常巡视，大出血时陪伴患者，以减轻患者的紧张情绪；抢救工作应迅速而不忙乱，使其产生安全感、信任，保持稳定情绪，帮助患者消除紧张恐惧心理，更好地配合治疗及护理。

（六）健康教育

1.疾病知识指导

应帮助患者和家属掌握有关疾病的病因和诱因，及预防、治疗和护理知识，以减少再度出血的危险。并且指导患者及其家属学会识别早期出血征象及应急措施。

2.饮食指导

合理饮食是避免诱发上消化道出血的重要措施。嘱患者注意饮食卫生和饮食规律；进食营养丰富、易消化的食物；避免粗糙、刺激性食物，或过冷、过热、产气多的食物、饮料；禁烟、浓茶、咖啡等对胃有刺激的食物。

3.生活指导

嘱患者生活起居要有规律，劳逸结合、情绪乐观，保证身心愉悦，避免长期精神紧张。患者应在医师指导下用药，同时，慢性病患者应定期门诊随访。

4.自我观察

教会患者出院后识别早期出血征象及应急措施：出现头晕、心悸等不适，或呕血、黑便时，立即卧床休息，保持安静，减少身体活动；呕吐时取侧卧位以免误吸，并立即送医院治疗。

5.及时就诊的指标

（1）有呕血和黑便。

（2）出现血压降低、头晕、心悸等不适。

四、护理效果评估

1.患者呕血和黑便停止，生命体征正常。

2.患者活动耐受力增加，活动时无晕厥、跌倒危险。

3.置管期间患者无窒息、意外吸入，食管胃底黏膜无溃烂、坏死。

4.患者体重逐渐恢复正常，营养状态良好。

第二节 反流性食管炎

反流性食管炎（RE）是指胃、十二指肠内容物反流入食管所引起的食管黏膜炎症、糜烂、溃疡和纤维化等病变，甚至引起咽喉、气道等食管以外的组织损害。其发病率为1.92%，男性患者多于女性，男女比例大约为3∶2。随着年龄的增长，食管下段括约肌收缩力下降，胃、十二指肠内容物发生自发性反流，使老年人反流性食管炎的发病率有所增加。

一、病因与发病机制

（一）抗反流屏障削弱

食管下括约肌是指食管末端3～4cm长的环形肌束。正常人静息时其压力为10～30mmHg（1.3～4.0kPa），为一高压带，防止胃内容物反流入食。年龄增长、机体老化导致食管下括约肌的收缩力下降引起食物反流。一过性食管下括约肌松弛也是反流性食管炎的主要发病机制。

（二）食管清除作用减弱

正常情况下，一旦发生食物的反流，大部分反流物通过1～2次食管自发和继发性的蠕动性收缩将食管内容物排入胃内，即容量清除，剩余的部分则由唾液缓慢地中和。老年人食管蠕动缓慢，唾液产生减少，可影响食管的清除作用。

（三）食管黏膜屏障作用下降

反流物进入食管后，食管上皮表面黏液、不移动水层和表面HCO_3^-,复层鳞状上皮等构成的上皮屏障，及黏膜下丰富的血液供应构成的后上皮屏障，可以发挥抗反流物对食管黏膜损伤的作用。随着机体老化，食管黏膜逐渐萎缩，黏膜屏障作用下降。

二、护理评估

（一）健康史

询问患者的饮食结构及习惯、有无长期服用药物史。

（二）身体评估

1.反流症状

反流症状包括反酸、反胃（指胃内容物在无恶心和不用力的情况下涌入口腔）、嗳气等，多在餐后明显或加重，平卧或躯体前屈时易出现。

2.反流物引起的刺激征状

反流物引起的刺激征状包括患者胸骨后或剑突下的烧灼感、胸痛、吞咽困难等。由胸骨下段向上延伸，常在餐后1h出现，平卧、弯腰或腹压增高时可加重。反流物刺激食管痉挛导致胸痛，常发生在胸骨后或剑突下，严重时可为剧烈刺痛，可放射到后背、胸部、肩部、颈部、耳后，有的酷似心绞痛的特点。

3.其他症状

其他症状包括咽部不适，有异物感、棉团感或堵塞感，可能与酸反流引起食管上段括约肌压力升高有关。

4.并发症

（1）上消化道出血：食管黏膜炎症、糜烂及溃疡可以导致上消化道出血。

（2）食管狭窄：食管炎反复发作致使纤维组织增生，最终导致瘢痕性狭窄。

（3）Barrett食管：在食管黏膜的修复过程中，食管、贲门交界处2cm以上的食管鳞状上皮被特殊的柱状上皮取代，称为Barrett食管。Barrett食管发生溃疡时，又称Barrett溃疡。Barrett食管是食管癌的主要癌前病变，其腺癌的发生率较常规值高30～50倍。

（三）辅助检查

1.内镜检查

内镜检查是反流性食管炎最准确、最可靠的诊断方法，能判断其严重程度和有无并发症，结合活检可与其他疾病相鉴别。

2.24h食管pH值监测

应用便携式pH记录仪在生理状态下对患者进行24h食管pH值监测，可提供食管是否存在过度酸反流的客观依据。在进行该项检查前3天，患者应停用抑酸药与促胃肠动力的药物。

3.食管吞钡X线检查

对不愿意接受或不能耐受内镜检查者行食管吞钡X线检查。严重患者可发现阳性X线征。

（四）心理—社会状况

反流性食管炎长期持续存在，病情反复、病程迁延，因此患者会出现食欲减退，体重下降症状，导致患者心情烦躁、焦虑；合并消化道出血时会使患者紧张、恐惧。应注意评估患者的情绪状态及对本病的认知程度。

四、治疗原则

反流性食管炎的治疗以药物治疗为主，药物治疗无效或发生并发症者可行手术治疗。

（一）药物治疗

目前多主张采用递减法，即开始时使用质子泵抑制剂加胃肠促动药，迅速控制症状，待症状控制后再减量维持。

1.胃肠促动药

目前常用的主要药物是西沙必利，常用量为每次5～15mg，每天3～4次，疗程8～12周。

2.抑酸药

包括：①H_2受体拮抗剂（H_2RA）：西咪替丁400mg、雷尼替丁150mg、法莫替丁20mg，每日2次，疗程8～12周。②质子泵抑制剂（PPI）：奥美拉唑20mg、兰索拉唑30mg、泮托拉唑40mg、雷贝拉唑10mg和埃索美拉唑20mg，一天1次，疗程4～8周。③抗酸药：仅用于症状轻、间歇发作的患者作为临时缓解症状用。反流性食管炎有并发症或停药后很快复发者，需要长期维持治疗。H_2RA、西沙必利、PPI均可用于维持治疗，其中以PPI效果最好。维持治疗的剂量因患者而异，以调整至患者无症状的最低剂量为合适剂量。

（二）并发症的治疗

1.食管狭窄

大部分狭窄可行内镜下食管扩张术治疗，扩张后予以长程PPI维持治疗可防止狭窄复发。少数严重瘢痕性狭窄需行手术切除。

2.Barrett食管

药物治疗是预防Barrett食管发生和发展的重要措施，必须使用PPI治疗并长期维持。

五、护理措施

（一）一般护理

为减少患者平卧时及夜间反流，可将床头抬高15～20cm。患者避免睡前2h内进食，白天进餐后亦不宜立即卧床；应避免食用使食管下括约肌压力降低的食物和药物，如高脂肪、巧克力、咖啡、浓茶及硝酸甘油，钙通道阻滞剂等；应戒烟及禁酒；减少一切影响腹压增高的因素，如肥胖、便秘、紧束腰带等。

（二）用药护理

遵医嘱给予患者药物治疗，注意观察药物的疗效及不良反应。

1.H_2受体拮抗剂

药物应在餐中或餐后即刻服用，若需同时服用抗酸药，则两药应间隔1h以上。若静脉给药应注意控制速度，过快可引起低血压和心律失常。西咪替丁对雄激素受体有亲和力，可导致男性乳腺发育、阳痿及性功能紊乱，应做好解释工作。该药物主要通过肾排泄，用药期间应监测肾功能。

2.质子泵抑制剂

奥美拉唑可引起头晕，应嘱患者用药期间避免开车或做其他必须高度集中注意力的工作。兰索拉唑的不良反应包括荨麻疹、皮疹、瘙痒、头痛、口苦、肝功能异常等，轻度不良反应不影响继续用药，较严重时应及时停药。泮托拉唑的不良反应较少，偶可引起头痛和腹泻。

3.抗酸药

抗酸药在饭后1h和睡前服用。服用片剂时应嚼服，乳剂给药前应充分摇匀。抗酸剂应避免与奶制品、酸性饮料及食物同时服用。

（三）饮食护理

1.指导患者有规律地进餐，饮食不宜过饱，选择营养丰富、易消化的食物，避免摄入过咸、过甜、过辣的刺激性食物。

2.与患者共同制订饮食计划，指导患者及其家属改进烹饪技巧，增加食物的色、香、味，引起患者食欲。

3.观察并记录患者每天进餐次数、量、种类，以了解其摄入营养素的情况。

六、健康指导

（一）疾病知识的指导

向患者及其家属介绍本病的有关病因，避免诱发因素。嘱患者保持良好的心理状态，平时生活要有规律，合理安排工作和休息时间，注意劳逸结合，积极配合治疗。

（二）饮食指导

指导患者加强饮食卫生和饮食营养，养成有规律的饮食习惯；避免过冷、过热、辛辣等刺激性食物及浓茶、咖啡等饮料；嗜酒者应戒酒。

（三）用药指导

根据病因及病情进行指导，嘱患者长期维持治疗，介绍药物的不良反应，如有异常及时复诊。

第三节　肝硬化

肝硬化是一种由不同病因长期、反复作用引起的肝脏慢性进行性弥漫性病变。病理特点为广泛的肝细胞变性坏死、再生结节形成结缔组织增生，正常肝小叶结构破坏和假小叶形成，致使肝内血循环紊乱，加重肝细胞营养障碍。临床上以肝功能损害和门静脉高压为主要表现，并可出现多系统受累，晚期出现消化道出血、肝性脑病、继发感染等一系列严重并发症。

肝硬化是我国常见疾病和主要死亡病因之一，患者以青壮年男性多见，35～48岁为发病高峰年龄，男女比例为3.6∶1～8∶1。据国外报道，肝硬化在总人口死因中居第9位，在35～54岁年龄组死因中居第4位；40～60岁为发病高峰年龄，男女比例为2∶1。

一、病因与发病机制

引起肝硬化的病因很多，目前在我国以慢性乙型肝炎为主，慢性丙型肝炎也占一定比例；欧美国家则酒精性肝病居多；近年来，代谢综合征相关的非酒精性脂肪型肝炎（NASH）也逐渐成为肝硬化的重要病因。

（一）肝炎病毒感染

主要是乙型肝炎病毒感染，其次为丙型或乙型加丁型重叠感染，其发病机制主要与肝炎病毒所造成的免疫损伤有关，经过慢性肝炎，尤其是慢性活动性肝炎演变而来。

（二）慢性酒精中毒

长期大量饮酒者，乙醇及其中间代谢产物（乙醛）直接损害肝细胞、长期酗酒所致的营养失调等所致，称为酒精性肝硬化。

（三）药物或化学毒物

长期反复接触某些化学性毒物如磷、砷、四氯化碳等或长期服用某些药物如双醋酚丁、甲基多巴等，可引起中毒性肝炎，最终发展成为肝硬化。

（四）血吸虫病感染

反复或长期感染血吸虫的患者，由于虫卵及其毒性产物在肝脏汇管区的刺激，引起汇管区结缔组织增生所致，称为血吸虫病性肝硬化。

（五）胆汁淤积

持续性胆汁淤积于肝内胆管或肝外胆管时，高浓度的胆红素及胆汁酸对肝细胞的化学性损害，肝细胞发生变性坏死和结缔组织增生而导致肝硬化。

（六）循环障碍

慢性充血性心力衰竭、缩窄性心包炎以及肝静脉或下腔静脉回流障碍导致肝脏长期淤血，肝细胞因缺氧而发生变性坏死和结缔组织增生，导致肝硬化。

（七）遗传和代谢性疾病

由于遗传性或代谢性疾病，某些物质或代谢产物沉积于肝脏，造成肝损害，并导致肝硬化，如肝豆状核变性、血色病、半乳糖血症和α1-抗胰蛋白酶缺乏症、糖原累积症等。

（八）其他

造成肝硬化直接和间接的原因还有很多，如自身免疫性肝损害、缺血性肝病、营养不良等。少数患者病因不明，称为隐源性肝硬化。

二、病理

上述各种病因长期作用于肝脏，其导致肝硬化的病理改变过程基本一致，即导致广泛的肝细胞变性坏死、再生结节形成和弥漫性结缔组织增生、假小叶形成。

这些病理变化逐步发展，造成肝内血管受压、扭曲、变形、闭塞，致使肝血管瘤变小，肝内动、静脉小分支、门静脉之间发生异常吻合形成短路，致使肝内血循环障碍，形成了门静脉高压的病理解剖基础，同时导致肝细胞的营养代谢障碍，促使肝硬化病变的进一步发展和肝脏功能的不断降低。

三、临床表现

肝硬化往往起病缓慢，症状隐匿。在肝硬化初期，患者的临床表现取决于原发疾病；患者的年龄和性别比例也因原发病不同而异，乙型肝炎肝硬化、酒精性肝硬化所致的肝硬化以中年以后的男性多见，自身免疫性肝炎所致的肝硬化以青年和中年女性多见，原发性胆汁淤积性肝硬化以中年和老年女性多见，遗传性病因导致的肝硬化以青少年多见。临床上根据患者肝脏功能的代偿状况将肝硬化分为肝功能代偿期和肝功能失代偿期。

（一）代偿期

许多患者无任何不适症状，部分患者以乏力食欲不振为主要症状，可伴有低热、恶心、厌油腻、腹胀、腹泻及上腹不适等症状。症状常与劳累有关，休息和治疗后可缓解。男性可有性欲减退，女性可有月经减少或过早闭经。患者多有体重减轻，肝脏可轻度肿大，质中等硬度，伴轻度压痛。脾脏亦可有轻、中度肿大。肝功能正常或轻度异常。

（二）失代偿期

失代偿期主要表现为肝功能减退和门静脉高压所致的症状和体征。肝功能减退主要表现为肝脏合成及代谢排泄功能障碍；而肝性脑病、腹水及其相关并发症（自发性细菌性腹膜炎、肝肾综合征）等是由肝功能减退和门静脉高压共同所导致。

1.肝功能减退的临床表现

（1）全身症状与体征：一般状况和营养状况均较差，消瘦、乏力、精神不振，可有不规则低热、面色灰暗黝黑（肝病面容）、皮肤干枯粗糙、水肿、口腔炎症及溃疡、夜盲等症，部分患者出现与病情活动或感染有关的不规则发热症状。

（2）消化道症状：食欲不振是最常见的症状，甚至厌食，食后饱胀不适，有时伴恶心、呕吐、腹泻。症状的产生与胃肠道淤血肿胀、消化吸收障碍和肠道菌群失调等因素有关。患者可出现腹胀、腹痛、肝区隐痛。腹胀可能与低钾血症、胃肠积气、肝脾肿大和腹水有关。腹痛、肝区隐痛常与肝大累及包膜有关。脾大、脾周围炎可引起左上腹疼痛。若肝细胞有进行性或广泛性坏死时可出现黄疸。

（3）出血倾向和贫血：患者常可发生鼻衄、牙龈出血、皮肤紫癜和胃肠出血，女性出现月经过多等。

症状的产生与肝脏合成凝血因子减少、纤溶酶增加、脾功能亢进和毛细血管脆性增加导致的凝血障碍有关。患者常出现不同程度的贫血，贫血症状与营养不良、肠道吸收障碍、消化道慢性失血及脾功能亢进有关。

（4）内分泌失调：由于肝功能减退，对雌激素、醛固酮和抗利尿激素的灭活减少，患者体内的雌激素和醛固酮、抗利尿激素的水平增高。雌激素水平的增高可通过负反馈作用，导致雄激素和肾上腺糖皮质激素分泌减少。可出现下述症状或体征：①肝掌和蜘蛛痣。②男性患者有性欲减退、睾丸萎缩、乳房发育和女性阴毛分布等；女性出现月经失调，停经、不孕和乳房萎缩等，发生原因与雌、雄激素比例失调有关。③糖耐量降低及糖尿病症状，发生原因与肝及外周血细胞发生胰岛素抵抗有关。④水肿及腹水，由于体内醛固酮、抗利尿激素的增多引起。⑤皮肤色素沉着，好发于颜面部及其他暴露部位，与肾上腺皮质激素减少有关。

2.门静脉高压的表现

侧支循环的建立与开放，及腹水、脾大是门静脉高压的三大临床表现，尤其侧支循环的开放，对门静脉高压的诊断有特征性意义。

（1）腹水：是失代偿期最显著的表现。腹水出现前，患者常有腹胀，以进餐后明显。大量腹水时，患者腹部膨隆，皮肤紧绷发亮，并因膈肌上移，出现呼吸困难、心悸。部分患者可出现胸腔积液。腹水形成的主要因素有：①门静脉高压：其一可导致腹腔脏器毛细血管床静水压增高，组织间液回流减少而漏入腹腔；其二导致肝静脉回流受阻，使肝淋巴液生成增多，超过胸导管引流的能力而渗入腹腔。②低蛋白血症：使血浆胶体渗透压降低，血管内液外渗至组织间隙。③内分泌失调所致的抗利尿激素增多引起水钠潴留。④有效循环量不足导致肾血流量减少，肾小球滤过率降低，排钠和排尿量减少。

（2）侧支循环的建立与开放：门静脉高压时，来自消化器官和脾脏的回心血受阻，使门、腔静脉交通支扩张、血流量增加，建立起侧支循环。临床上重要的侧支循环有：①食管和胃底静脉曲张。②腹壁静脉曲张。③痔静脉曲张，痔核形成。

（3）脾大：门静脉高压可致脾脏淤血性肿大，多为轻、中度肿大，部分可达脐下。后期可出现脾功能亢进，表现为红细胞、白细胞和血小板均减少。

3.肝脏情况

早期肝大，表面尚平滑，质中等度硬；晚期肝脏缩小，可呈结节状，表面不光滑，质地坚硬，一般无疼痛。但当肝细胞进行性坏死或并发炎症时可有压痛、叩击痛。

（三）并发症

1.上消化道出血

上消化道出血为最常见的并发症，多由于食管下段与胃底静脉曲张破裂导致，部分出血为并发急性胃黏膜糜烂或消化性溃疡导致。以发生突然、大量呕血、伴黑便为特征，常诱发肝性脑病，是出血性休克甚至急性死亡直接原因之一。

2.感染

因门腔静脉侧支循环开放以及低蛋白血症和白细胞减少导致的机体抵抗力下降，增加了细菌入侵繁殖的机会，常并发感染，如肺炎、胆道感染、大肠埃希菌性败血症、自发性腹膜炎等。自发性腹膜炎是指腹腔内无脏器穿孔的急性腹膜细菌性感染。其主要原因是肠道内细菌异常繁殖并经肠壁进入腹腔，以及带菌的淋巴液漏入腹腔引起感染。致病菌多为大肠埃希菌及副大肠埃希菌，厌氧菌也是致病菌之一。一般起病较急，主要表现为腹痛、腹胀、发热、腹水迅速增长，出现腹膜刺激征，严重者发生感染性休克。

3.肝性脑病

这是晚期肝硬化最严重的并发症和最常见的死亡原因。

4.原发性肝癌

原发性肝癌大部分在肝硬化基础上发生。患者短期内肝脏迅速增大、持续性肝区疼痛、腹水多呈血性，不明原因的发热，应警惕癌变的可能，需做进一步检查。

5.肝肾综合征

由于大量腹水致有效循环血量减少，肾血管收缩、肾血流量减少、肾小球滤过量下降引起。表现为少尿、无尿、稀释性低钠血症，低尿钠和氮质血症等，肾脏本身无器质性改变，故又称为功能性肾衰竭。上消化道出血、休克、大量的腹水和强烈利尿、内毒素血症和电解质、酸碱平衡紊乱等与并发症的发生密切相关。

6.电解质和酸碱平衡紊乱

肝硬化患者在腹水出现前一般已存在，出现腹水后，电解质和酸碱平衡紊乱更为严重。常见的有：①低钠血症，与长期摄入不足、长期利尿和大量放腹水使钠丢失增多以及水钠潴留所致的稀释性低钠血症有关。②低钾血症与代谢性碱中毒，与进食少、呕吐、腹泻、长期使用利尿剂或葡萄糖制剂、继发性醛固酮分泌增多等有关。

四、辅助检查

（一）实验室检查

1.血、尿常规

失代偿期时可有不同程度贫血，脾功能亢进时全血细胞计数减少；尿内可有蛋白、红细胞；黄疸时尿中检测胆红素阳性，尿胆原增加。

2.肝功能检查

代偿期肝功能正常或轻度异常，失代偿期则多有异常。

（1）转氨酶：轻、中度增高，以丙氨酸氨基转移酶（ALT）显著，肝细胞广泛大量坏死时则可能有天门冬氨酸氨基转移酶（AST）升高，AST活力大于ALT。

（2）血清蛋白：血清总蛋白正常、降低或增高，人血白蛋白降低，球蛋白却增高，白蛋白/球蛋白（A/G）的比值降低或倒置。

（3）凝血酶原时间：有不同程度地延长。

（4）血清蛋白电泳：白蛋白减少，γ球蛋白增多。

3.免疫功能检查

血清IgG、IgA、IgM增高，以IgG最显著；病毒性肝炎患者的病毒标志物呈阳性反应。

4.腹水检查

一般应为漏出液，若患者发生癌变、自发性腹膜炎等并发症时，腹水性质可发生改变。

（二）其他辅助检查

1.影像检查

常用的影像学手段如B超、X线、CT、MRI等可以发现肝硬化和（或）门静脉高压的征象。如肝包膜增厚、肝表面轮廓不规则、肝实质的回声不均匀增强或CT值增高或呈结节状，各肝叶比例改变，脾脏厚度增加及门静脉、脾静脉直径增宽等。食管静脉曲张时，食管X线吞钡检查可见食管下段虫蚀样或蚯蚓样充盈缺损，胃底静脉曲张时可见菊花样充盈缺损。

2.内镜检查

消化道内窥镜可直观静脉曲张的部位和程度，阳性率较X线检查高；并可在直视下对出血部位进行止血治疗。

3.肝组织病理学检查

在B超引导下采用自动穿刺针进行肝活检组织病理学检查，显示典型的肝硬化结节形成。肝活检可靠性及安全性很高，患者的痛苦也较小，但也有其局限性，如病变不均一有可能造成取样误差，且不可能对同一患者反复多次进行穿刺，因而不便于观察动态变化或治疗效果。

五、护理

（一）体液过多

1.相关因素

（1）门静脉压力增高。

（2）低蛋白血症。

（3）肝淋巴液生成过多。

（4）继发性醛固酮增多导致肾钠重吸收增加。

（5）抗利尿激素分泌增多导致水的重吸收增加。

（6）有效循环血容量不足导致肾血流量、排钠和排尿减少。

2.临床表现

大量腹水使患者终日腹胀难忍，腹部膨隆、腹壁紧绷发亮，状如蛙腹，患者行走困难，有时膈明显抬高，出现端坐呼吸和脐疝。

3.护理措施

（1）休息：卧床休息，以增加肝、肾血流量。大量腹水者可取半卧位，以使膈肌下降，有利于呼吸运动，减轻呼吸困难和心悸。合并胸腔积液者，帮助患者取半卧位或健侧卧位，以减轻胸膜的刺激。

（2）遵医嘱给予普萘洛尔降门静脉压力：普萘洛尔为β受体拮抗药，可通过降低心排血量而降低内脏的血流量，从而使门静脉压力降低，对无心功能异常的患者，可长期服用。用药期间，不能突然停药，应逐步减量，以免引起反跳使门静脉压力剧增并发出血。监测心率，如心率＜50次/分，应及时联系医师处理。

（3）提高血浆胶体渗透压：监测肝功能，可根据医嘱静脉补充血浆、新鲜血、白蛋白制剂。

（4）使用利尿药：同时使用排钾利尿药和保钾利尿药，利尿速度不宜过快，以每周体重减轻不超过2kg为宜，每天监测体重、腹围和记录尿量，测体重建议在晨起排尿后，测腹围应固定时间、部位，建议在晨起排尿后于同一体位、同一部位上测量。定期查肾功能，监测血钠、血钾水平，防止电解质紊乱，出现尿量过多、电解质紊乱时，应注意安全的防护。

（5）限制水钠摄入：如血清钠不低于125 mmol/L，可以不用限制进水量；如血清钠低于125 mmol/L时，应限制进水量在1000 mL。限制钠的摄入（食盐为1.5～2 g/d）。

（6）腹腔穿刺放腹水的护理：①术前排空膀胱以免误伤。②术中及术后监测生命体征，观察有无不适反应。③术毕用无菌敷料覆盖穿刺部位，如有溢液可用吸收性明胶海绵处置，如因腹腔压力过大，持续溢液，可用无菌小橡皮瓶塞扣于穿刺点形成负压，封闭伤口。④大量放腹水后，应用腹带缚紧腹部，以免腹内压突然下降而导致血压下降。⑤记录好抽出腹水的量、性状和颜色，标本应及时送检。

（二）营养失调：低于机体需要量

1.相关因素

肝功能减退、门静脉高压引起食欲缺乏、消化和吸收障碍。

2.临床表现

可表现为消瘦、皮肤干枯、面色晦暗无光泽，夜盲症，低蛋白血症引起水肿、腹水。

3.护理措施

（1）饮食护理：①每天总热量应不低于2000～2500 kcal。②高蛋白质饮食有利于细胞的修复，尤其适用于低蛋白血症和腹水患者，血浆蛋白过低，会加重腹水的形成。肝硬化的患者每天每千克体重可供给1.5～2g蛋白质。蛋白质来源可选择植物蛋白质、奶类、蛋类、肉类，严重肝功能损害或肝性脑病患者应适当控制或进食蛋白质。③肝硬化可造成机体多种维生素的缺乏，影响机体生理代谢过程及功能，常缺乏的维生素有B族维生素、维生素C及脂溶性维生素。新鲜的蔬菜、水果中含有大量维生素。④合理安排每天食物中的含盐量，高钠食物有咸肉酱菜、酱油、罐头食品、含钠味精等，应尽量少食用，含钠较少的食物有粮谷类、瓜茄类、水果等；含钾多的食物有水果、硬壳果、马铃薯、干豆、肉类等。但限钠饮食常使患者感到食物淡而无味，可适量添加柠檬汁、食醋等，改善食品调味，以增进食欲。⑤有食管–胃底静脉曲张者应食菜泥、肉末、软饭，进餐时应细嚼慢咽，咽下食团宜小且外表光滑，切勿混入糠皮、硬屑、鱼刺、甲壳等，药物应磨成粉末，以防损伤曲张的食管胃底静脉而导致出血。

（2）对于进食不足或禁食或进食困难的患者可遵医嘱给予静脉补充足够的营养，每天给予一定量的糖、中长链脂肪乳、支链氨基酸，脂溶性、水溶性维生素等营养物质。

（3）鼓励患者少量多餐，尤其是食欲缺乏、大量腹水引起腹胀的患者。

（4）按医嘱可给予患者促进胃动力的药。

（5）经常评估患者的营养状况，包括每天的进食量、体重和实验室有关指标的变化。

（三）有感染的危险

1.相关因素

（1）脾亢引起白细胞计数降低。

（2）营养不良，机体抵抗力下降。

2.临床表现

出现肺炎、胆道感染、大肠埃希菌败血症、自发性腹膜炎等相应的临床表现。

3.护理措施

（1）加强营养（措施同营养失调：低于机体需要量）。

（2）避免受凉、感冒，保持空气流通，勤开窗通风，减少病室内不必要的人员流动，以降低感染机会。

（3）严密监测体温的变化。

（4）注意患者口腔、会阴处的清洁卫生情况，生活不能自理者，应每天行口腔、会阴护理，一旦发生真菌的感染，应给予相应措施，也可预防性给予2.5%碳酸氢钠溶液或制霉菌素漱口液漱口。

（5）长期卧床患者，应加强生活护理。勤翻身叩背，教会患者有效咳嗽，促进痰液排出，必要时可按医嘱给予雾化吸入。

（6）严格执行各项无菌操作。

（四）有皮肤完整性受损的危险

1.相关因素

（1）黄疸引起皮肤瘙痒。

（2）低蛋白血症引起全身水肿，尤其是下肢、臀部等。

（3）营养不良，皮肤抵抗力弱。

（4）长期卧床，甚至强迫卧位。

2.临床表现

出现压疮。

3.护理措施

（1）每周检查、评估全身皮肤，尤其受压部位有无红肿、破损。

（2）由于皮肤干燥、瘙痒、水肿，抵抗力弱，易损伤和继发性感染，故应每天用温水擦浴，保持皮肤的清洁。

（3）衣着宜柔软、宽大，床铺应平整、洁净，定时更换体位，必要时用气垫床或减压垫，以防局部组织长期受压、皮肤损伤、发生压疮或感染。

（4）皮肤瘙痒者给予止痒处理，修平患者的指甲，嘱患者勿用手抓挠，以免皮肤破损和感染。

（5）有脐疝的患者，可用消毒的柔软纱布覆盖突出的皮肤，以减少摩擦。

（6）协助患者于晨起、餐后、睡前漱口，建议患者使用软毛的牙刷，出血、禁食及昏迷者做好口腔护理，口唇干燥者涂液状石蜡保护。

（7）女性应注意会阴部的清洁卫生，男性患者阴囊水肿使用托带时应注意保护皮肤。

（五）潜在并发症：出血

1.相关因素

包括：①门静脉高压致食管胃底静脉曲张、痔核形成；②急性胃黏膜糜烂、消化性溃疡；③肝合成凝血因子减少、脾功能亢进和毛细血管脆性增加。

2.临床表现

食管-胃底静脉曲张破裂或部分患者系因并发急性胃黏膜病变或消化性溃疡引起突然的、大量的呕血和黑粪，常引起出血性休克或诱发肝性脑病；痔核形成，破裂后出现鲜红色血便；常有患者出现鼻出血、牙龈出血、皮肤紫癜等。

3.护理措施

（1）饮食原则：应进软的温凉饮食，避免刺激性、粗糙食物；避免进食过快，应细嚼慢咽；一次勿进食过饱，应少量多餐；戒烟禁酒。

（2）避免剧烈的咳嗽、打喷嚏、大笑等动作，不要提举重物等，以免腹压骤增引起食管-胃底曲张静脉破裂出血。

（3）避免便秘，保持大便通畅。养成定时排便的习惯，食管胃底静脉曲张或痔核形成的患者，如大便干结引起排便困难，不能用力排便，应使用开塞露等药物先润滑软化，平常可遵医嘱给予改善肠道功能的药物口服。

（4）对于明确有消化性溃疡的患者，应积极进行治疗，遵医嘱给予制酸、保护胃肠黏膜等药物。

（5）保持口、鼻腔黏膜清洁、湿润，嘱患者选用软毛牙刷、刷牙时应轻柔，避免太过用力以损伤牙龈、黏膜等。

（6）遵医嘱给患者输注凝血酶原、维生素K1等药物。

（六）潜在并发症：肝性脑病

1.相关因素

上消化道出血，大量排钾利尿，放腹水，高蛋白质饮食，催眠镇静药、麻醉药、便秘、感染。

2.临床表现

意识障碍、行为异常、昏迷。

八、健康教育

（一）心理指导

护士应帮助患者和家属掌握本病的有关知识和自我护理方法，分析和消除不利于个人和家庭应对的各种因素，树立治病信心，保持愉快心情，把治疗计划落实到日常生活中。

（二）饮食指导

合理饮食可提高疗效，减少并发症的发生，饮食不合理有碍于疾病的治疗和康复，甚至会加重病情，诱发并发症如上消化道出血、肝性脑病等。

1.饮食原则：高蛋白质、高热量、高维生素、适量脂肪饮食。

2.饮食多样化，定时定量，每餐以七八分饱为宜。

3.宜食食物：①肝硬化患者如未并发肝性脑病者，宜食高蛋白质食物，如鱼类、豆制品、蛋类、瘦肉。②高维生素食物，如新鲜蔬菜、水果。③酸奶：富含乳酸菌和酵母菌，能抑制和杀灭肠道内的腐败菌，减少肠道内细菌分解蛋白质产生氨等有害物质，减少氨的吸收。④蜂蜜：具有健胃、助消化，提高肝糖原含量和血红蛋白水平，增强肝解毒能力和强健机体的功效。⑤增加凝血功能的食物，如肉皮冻、蹄筋、海参等。⑥补钾：血钾低者应多吃含钾高的食物，如番茄、南瓜、橘子、香蕉、杧果等。

4.忌食食物：①酒：酒及其代谢产物可直接刺激和损害肝细胞。②高脂肪食物：加重胃肠道负担。③腌制食品：包括咸菜、皮蛋、火腿、香肠、虾米等。

5.限水：如血清钠不低于125 mmol/L，可以不用限制进水量；如血清钠低于125 mmol/L时，应限制进水量在1000 mL左右。

6.限制盐在1.5～2 g/d。

7.食管静脉曲张患者饮食：①软食：软、烂、易消化食物，如面条、软饭、馒头等。②温热：食物不宜过烫、过冷。③细嚼慢咽，避免鱼刺、硬骨等损伤黏膜引起出血。④忌食食物：油炸、干炸食品；粗纤维食品，如韭菜、芹菜等；胀气食品，如洋葱、黄豆等；坚果类。

（三）作息指导

保证身心两方面的休息。根据病情不同，因人而异地安排休息和活动量。代偿期患者一般可参加轻工作，但应避免过度疲劳；失代偿期患者则以卧床休息为主。同时应看到，过多的躺卧易引起消化不良、情绪不佳，同样是不利于康复的。因此，可适当活动，活动量应以不感到疲劳，不加重症状为度。中医学理论认为，"郁""怒"伤肝，故肝硬化患者应十分注意情绪的调节。在安排好治疗，身体调理的同时，勿过多考虑病情，遇事豁达开朗，可适当安排读书看报、散步、种花、轻微少量的家务等日常活动。总之，患者应保持情绪稳定，保持足够的休息和睡眠，生活起居有规律，有节制地用脑和活动，注意劳逸适度。同时，还应注意保暖和个人卫生，预防感染。

（四）用药指导

按医师处方用药，如需加用药，应征得医师同意，以免服药不当而加重肝脏负担造成肝功能损害。如服用利尿药者，应向其详细介绍所用药物的名称、剂量、给药时间和方法，教会其观察药物疗效和不良反应。例如，出现软弱无力、心悸等症状时，提示低钠、低钾血症，应及时就医。

（五）定期随诊、复查

家属应理解和多关心患者，细心观察，及早识别病情变化，如当患者出现性格、行为改变等可能为肝性脑病的前驱症状时，或消化道出血等其他并发症时，应及时就诊，定期门诊随访。

第四章　神经内科疾病的护理

第一节　偏头痛

偏头痛是一类发作性且常为单侧的搏动性头痛。发病率各家报告不一，所罗门描述约6%的男性，18%的女性患有偏头痛，男女之比为1∶3；威尔金森的报告显示约10%的英国人口患有偏头痛；萨伯尔（Saper）报告在美国约有2300万人患有偏头痛，其中男性占6%，女性占17%。偏头痛多开始于青春期或成年早期，约25%的患者于10岁以前发病，55%的患者发生在20岁以前，90%以上的患者发生于40岁以前。在美国，偏头痛造成的社会经济负担为10亿~17亿美元。在我国也有大量患者因偏头痛而影响工作、学习和生活。多数患者有家族史。

一、病因与发病机制

偏头痛的确切病因及发病机制仍处于讨论之中。很多因素可诱发、加重或缓解偏头痛的发作。

（一）激发或加重因素

对于某些个体而言，很多外部或内部环境的变化都可激发或加重偏头痛发作。

1.激素变化：口服避孕药可增加偏头痛发作的频度；月经是偏头痛常见的触发或加重因素（“周期性头痛”）；妊娠、性交可触发偏头痛发作（“性交性头痛”）。

2.某些药物：某些易感个体服用硝苯地平、硝酸异山梨酯或硝酸甘油后可出现典型的偏头痛发作。

3.天气变化：特别是天气转热、多云或天气潮湿。

4.某些食物添加剂和饮料：最常见的是酒精性饮料，如某些红葡萄酒；奶制品，奶酪，特别是硬奶酪；咖啡；含亚硝酸盐的食物，如汤、热狗；某些水果，如柑橘类水果；巧克力（“巧克力性头痛”）；某些蔬菜；酵母；人工甜食；发酵的腌制品如泡菜；味精。

5.运动：头部的微小运动可诱发偏头痛或使之加重，有些患者因惧怕乘车会引起偏头痛发作而不敢乘车；踢足球的人以头顶球可诱发头痛（“足球运动员偏头痛”）；爬楼梯上楼可出现偏头痛。

6.睡眠过多或过少。

7.一顿饭漏吃或延后。

8.吸烟或置身于吸烟环境中。

9.闪光、灯光过强。

10.紧张、生气、情绪低落、哭泣（“哭泣性头痛”）；很多女性逛商场或到人多的场合可致偏头痛发作。

在激发因素中，剂量、联合作用及个体差异也应考虑。如对于敏感个体，吃一片橘子可能不致引起头痛，而吃数枚橘子则可引起头痛；有些情况下，吃数枚橘子也不引起头痛发作，但如同时有月经的影响，这种联合作用就可引起偏头痛发作；有的个体在商场中待一会儿即发作；而有的个体于商场中久待才出现偏头痛发作。

偏头痛尚有很多改善因素。有人偏头痛发作时静躺片刻，即可使头痛缓解；有人在光线较暗淡的房间闭目而使头痛缓解；有人头痛发作时喜以双手压迫双颞侧，以期使头痛缓解；有人通过冷水洗头使头痛得以缓解。妇女绝经后及妊娠3个月后偏头痛也可趋于缓解。

（二）有关发病机制的几个学说

1.血管活性物质

在所有血管活性物质中，5-羟色胺（5-HT）是学者提及最多的一个。人们发现偏头痛发作期血小板中5-HT浓度下降，而尿液中5-HT代谢物5-羟吲哚乙酸增加。脑干中5-HT能神经元及去甲肾上腺素能神经元可调节颅内血管舒缩。很多5-HT受体拮抗剂治疗偏头痛有效。以利血压耗竭5-HT可加速偏头痛发生。

2.三叉神经血管脑膜反应

刺激啮齿动物的三叉神经，可使其脑膜产生炎性反应，而治疗偏头痛药物麦角胺、双氢麦角胺、舒马普坦等可阻止这种神经源性炎症。在偏头痛患者体内可检测到由三叉神经所释放的降钙素基因相关肽（CGRP），而降钙素基因相关肽为强烈的血管扩张剂。双氢麦角碱、舒马普坦既能缓解头痛，又能降低降钙素基因相关肽含量。因此，偏头痛的疼痛是由神经血管性炎症产生的无菌性脑膜炎引起的。威尔金森认为三叉神经分布于涉痛区域，偏头痛可能就是一种神经源性炎症。所罗门在复习儿童偏头痛的研究文献后指出，儿童眼肌瘫痪型偏头痛的复视源于海绵窦内颈内动脉的肿胀伴第Ⅲ对脑神经的损害。另一种解释是小脑上动脉和大脑后动脉肿胀造成的第Ⅲ对脑神经的损害，也可能为神经的炎症。

3.内源性疼痛控制系统障碍

中脑水管周围及第四脑室室底灰质含有大量与镇痛有关的内源性阿片肽类物质，如脑啡肽、β-内啡肽等。正常情况下，这些物质通过对疼痛传入的调节而起镇痛作用。虽然报告的结果不一，但多数报告显示偏头痛患者脑脊液或血浆中β-内啡肽或其类似物降低，提示偏头痛患者存在内源性疼痛控制系统障碍。这种障碍导致患者疼痛阈值降低，对疼痛感受性增强，易于发生疼痛。鲑钙紧张素治疗偏头痛的同时可引起患者血浆β-内啡肽水平升高。

4.自主功能障碍

自主功能障碍很早即引起了学者的重视。瞬时心率变异及心血管反射研究显示，偏头痛患者存在交感功能低下症状。24h动态心率变异研究提示，偏头痛患者存在交感、副交感功能平衡障碍症状。也有学者指出，偏头痛患者存在瞳孔直径不均症状，提示这部分患者自主功能异常。有人认为在偏头痛患者中的猝死现象可能与自主功能障碍有关。

5.偏头痛的家族聚集性及基因研究

偏头痛患者具有肯定的家族聚集性倾向。遗传因素最明显，研究较多的是家族性偏瘫型偏头痛及基底型偏头痛。有先兆偏头痛比无先兆偏头痛具有更高的家族聚集性。有先兆偏头痛和偏瘫发作可在同一个体中交替出现，并可同时出现于家族中，基于此，学者认为家族性偏瘫型偏头痛和非复杂性偏头痛可能具有相同的病理生理和病因。巴洛赫等针对数个家族开展了研究，研究报告显示，其家族中多个成员出现偏头痛性质的头痛，并有眩晕发作或原发性眼震，有的晚年继发进行性周围性前庭功能丧失，有的家族成员发病年龄趋于一致，如均于25岁前出现症状。

有数据显示，偏瘫型偏头痛家族基因缺陷与19号染色体标志点有关，但也有发现提示有的偏瘫型偏头痛家族与19号染色体无关，提示家族性偏瘫型偏头痛存在基因的变异。与19号染色体有关的家族性偏瘫型偏头痛患者出现发作性意识障碍的频度较高，这提示各种与19号染色体有关的偏头痛发作的外部诱发阈值较低是由遗传决定的。奥费夫报告34例与19号染色体有关的家族性偏瘫型偏头痛家族，在电压闸门控钙通道α1亚单位基因代码功能区域存在4种不同的错义突变。有一种伴有发作间期眼震的家族性发作性共济失调，其特征是共济失调。眩晕伴以发作间期眼震，为显性遗传性神经功能障碍，这类患者约有50%出现无先兆偏头痛，临床症状与家族性偏瘫型偏头痛有重叠，二者亦均与基底型偏头痛的典型状态有关，且均可有原发性眼震及进行性共济失调。奥费夫报告了2例伴有发作期间眼震的家族性共济失调家族，存在19号染色体电压依赖性钙通道基因的突变，这与在家族性偏瘫型偏头痛中探测到的一样。所不同的是其阅读框架被打断，并产生一种截断的α1亚单位，这导致正常情况下可在小脑内大量表达的钙通道密度的减少，由此可能解释其发作性及进行性加重的共济失调。同样的错义突变如何导致家族性偏瘫型偏头痛中的偏瘫发作尚不明。

巴洛赫报告了3个伴有双侧前庭病变的家族性偏头痛家族。家族中多个成员经历偏头痛性头痛、眩晕发作（数分钟），晚年继发前庭功能丧失，当眩晕发作停止，双侧前庭功能丧失导致平衡障碍及走路摆动。

6.血管痉挛学说

颅外血管扩张可伴有典型的偏头痛性头痛发作。偏头痛患者是否存在颅内血管的痉挛尚有争议。以往认为偏头痛的视觉先兆是由血管痉挛引起的，现在有确切的证据表明，这种先兆是皮层神经元活动由枕叶向额叶的扩布抑制（3mm/min）造成的。血管痉挛更像是视网膜性偏头痛的始动原因，一些患者经历短暂的单眼失明，于发作期检查，可发现视网膜动脉的痉挛。另外，这些患者对抗血管痉挛剂有反应。与偏头痛相关的听力丧失和（或）眩晕可基于内听动脉耳蜗和（或）前庭分支的血管痉挛来解释。血管痉挛可导致内淋巴管或囊的缺血性损害，引起淋巴液循环损害，并最终发展成为水肿。经颅多普勒（TCD）脑血流速度测定发现，无论是在偏头痛发作期还是发作期间，均存在血流速度的加快，提示这部分患者颅内血管紧张度升高。

7.离子通道障碍

很多偏头痛综合征所共有的临床特征与遗传性离子通道障碍有关。偏头痛患者内耳存在局部细胞外钾的积聚，当钙进入神经元时钾退出。因为内耳的离子通道在维持富含钾的内淋巴和神经元兴奋功能方面是至关重要的，脑和内耳离子通道的缺陷可导致可逆性毛细胞除极及听觉和前庭症状。偏头痛中的头痛则是继发现象，这是细胞外钾浓度增加的结果。偏头痛综合征的很多诱发因素，包括紧张、月经，可能是激素对有缺陷的钙通道影响的结果。

二、临床表现

（一）偏头痛发作

萨伯尔在描述偏头痛发作时将其分为五期来叙述。需要指出的是，这五期并非每次发作所必备的，一方面有的患者可能只表现其中的数期，大多数患者的发作表现为两期或两期以上，有的仅表现其中的一期。另外，每期特征可以存在很大不同，同一个体的发作也可不同。

1.前驱期

60%的偏头痛患者在头痛开始前数小时至数天出现前驱症状。前驱症状并非先兆，不论是有先兆偏头痛，还是无先兆偏头痛均可出现前驱症状，可表现为精神、心理改变，如精神抑郁、疲乏无力、懒散、昏昏欲睡；也可情绪激动，如易激惹、焦虑、心烦或欣快感等；尚可表现为自主神经症状，如面色苍白、发冷、厌食或明显的饥饿感、口渴、尿少、尿频、排尿费力、打哈欠、颈项发硬、恶心、肠蠕动增加、腹痛、腹泻、心慌、气短、心率加快，对气味过度敏感等。不同患者前驱症状具有很大的差异，但每例患者每次发作的前驱症状具有相对稳定性。这些前驱症状可在前驱期出现，也可于头痛发作中，甚至持续到头痛发作后成为后续症状。

2.先兆

约有20%的偏头痛患者出现先兆症状。先兆多为局灶性神经症状，我为全面性神经功能障碍。典型的先兆应符合下列4条特征中的3条，即重复出现，逐渐发展，持续时间不多于1h，并跟随出现头痛。大多数病例先兆持续5～20min，极少数情况下先兆可突然发作，也有的患者于头痛期间出现先兆性症状，尚有伴迁延性先兆的偏头痛，其先兆不仅始于头痛之前，尚可持续到头痛后数小时至7天。

先兆可为视觉性的、运动性的、感觉性的，也可表现为脑干或小脑功能障碍。最常见的先兆为视觉性先兆，约占先兆的90%。如闪电、暗点、单眼黑蒙、双眼黑蒙、视物变形、视野外空白等。闪光可为锯齿样或闪电样闪光、城垛样闪光。视网膜动脉性偏头痛患者眼底可见视网膜水肿，偶可见樱红色黄斑。仅次于视觉现象的常见先兆为麻痹。典型的是影响一侧手和面部的麻痹，也可出现偏瘫。如果优势半球受累，可出现失语。数十分钟后出现对侧或同侧头痛，多在儿童期发病。这称为偏瘫性偏头痛。偏瘫型偏头痛患者的局灶性体征可持续7天以上，甚至在影像学上发现脑梗死。

偏头痛伴迁延性先兆和偏头痛性偏瘫以前曾被划入“复杂性偏头痛”。偏头痛反复发作后出现眼球运动障碍称为眼肌瘫痪型偏头痛。多为动眼神经麻痹所致，其次为滑车神经和展神经麻痹。多有无先兆偏头痛病史，反复发作者麻痹可经久不愈。如果先兆涉及脑干或小脑，则这种状况被称为基底型偏头痛，又称基底动脉型偏头痛。可出现头昏、眩晕、耳鸣、听力障碍、共济失调、复视，视觉症状包括闪光、暗点、黑蒙、视野缺损、视物变形。双侧损害可出现意识抑制，后者尤见于儿童，尚可出现感觉迟钝，偏侧感觉障碍等。

偏头痛先兆可不伴头痛出现，称为偏头痛等位症，多见于儿童偏头痛，有时见于中年以后。先兆可为偏头痛发作的主要临床表现而头痛很轻或无头痛，也可与头痛发作交替出现，可表现为闪光、暗点、腹痛、腹泻、恶心、呕吐、复发性眩晕、偏瘫、偏身麻木及精神心理改变。如儿童良性发作性眩晕、前庭性梅尼埃病、成人良性复发性眩晕。有跟踪研究显示，为数不少的以往诊断为梅尼埃病的患者，其症状大多数与偏头痛有关。有报告描述了一组成人良性复发性眩晕患者，晨起发病症状表现为反复发作的头晕、恶心、呕吐及大汗，持续数分钟至4天。发作开始及末期表现为位置性眩晕，发作期间无听觉症状。发作期间几乎所有患者均无症状，这些患者眩晕发作与偏头痛有着几个共同的特征，包括可因酒精、睡眠不足、情绪紧张造成及加重，女性多发，常见于经期。

3.头痛

头痛可出现于围绕头或颈部的任何部位，可位于颞侧、额部、眶部。多为单侧痛，也可为双侧痛，甚至发展为全头痛，其中单侧痛者约占2/3。头痛性质往往为搏动性痛，但也有的患者描述为钻痛；疼痛程度往往为中、重度痛，甚至难以忍受；往往是晨起后发病，逐渐发展，达高峰后逐渐缓解；也有的患者于下午或晚上起病，成人头痛大多历时4h至3天，而儿童头痛多历时2h至2天，尚有持续时间更长者，可持续数周。有人将发作持续3天以上的偏头痛称为偏头痛持续状态。

头痛期间不少患者伴随恶心、呕吐、视物不清、畏光畏声等，喜独居。恶心为最常见伴随症状，达一半以上，且常为中、重度恶心。恶心可先于头痛发作，也可于头痛发作中或发作后出现。近一半的患者出现呕吐，有些患者的经验是呕吐后发作即明显缓解。其他自主功能障碍也可出现，如尿频、排尿障碍、鼻塞、心慌、高血压、低血压，甚至可出现心律失常。发作累及脑干或小脑者可出现眩晕、共济失调、复视、听力下降、耳鸣、意识障碍症状。

4.头痛终末期

此期为头痛开始减轻至最终停止这一阶段。

5.后续症状期

为数不少的患者于头痛缓解后出现一系列后续症状，表现为倦怠、困顿、昏昏欲睡。有地感到精疲力竭、饥饿或厌食、多尿、头皮压痛、肌肉酸痛，也可出现精神心理改变，如烦躁、易怒、心境高涨或情绪低落、少语、少动等。

（二）儿童偏头痛

儿童偏头痛是儿童期头痛的常见类型。儿童偏头痛与成人偏头痛在一些方面有所不同。性别方面，发生于青春期以前的偏头痛，男女患者比例大致相等，而成人期偏头痛，女性比例大大增加，约为男性的3倍。

儿童偏头痛的诱发及加重因素有很多与成人偏头痛一致，如劳累和情绪紧张可诱发或加重头痛；为数不少的儿童可因运动而诱发头痛，儿童偏头痛患者可有睡眠障碍；而相对于成人来说，儿童患上呼吸道感染及其他发热性疾病时更易使头痛加重。

在症状方面，儿童偏头痛与成人偏头痛亦有区别。儿童偏头痛持续时间常较成人短。偏瘫型偏头痛多在儿童期发病，成年期停止，偏瘫发作可从一侧到另一侧，这种类型的偏头痛常较难控制。反复的偏瘫发作可造成永久性神经功能缺损，并可出现病理征，也可造成认知障碍。基底动脉性偏头痛，儿童也比成人常见，表现为闪光、暗点、视物模糊、视野缺损，也可出现脑干、小脑及耳症状，如眩晕、耳鸣、耳聋、眼球震颤。儿童出现意识恍惚症状者比成人多，尚可出现跌倒发作。有些偏头痛儿童尚可仅出现反复发作性眩晕，而无头痛发作。一个平时表现完全正常的儿童可突然恐惧、大叫、面色苍白、大汗、步态不稳、眩晕、有旋转感，并出现眼球震颤，数分钟后可完全缓解，恢复如常，称为儿童良性发作性眩晕，属一种偏头痛等位症。这种眩晕发作始于4岁以前，可每日数次发作，其后发作次数逐渐减少，多数于七八岁以后不再发作。与成人不同，儿童偏头痛的前驱症状常为腹痛，有时可无偏头痛发作而代之以腹痛、恶心、呕吐、腹泻，称为腹型偏头痛等症。在偏头痛的伴随症状中，儿童偏头痛出现呕吐较成人更加常见。

儿童偏头痛的预后较成人偏头痛好，6年后约有一半儿童不再经历偏头痛，约1/3的偏头痛得到改善，而始于青春期以后的成人偏头痛常持续几十年。

三、护理

（一）护理评估

1.健康史

（1）了解患者头痛的部位、性质和程度：询问是全头疼还是局部头疼，是搏动性头疼还是胀痛、钻痛，是轻微痛、剧烈痛还是无法忍受的疼痛。偏头疼常描述为双侧颞部的搏动性疼痛。

（2）头疼的规律：询问头疼发病的急缓，是持续性还是发作性，起始与持续时间，发作频率，激发或缓解的因素，与季节、气候、体位、饮食、情绪、睡眠、疲劳等的关系。

（3）有无先兆及伴发症状：如头晕、恶心呕吐、面色苍白、潮红、视物不清、闪光、畏光、复视、耳鸣、失语、偏瘫、嗜睡、发热、晕厥等。典型偏头疼发作常有视觉先兆并伴有恶心、呕吐、畏光。

（4）既往史与心理–社会状况：询问患者的情绪、睡眠、职业情况及服药史，了解头疼对其日常生活、工作和社交的影响，患者是否因长期反复头疼而出现恐惧、忧郁或焦虑心理。大部分偏头疼患者有家族史。

2.身体状况

检查患者意识是否清楚，睡孔是否等大等圆、对光反射是否灵敏；体温、脉搏、呼吸、血压是否正常；面部表情是否痛苦，精神状态怎样；眼睑是否下垂，有无脑膜刺激征。

3.主要护理问题及相关因素

（1）偏头疼：与发作性神经血管功能障碍有关。

（2）焦虑：与偏头疼长期、反复发作有关。

（3）睡眠形态紊乱：与头疼长期、反复发作和（或）焦虑等情绪改变有关。

（二）护理措施

1.避免诱因

告知患者可能诱发或加重头疼的因素，如情绪紧张、进食某些食物、饮酒、月经来潮、用力性动作等；保持环境安静、舒适、光线柔和。

2.指导减轻头疼的方法

如指导患者缓慢深呼吸，听音乐，生物反馈治疗，引导式想象，冷、热敷及理疗、按摩、指压止痛法等。

3.用药护理

告知患者止痛药物的作用与不良反应，让患者了解药物依赖性或成瘾性的特点，如大量使用止痛药，滥用麦角胺咖啡因可致药物依赖。指导患者遵医嘱正确服药。

第二节　脑出血

脑出血（ICH）是神经内外科最常见的难治性疾病之一，亚洲国家ICH占脑卒中患者的25%～55%，而欧美国家ICH仅占脑卒中患者的10%～15%。ICH 1个月病死率高达35%～52%，6个月末仍有80%左右的存活患者遗留残疾，是中国居民死亡和残疾的主要原因之一。规范ICH的诊断标准和治疗技术，有利于降低其病死率和致残率。

一、病因和发病机制

（一）发病原因

引起脑出血的病因很多，最常见的病因是高血压动脉粥样硬化，其次为先天性脑血管畸形或动脉瘤、血液病、脑外伤，抗凝或溶血栓治疗、淀粉样血管病等引起的脑出血。根据病因分类如下。

1.根据血管病理

常见有微动脉瘤或者微血管瘤、脑动静脉畸形（AVM）、淀粉样脑血管病，囊性血管瘤、颅内静脉血栓形成、脑膜动静脉畸形、特异性动脉炎、真菌性动脉炎、烟雾病和动脉解剖变异等。

2.根据血流动力学

有高血压和偏头痛，血液因素有抗凝、抗血小板或溶栓治疗、嗜血杆菌感染、白血病、血栓性血小板减少症等。

3.其他

颅内肿瘤、酒精中毒及交感神经兴奋药物等。

4.原因不明

如特发性脑出血。

此外，有些因素与脑血管病的发生有一定的关系。可能是导致脑血管病的诱因：①血压波动：如高血压患者近期没有服用降压药或生气着急等引起血压增高，以收缩压升高尤为重要。②脾气急躁或情绪紧张：常见于生气、与人争吵后。③不良嗜好：如吸烟、酗酒、食盐过多、体重过重。④过分疲劳：如体力和脑力劳动过度排便用力、运动。

（二）发病机制

1.发生机制

在发生机制上，实际上每一例ICH并不是单一因素引起，而可能是几种综合因素所致。高血压形成ICH的机制有许多说法，比较公认的是微动脉瘤学说，一般认为单纯的血压升高不足以引起ICH，ICH常在合并脑血管病变的基础上发生。

（1）微动脉瘤破裂：因脑内小动脉壁长期受高血压引起的张力影响，使血管壁薄弱部位形成动脉瘤，其直径一般500 μm，高血压患者的脑内穿通动脉上形成许多微动脉瘤，多分布在基底核的纹状动脉、脑桥、大脑白质和小脑中直径在100～300 μm的动脉上，这种动脉瘤是在血管壁薄弱部位形成囊状，当血压突然升高时，这种囊性血管容易破裂造成ICH。

（2）脂肪玻璃样变或纤维坏死：长期高血压对脑实质内直径100～300 μm小穿通动脉管壁内膜起到损害作用，血浆内的脂质经损害的内膜进入内膜下，使管壁增厚和幼浆细胞浸润，形成脂肪玻璃样变，最后导致管壁坏死，当血压或血流急剧变化时容易破裂出血。

（3）脑动脉粥样硬化：多数高血压患者的动脉内膜同时存在多样病变，包括局部脂肪和复合糖类积聚，出血或血栓形成，纤维组织增长和钙沉着，脑动脉粥样硬化患者易发生脑梗死，在大块脑缺血软化区内的动脉易破裂出血，形成出血性坏死病灶。

（4）脑动脉的外膜和中层在结构上薄弱：大脑中动脉与其所发生的深穿支－豆纹动脉呈直角，这种解剖结构在用力、激动等因素使血压骤然升高的情况下，该血管容易破裂出血。

2.病理生理机制

（1）主要病理生理变化：血管破裂形成血肿，其周围组织在血肿形成30 min后出现海绵样变性；6 h后邻近的脑实质内，随时间变化由近及远有坏死层、出血层、海绵样变性及水肿等。血肿周围脑组织的这些变化除了机械压迫外，主要是血浆、血细胞成分，如血红蛋白及其他血管活性物质等起着重要作用。出血后颅内容积增大，破坏了颅内环境的稳定，所致的脑水肿导致颅内压进一步增高，同时也影响局部脑血流量和凝血纤溶系统功能。脑出血除血肿本身的占位性损害外，还有周围脑组织血液循环障碍、代谢紊乱（如酸中毒）、血管运动麻痹、血-脑脊液屏障受损及血液分解产物释放多种生物活性物质对脑组织的损害。

①大分子物质血浆中的白蛋白：细胞膜性成分裂解及细胞内释放的大分子物质可参与脑水肿形成。

②血肿中的血管活性物质：血肿中的血管活性物质可向脑组织弥散，引起血管痉挛、血管扩张或血管通透性改变。

③血肿外的一些血管活性物质：如组胺、5-羟色胺、激肽、缓激肽、花生四烯酸及其代谢产物增多，可加重脑组织损害。

④自由基：红细胞外渗破坏，血红蛋白分解释放出铁离子和血红素，可诱导产生大量的自由基，加重脑损害。

⑤活性酶类释放：神经细胞内含大量溶酶体，各种水解酶释放至胞质中，使神经细胞进一步损伤或坏死。

⑥内皮素释放：由血管内皮细胞损伤产生的内皮素可导致细胞内钙离子超载，致使血管收缩，加重脑缺血。

⑦兴奋性神经毒性氨基酸：损伤区兴奋性氨基酸增加可促使神经细胞坏死。

⑧各种免疫反应的参与：各种趋化因子促使中性粒细胞向病灶转移，并产生活性物质、酶类及自由基等，对局部脑组织造成直接而严重的损伤。

（2）脑水肿形成：水肿在出血灶周围最严重，同侧大脑皮质，对侧皮质和基底核区也有水肿，血肿周围脑水肿既有血管源性，也有细胞毒性，远离病灶的脑水肿是血管源性脑水肿扩散的结果。实验显示：自体血注入小鼠尾状核研究发现，同侧基底核区水肿在24h内进行性加重达高峰，以后保持恒定，直到第5天开始消退。

（3）ICH对凝血、抗凝、纤溶状态的影响；一般认为，急性期脑组织损伤后释放组织凝血活酶，使血中凝血活性升高。抗凝血酶消耗性降低，纤溶活性代偿性升高，对凝血过程的研究发现，出血后24h内，凝血块形成过程中凝血酶的释放，会引起邻近脑水肿，血脑脊液屏障破坏和细胞毒作用。

另外，红细胞溶解，在最初出血后3天左右达高峰，是脑水肿形成的另一个机制，这可能与释放游离血红蛋白及其降解产物有关。最近研究表明，自由基、兴奋性氨基酸和膜对钙的通透性是缺血性脑损伤的重要因素。氧自由基可能来源于花生四烯酸释放，儿茶酚胺代谢、白细胞活化、一氧化氮合成和其他病理生理过程；三价铁释放促使过氧化物和过氧化氢转化成毒性更大的羟自由基，这是缺血性脑水肿的一种更重要的递质，血液和脑实质能产生超氧负离子，这大概与血液分解产物包括三价铁有关。

综上所述，尽管ICH的病理生理机制十分复杂，了解并掌握ICH时脑损害的病理过程，将有助于药物治疗及促进血肿的吸收和神经功能的恢复；同时，对ICH的病理生理机制的认识有待进一步深入。

3.主要病理改变

（1）出血部位：约70%的高血压性ICH发生在基底核区；脑叶、脑干及小脑齿状核各占约10%。脑深穿支动脉常可见小粟粒状动脉瘤，高血压性ICH好发部位包括大脑中动脉深穿支豆纹动脉（42%）、基底动脉脑桥支（16%）、大脑后动脉丘脑支（15%）、供应小脑齿状核及深部白质的小脑上动脉支（12%）、顶枕叶及颞叶白质分支（10%）等。壳核出血常侵犯内囊和破入侧脑室。

血液充满脑室系统和蛛网膜下隙；丘脑出血常破入第三脑室或侧脑室，向外损伤内囊；

脑桥或小脑出血直接破入蛛网膜下隙或第四脑室，非高血压性ICH多位于皮质下，常见于脑淀粉样血管病、动静脉畸形、烟雾病等。

（2）病理检查所见：出血侧半球肿胀、充血、血液流入蛛网膜下隙或破入脑室；出血灶形成不规则空腔，中心充满血液或紫色葡萄浆状血块，周围是坏死脑组织，淤点状出血性软化带和明显的炎细胞浸润，血肿周围脑组织受压，水肿明显，较大血肿可引起脑组织和脑室移位，变形和脑疝形成，幕上半球出血，血肿向下挤压丘脑下部和脑干，使之移位，变形和继发出血，常出现小脑幕疝；丘脑下部和幕上脑干等中线结构下移形成中心疝；如颅内压极高或幕下脑干和小脑大量出血可发生枕大孔疝；脑疝是脑出血最常见的直接致死原因。急性期后血块溶解、吞噬细胞清除含铁血黄素和坏死脑组织、胶质增生、小出血灶形成胶质瘢痕，大出血灶形成卒中囊。

二、分类

脑出血的危险因素及病因以高血压、脑血管淀粉样变性（CAA）、脑动静脉畸形、脑动脉瘤、肿瘤卒中、凝血功能障碍等多见。目前国际上尚无公认的分类，欧洲将ICH分为原发性ICH、继发性ICH和原因不明性ICH；美国有学者将ICH命名为非动脉瘤性、非AVM性、非肿瘤性自发性脑出血。原发性脑出血与继发性ICH的分类，目前得到较多认可。

继发性ICH一般指有明确病因的ICH，多由脑动静脉畸形、脑动脉瘤、使用抗凝药物、溶栓治疗、抗血小板治疗、凝血功能障碍、脑肿瘤，脑血管炎，硬脑膜动静脉瘘、烟雾病、静脉窦血栓形成等引起，占ICH的15%~20%。原发性脑出血指无明确病因的脑出血，多数合并有高血压。

在我国，虽未进行大样本流行病学调查，但就现有文献资料分析，原发性ICH合并高血压者可高达70%~80%，所以我国一直沿用“高血压脑出血”命名。而在国外医学文献中，多将该病统称为脑出血或自发性ICH，占所有ICH的80%~85%。

三、辅助检查

（一）影像学检查

影像学检查是诊断ICH的重要方法，主要包括脑CT、MRI和脑血管造影等。CT及MRI能够反映出血的部位、出血量、波及范围及血肿周围脑组织情况。

1.CT扫描

使用广泛，ICH在CT上表现为高密度影，是诊断脑卒中首选的影像学检查方法。

2.多模式CT扫描

包括CT脑灌注成像和增强CT。CTP能够反映ICH后脑组织的血供变化，可了解血肿周边血流灌注情况。增强CT扫描发现造影剂外溢是提示患者血肿扩大风险高的重要证据。

3.MRI扫描

ICH在MRI上的表现较复杂，根据血肿的时间长短面有所不同，超急性期（0~2h）：血肿为T_1低信号，T_2高信号，与脑梗死不易区别；急性期（2~72h）：T_1等信号，T_2低信号；亚急性期（3天至3周）：T_1、T_2均呈高信号；慢性期（＞3周）：T_1低信号、T_2高信号。MRI在发现慢性出血及脑血管畸形方面优于CT，但MRI耗时较长、费用较高，一般不作为ICH的首选影像学检查。

4.多模式MRI扫描

包括弥散加权成像（DWI）、灌注加权成像（PWI）、水抑制成像（FLAIR）、梯度回波序列（GRE）和磁敏感加权成像（SWI）等，它们能够对ICH提供更多附加信息，如SWI对早期ICH及微出血较敏感。

（二）脑血管检查

脑血管检查有助于了解ICH病因和排除继发性脑出血，指导制定治疗方案。常用检查包括计算机体层血管成像（CTA）、磁共振血管成像（MRA）、CT静脉血管成像（CTV）、数字减影血管造影（DSA）等。

1.CTA、MRA、CTV、MRV

此为快速、无创性评价颅内外动脉血管、静脉血管及静脉窦的常用方法，可用于筛查可能存在的脑血管畸形、动脉瘤、动静脉瘘等继发性ICH，但阴性结果不能完全排除继发病变的存在。

2.DSA

DSA能清晰显示脑血管各级分支，可以明确有无动脉瘤、动静脉畸形及其他脑血管病变，并可清楚显示病变位置、大小形态及分布，目前仍是血管病变检查的重要方法和“金标准”。

（三）实验室检查

对疑似ICH患者都应进行常规的实验室检查以排除相关系统疾病，协助查找病因。最好同时完成各项手术前检查，为一旦需要的紧急手术做好准备工作，包括血常规、血生化、凝血常规、血型及输血前全套检查、心电图及胸部X线检查等，部分患者还可选择毒理学筛查，动脉血气分析等检查。

四、护理评估

（一）健康史

1.询问患者既往有无高血压、动脉粥样硬化、先天性动脉瘤、颅内血管畸形及血液病等病史。

2.有无本病家族史。

3.发病前有无情绪激动、精神紧张、酗酒、用力活动及排便等诱发因素。4.了解患者的性格特点、生活习惯和饮食结构。

（二）身体状况

1.主要临床表现

（1）发病前多无先兆，少数有头昏、头痛、肢体麻木和口齿不清等前驱症状。

（2）常在情绪激动和活动时突然起病，常于数分钟至数小时内病情发展至高峰。

（3）血压明显升高，出现剧烈头痛，伴呕吐、偏瘫、失语、意识障碍，大小便失禁。呼吸深沉带有鼾音，重则呈潮式呼吸或不规则呼吸。

（4）临床表现因出血量及出血部位不同而异。

2.基底节区出血

这是最常见的ICH。因病变累及内囊，典型患者出现“三偏综合征”，即病灶对侧偏瘫、偏身感觉减退和双眼对侧同向偏盲。

如果出血累及优势半球常伴失语；累及下丘脑可伴持续高热、消化道出血等。出血量较大时，临床症状重，可并发脑疝，甚至死亡。

3.脑桥出血

小量出血无意识障碍，表现为交叉性瘫痪，头和双眼转向非出血侧，呈“凝视瘫肢”状；大量出血迅速波及两侧脑桥后，出现双侧面部和肢体瘫痪，头和双眼回到正中位置，两侧瞳孔呈“针尖样”缩小（脑桥出血的特征性表现）。中枢性高热，呼吸不规则。数分钟内进入深昏迷，多数在24～48h内死亡。

4.小脑出血

常表现为一侧后枕部头痛，眩晕及呕吐，病侧肢体共济失调等，无肢体瘫痪。

（三）心理–社会状况

1.患者面对运动障碍、感觉障碍、言语障碍等残酷现实，又不能表达自己的情感，常会出现情绪沮丧，悲观失望心理。

2.家庭环境及经济状况欠佳，家属对患者的关心、支持程度差，患者会产生苦闷、急躁心理，对自己的生活能力和生存价值丧失信心。

四、护理问题

（一）急性意识障碍

与脑出血损害大脑皮质、皮质下结构及脑干网状上行激活结构有关。（二）躯体活动障碍

与脑出血使锥体束受损导致肢体瘫痪有关。

（三）感觉紊乱

与ICH损害感觉中枢及感觉传导束有关。

（四）语言沟通障碍

与大脑语言中枢损害、发音肌肉瘫痪有关。

（五）潜在并发症

脑疝、消化道出血、感染等。

五、护理目标

1.患者意识障碍不加重或意识逐渐恢复。

2.躯体活动能力增加。

3.感知有所恢复。

4.语言表达能力逐渐恢复。

六、护理措施

（一）一般护理

1.休息与体位

（1）急性期应绝对卧床休息，取侧卧位，抬高床头15°~30°以减轻脑水肿。若患者有面瘫，可取面瘫侧朝上侧卧位，有利于口腔分泌物的引流。

（2）发病后24~48h内避免搬动。病室保持安静，严格限制探视。对谵妄躁动患者加保护性床栏，由专人陪护，必要时给予约束带。各项护理操作应集中进行，动作轻柔。

2.饮食护理

发病24h内应暂禁食，患者生命体征平稳、无颅内压增高症状及严重消化道出血时，可进食半流质食物，保证进食安全；进食障碍者可鼻饲，做好鼻饲管的护理；消化道出血不能鼻饲者改为胃肠外营养。

3.保持大便通畅

保持大小便通畅：患者常有便秘、尿潴留或尿失禁现象，尤其是在应用脱水剂及未置导尿管的情况下，更易引起患者烦躁不安，甚至诱发再度出血，应给予相应的护理。大便不畅时，可给予番泻叶煎剂以促进肠蠕动和消除肠腔积气，必要时行清洁灌肠。尿失禁时，严格在无菌操作下导尿并留置尿管，同时观察尿液色、质、量，防止导尿管脱落，以免反复插管致尿路感染。避免用力排便，可进行腹部按摩，为患者提供安全而隐蔽的排便环境，遵医嘱应用导泻药物，但禁止灌肠。

（二）病情观察

密切观察并记录患者的生命体征、意识状态、瞳孔变化，及时判断有无病情加重及并发症的发生。若出现剧烈头痛、喷射性呕吐、血压升高、脉搏洪大、呼吸不规则、意识障碍进行性加重及两侧瞳孔不等大等情况，常为脑疝先兆表现。

若出现呕血、黑粪或从胃管抽出咖啡色液体、伴面色苍白、呼吸急促、皮肤湿冷、血压下降和少尿等，应考虑上消化道出血和出血性休克。

1.对瞳孔的观察

ICH患者瞳孔的观察十分重要，它是反映颅内高压危象的最重要的指标。观察双侧瞳孔是否等大同圆，及其对光反射的灵敏程度，若双侧瞳孔缩小固定，形状规则，对光反射消失，则是蛛网膜下隙出血及脑桥出血所致。如果双侧瞳孔散大直径在6cm以上，对光反射减弱或消失，则是脑干损伤或是小脑扁桃体疝形成。

2.意识状态的观察

意识改变反映病情的恶化与转归，是判断病情进展的一个重要指标。ICH患者大多存在不同程度的意识障碍，从昏睡、意识蒙胧、嗜睡到昏迷，程度不等，昏迷快而深者应考虑内侧性出血、脑干出血或大量出血，昏迷浅者见于脑叶出血。及时地诊断与及时做出相应处理，对患者的预后有着重要意义。这就要求我们护理人员在与患者交谈，对话以及患者对疼痛的敏感程度等方面来准确判断患者意识障碍程度。

3.对生命体征的观察

认真观察体温、脉搏、呼吸、血压的变化，可协助诊断病情，及时进行处理。有的患者出现高热，甚至超高热，是由于体温中枢调节障碍引起。患者脉搏慢而有力，呼吸深大，血压升高提示有颅内压增高现象。还要准确记录血压变化；脑出血急性期多伴有高血压，血压越高越会加重脑出血及发生脑疝的可能性。

4.其他

脑出血术后还要观察术区切口敷料及引流管内引流液的颜色、性质和量，有无脑脊液外漏现象。如引流出血液为鲜红色、量大，提示有再出血的可能。

（三）对症护理

1.语言障碍的护理

（1）评估患者失语的性质、语言障碍的程度。

（2）鼓励患者大声说话，营造轻松的交流环境。

（3）采取多种方式与患者进行沟通，鼓励患者采用多种方法表达需要，给予患者足够的时间做出反应。

（4）向患者及其家属介绍语言训练的方法，制订个体化的语言康复计划，进行发音肌群运动及发音训练。

2.脑疝的护理

（1）诱因预防：避免用力排便、烦躁、剧烈咳嗽、快速输液、脱水剂滴注速度过慢等诱发因素。

（2）病情观察：严密观察患者有无脑疝先兆表现，一旦出现立即报告医师。

（3）配合抢救：

①保持呼吸道通畅，防止舌根后坠和窒息，及时清除呕吐物和口鼻分泌物，迅速给予高流量吸氧。

②迅速建立静脉通路，遵医嘱快速给予脱水、降颅压药，如静脉滴注、20%甘露醇或静脉注射50%高渗葡萄糖液等。

③备好气管切开包、脑室穿刺引流包、监护仪、呼吸机和抢救药物。

（四）用药护理

1.硫酸镁

（1）观察呼吸、循环情况及昏迷程度，药液不可漏出血管外，以免发生组织坏死。

（2）静脉注射速度不可过快，以免导致一过性头晕、头痛和视物模糊。

2.甘露醇

（1）不能与电解质溶液等混用，以免发生沉淀；低温出现结晶时，需加温溶解后再用。

（2）长期大量应用易出现肾损害，水、电解质紊乱等，应注意尿常规和肾功能检查。

（3）静脉滴注过快，可致一时性头痛、眩晕，应向患者做好解释工作。

3.6-氨基己酸

应持续给药，保持有效血药浓度，观察患者有无消化道反应及直立性低血压等情况。

（五）心理护理

急性期家属及患者的注意力在抢救生命上，而在康复期则往往急于功能恢复，要求很快自理，甚至去工作。要求用新药、新方法治疗者颇多；有部分患者表现悲观、失望，精神抑郁。因此，要多鼓励患者树立战胜疾病的信心，要身残志不残、身残也要志坚；要实事求是地对待自己的疾病和功能，努力争取得良好的预后。要与医护人员、家庭配合好，共同战胜疾病。“既来之，则安之”。否则，急于求愈，则容易急躁，反而对恢复不利。

及时发现心理问题，进行有针对性地护理。

（1）随时向患者通报疾病好转的消息，请康复效果理想的患者介绍康复成功经验。

（2）鼓励患者做自己力所能及的事情，减少依赖性。

（3）指导家属充分理解患者，给予各方面的支持，解除患者心理障碍，树立战胜疾病的信心。

（六）饮食护理

严格掌握进食的时间和方法。

1.在发病24h内，暂禁食，由于脑血液循环障碍，致使消化道功能减退，进食后会引起胃扩张、食物滞留，压迫腹腔静脉使回心血量减少。加之患者常伴有呕吐，易造成吸入性肺炎。24h后仍昏迷者，给予39～41℃的流质鼻饲，鼻饲速度＜25mL/min，通常每天鼻饲总量以2000～2500mL为宜。鼻饲前应先检查胃管是否在胃内，鼻饲前后应抬高床头20°～30°,为防止鼻饲物反流，鼻饲前应翻身、吸痰，鼻饲速度不宜过快，每次鼻饲量200mL，鼻饲后短时间内尽量不翻身、吸痰，以免引起呕吐。

2.意识清楚者鼓励进食，给予高蛋白质、高热量、高维生素、易消化流质或半流质饮食为宜，少量多餐，使胃能及时排空。患者进食时，若病情允许，取半卧位或坐位，不要说话，以免引起误吸。进食后保持半卧位30～60min后再恢复原体位。部分患者因面部偏瘫影响咀嚼肌功能，在喂食时尽量放在健侧且靠近舌根，易于吞咽。每次进食量在300～400mL为宜，速度不宜过快，时间控制在20～30min，温度在40℃左右，以免冷、热刺激而致胃痉挛造成呕吐。

（七）安全护理

1.防坠床、转运意外

加强巡视，使用床挡。

2.防跌倒

对住院患者，明确告知下地行走时避免穿拖鞋，必要时使用手杖和助行器，在外出时应有专人陪伴。

3.环境安全

房间内摆放整齐简洁，走廊设有扶手，地面保持清洁干燥，无水渍。

（八）康复护理

1.体位护理

（1）患者仰卧位要点

①双侧肩关节：抬高向前，固定于枕前，预防后缩。

②患侧上肢：固定于枕头上，保持伸肘，腕背伸，手指伸展。

③患者臀部：固定于枕头上，预防骨盆后缩及下肢外旋。

④患侧下肢：下肢伸直，膝下垫一小枕；踝关节须保持90°，以防引起足下垂。

（2）患者患侧卧位要点

①躯干稍后仰，背后和头部放一软枕固定。

②患侧上肢：患肩前伸，将患肩拉出，避免受压和后缩，肘关节伸直，前臂外旋。

③患侧下肢：髋关节伸展，膝关节微曲。

④健侧下肢：屈曲向前置于体前支撑枕上。

（3）健侧卧位要点：①头部固定，和躯干成直线。②躯干略微前倾。③患侧上肢：患肩前伸，肘、腕、指各关节伸展，放在胸前的枕上和躯干呈100°角。④患侧下肢：膝关节和臀部略微弯曲；腿和脚均放在枕头上。

2.语言训练

（1）针对运动性失语的患者让其先跟着示范者的口型，先进行数字、单词的练习，逐渐过渡到进行短句、整句的训练。

（2）针对能听、能看但不能理解含义的感觉性失语患者，可通过与其交谈，对其进行指物、指图、指字训练，增加其理解能力。每次训练的时间不宜超过30min。

3.床上训练

鼓励患者早期利用健侧肢体进行日常活动，通过健手的主动练习带动及促进患者侧肢体功能的恢复，随着患者侧肢体功能的改善，可在床上练习，从向患侧肢体转动过渡到向健侧转动；从需他人帮助到独立完成。自己能翻身后可进行座位练习，同时下肢进行抬腿锻炼，上肢从抓、拿、握开始进行精细动作训练。

4.床下训练

下床活动时首先让患者站立，并稳立于床沿，双手扶床栏，当患者能站立15~20min时可逐渐短步走，行走时注意纠正侧踝关节的反屈，以免形成“内屈脚”，在患者练习独立步行时指导其学会使用手掌、拐杖、轮椅等，使其最终能借助支具和辅具完成日常活动，重返社会。

5.坐起与坐稳训练

适用对象为从仰卧位坐起有一定困难及不稳的偏瘫患者。目的是通过训练使患者容易坐起，且能坐稳，提高日常生活能力，为步行等下一步训练打好基础。具体方法包括：在帮助下坐起、自己坐起和坐稳训练三种。

6.站立和行走训练

适用对象为偏瘫侧下肢有一定的运动功能，但站起来和行走有困难或姿势异常者。目的是患者能从座位站起来，增加下肢肌力，并能站稳，改善平衡能力，纠正异常步态，提高步行能力，尽可能达到正常行走。具体方法包括：站起的训练、患侧下肢负重训练，训练患腿向前迈步、在侧方帮助患者行走、在后方帮助患者行走等。

7.推拿按摩

按摩疗法是运用医护人员的手、肘，在患者身上推穴道，循筋络，并结合有关部位进行按摩，达到散寒止痛、健脾与胃、疏通经络、滑利关节、强筋壮骨、扶正祛邪的目的。其对患者侧肢体是一种运动感觉刺激，并可促进血液和淋巴回流。对防治失血性和营养性肌萎缩、深静脉血栓形成有一定作用。常用按摩手法有推法、拿法、揉法、擦法、按法等。

8.并发症观察与护理

（1）感染：重症合并意识障碍患者易并发肺部感染及尿路感染，注意观察有无呼吸困难，肺部有无啰音，要加强口腔和呼吸道护理，定时翻身、拍背吸痰，痰多不易咳出应及时行气管切开；尿潴留者可留置尿管并定时膀胱冲洗，做好会阴护理，注意观察尿液的性质和量。

（2）消化道出血：对患者的呕吐物及粪便，应注意观察颜色。对鼻饲抽出的胃液，若有咖啡色沉渣，应及时送验，并遵医嘱应用止血药物或给予洗胃。

（3）痫性发作：常见全面性强直-阵挛发作或局灶性发作，注意观察发作部位、持续时间，并遵医嘱应用镇静药物，防止受伤。

（4）下肢深静脉血栓形成：观察肢体有无肿胀及发硬，协助医生进行肢体静脉血流图检查，勤翻身，抬高患侧肢体并对患侧肢体进行被动活动可以预防下肢深静脉血栓形成。

（九）健康教育

1.患者需要一个安静、舒适的环境，特别是发病2周内，应尽量减少探望，保持平和、稳定的情绪，避免各种不良情绪影响。

2.绝对卧床休息2周，头部可轻轻向左右转动，应避免过度搬动或抬高头部，四肢可在床上进行小幅度翻动，每2h一次，不必过分紧张。大小便须在床上进行，不可自行下床解便，以防再次出血的意外发生。

3.病程中还会出现不同程度的头痛，如头部胀痛、针刺样痛、剧烈疼痛等，这是最常见的症状。我们会予以合理的治疗。

随着病情的好转、头痛会逐渐消失，因此告知患者不必过度紧张，要学会分散注意力。如在治疗过程中，仍觉得痛得很厉害，不能耐受，告知患者及时通知医生，以便医生能采取更有效的治疗方法。

4.老年患者，心脑血管老化、脆性程度高，季节变化易诱发疾病。长期卧床易肺部感染，痰多不易咳出，可药物祛痰，加强翻身、拍背，使痰液松动咳出，以减轻肺部感染。无力咳痰者，采取吸痰措施，并嘱患者配合。

5.长期卧床，皮肤受压超过2h，易发生压疮，应加强翻身。按摩受压处，保持皮肤清洁干燥。肢体放置功能位，防畸形。

（十）健康指导

1.疾病知识和康复指导

应指导患者和家属了解本病的基本病因，主要危险因素和危害，告知本病的早期症状和就诊时机，掌握本病的康复治疗知识和自我护理方法，帮助分析和消除不利于疾病康复的因素，落实康复计划。偏瘫康复和语言康复都需要较长时间，致残率较高，而且容易复发。应鼓励患者树立信心，克服急于求成心理，循序渐进，坚持锻炼。康复过程中应经常和康复治疗师联系，以便及时调整训练方案。家属应关心体贴患者，给予精神支持和生活照顾，但要避免养成患者的依赖心理，鼓励和督促患者坚持锻炼，增强自我照顾的能力。

2.合理饮食

指导进食高蛋白质、低盐、低脂、低热量的清淡饮食，改变不良生活习惯，多吃新鲜蔬菜、水果、谷类，鱼类和豆类，使热量的摄入和需要达到平衡，戒烟、限酒。要营养丰富、低脂、清淡软食，如鸡蛋、豆制品等。进食困难者，可头偏向一侧，喂食速度慢，避免交谈，防呛咳、窒息。

3.日常生活指导

（1）改变不良生活方式，适当运动（如慢跑、散步等，每天30min以上），合理休息和娱乐，多参加朋友的聚会和一些有益的社会活动，日常生活不要依赖家人，尽量做力所能及的家务等。

（2）患者起床、坐起或低头系鞋带等体位变换时动作宜缓慢，转头不宜过猛过急，洗澡时间不宜过长，平日外出时有人陪伴，防止跌倒。

（3）气候变化时注意保暖，防止感冒。

（4）保持大便通畅，可食用香蕉、蜂蜜，多喝水，加强适度翻身，按摩腹部，减少便秘发生。患者数天未解便或排便不畅，可使用缓泻剂，诱导排便。禁忌用力屏气排便，防再次ICH。

（5）恢复期据医嘱抬高床头10°~15°，后按耐受及适应程度逐渐抬高床头至半卧位，每天30~120min不等。

4.预防复发

遵医嘱正确服用降压、降糖和降脂药物；定期门诊检查，动态了解血压、血糖、血脂变化和心脏功能情况；预防并发症和脑卒中复发，当患者出现头晕头痛、一侧肢体麻木无力，讲话吐字不清或进食呛咳、发热、外伤时，家属应及时协助就诊。

5.避免诱因

ICH的常见病因为高血压并发动脉硬化和颅内动脉瘤，而脑出血的发病大多因用力和情绪改变等外加因素使血压骤然升高所致，应指导患者尽量避免使血压骤然升高的各种因素，保持情绪稳定和心态平衡，避免过分喜悦。

七、护理评价

1.患者意识障碍程度是否减轻。

2.躯体活动能力是否增加。

3.感觉障碍是否好转。

4.语言表达能力是否逐渐恢复。

第五章 泌尿外科疾病的护理

第一节 肾损伤

一、概述

肾脏隐藏于腹膜后，一般受损伤机会很少，但肾脏为一实质性器官，结构比较脆弱，外力强度稍大即可造成肾脏的创伤。肾损伤大多为闭合性损伤，占60%~70%，可由直接暴力，如腰、腹部受硬物撞击或车辆撞击，肾受到沉重打击或被推向肋缘而发生损伤；肋骨和腰椎骨折时，骨折片可刺伤肾，间接暴力，如从高处落下、足跟或臀部着地时发生对冲力，可引起肾或肾蒂伤。开放性损伤多见于战时和意外事故，常伴有胸腹部创伤，在临床上按其损伤的严重程度可分为肾挫伤、肾部分裂伤、肾全层裂伤、肾蒂损伤、病理性肾破裂等类型。

二、临床表现

（一）症状

1.血尿

损伤后血尿是肾损伤的重要表现，多为肉眼血尿，血尿的轻重程度与肾脏损伤严重程度不一定一致。

2.疼痛

局限于上腹部及腰部，若血块阻塞输尿管，则可引起绞痛。

3.肿块

因出血和尿外渗引起腰部不规则的弥散性胀大的肿块，常伴肌强直。

4.休克

面色苍白，心率加快，血压降低，烦躁不安等。

5.高热

由于血、尿外渗后引起肾周感染所致。

（二）体征

1.一般情况

患者可有腰痛或上腹部疼痛、发热。大出血时可有血流动力学不稳定的表现，如面色苍白、四肢发凉等。

2.专科体检

上腹部及腰部压痛，腹部包块。刀伤或穿透伤累及肾脏时，伤口可流出大量鲜血。出血量与肾脏损伤程度以及是否伴有其他脏器或血管损伤有关。

（三）检查

1.实验室检查

尿中含多量红细胞。血红蛋白与血细胞比容持续降低提示有活动性出血。血白细胞数增多应注意是否存在感染灶。

2.特殊检查

早期积极的影像学检查可以发现肾损伤部位、程度、有无尿外渗或肾血管损伤以及对侧肾情况。

根据病情轻重，除需紧急手术外，有选择地应用以下检查。

（1）B超检查：能提示肾损害的程度，包膜下和肾周血肿及尿外渗情况。为无创检查，病情重时更有实用意义，并有助于了解对侧肾情况。

（2）CT扫描：可清晰显示肾皮质裂伤、尿外渗和血肿范围，显示无活力的肾组织，并可了解与周围组织和腹腔内其他脏器的关系，为首选检查。

（3）排泄性尿路造影：使用大剂量造影剂行静脉推注造影，可发现造影剂排泄减少，肾、腰大肌影消失，脊柱侧凸以及造影剂外渗等。可评价肾损伤的范围和程度。

（4）动脉造影：适宜于尿路造影未能提供肾损伤的部位和程度，尤其是伤侧肾未显影，选择性肾动脉造影可显示肾动脉和肾实质损伤情况。若伤侧肾动脉完全梗阻，表示为创伤性血栓形成，宜紧急施行手术。有持久性血尿者，动脉造影可以了解有无肾动静脉瘘或创伤性肾动脉瘤，但系有创检查，已少用。

（5）逆行肾盂造影：易招致感染，不宜应用。

三、病情观察

1.观察生命体征，如体温、血压、脉搏、呼吸、神智反应。

2.专科变化，腹部或腰腹部有无肿块及大小变化，血尿程度。

3.重要生命脏器，心、肺、肝、脾等脏器及骨骼系统有无合并伤。

四、注意事项

（一）医患沟通

1.如拟保守治疗，应告知患者及其家属仍有做手术的可能性及肾损伤后的远期并发症。

2.做开放手术，应告知可能切肾的方案，如做保肾手术，则有继续出血、尿外渗的可能。

3.手术探查：决定做肾切除时，应再一次告知家属，并告知术后肾功能失代偿或需做肾代替治疗的可能。如合并腹腔或其他部位脏器损伤，手术时要一期处理，亦应告知家属并签字。

4.交代病情时要立足于当前患者病情，对于病情变化不做肯定与否定的预测。

（二）经验指导

1.对于肾损伤的患者应留院观察或住院1天，必须每半小时至1h监测1次血压、心率、呼吸，记录每小时尿量。并做好血型分析及备血。

2.对于肾损伤病情明确者，生命体征不稳时，可重复做腹腔穿刺及CT、B超影像学检查。

3.手术后要观察腹部情况，伤口有无渗血，敷料有无潮湿，为防止切口裂开，可使用腹带保护。

4.肾切除患者要计算每日出入量，了解肾功能变化。

5.确保引流管无扭曲，密切观察引流量、颜色的变化。

6.腹部创伤合并。肾损伤的比例不是很高，临床工作中易忽视。血尿是肾创伤的重要表现，但与病情严重程度不成比例；输尿管有血块堵塞、肾蒂损伤或低血压休克时可无血尿出现。

五、护理

（一）护理评估

1.健康史

详细了解受伤的原因、部位、受伤的经过，以往的健康状况等。

2.身体状况

（1）血尿：是肾损伤的主要症状。肾挫伤时血尿轻微，肾部分裂伤或肾全层裂伤时，可出现大量肉眼血尿。当血块堵塞输尿管、肾盂或输尿管断裂、肾蒂血管断裂时，血尿可不明显，甚至无血尿。

（2）疼痛：肾包膜张力增加、肾周围软组织损伤，可引起患侧腰、腹部疼痛；血液、尿液渗入腹腔或伴有腹部器官损伤时，可出现全腹痛和腹膜刺激征；血块通过输尿管时，可发生肾绞痛。

（3）腰、腹部包块：血液、尿液渗入肾周围组织，可使局部肿胀形成包块，可有触痛。

（4）休克：严重的肾损伤，尤其是合并其他器官损伤时，易引起休克。

（5）发热：肾损伤后，由于创伤性炎症反应，伤区血液、渗出液及其他组织的分解产物吸收引起发热，多为低热；由于血肿、尿外渗继发感染引起的发热多为高热。

3.心理状况

由于突发的暴力致伤，或因损伤出现大量肉眼血尿、疼痛、腰腹部包块等表现时，患者常有恐惧、焦虑等心理状态的改变。

4.辅助检查

（1）尿常规检查：了解尿中有无大量红细胞。

（2）B超检查：能提示肾损害的程度，包膜下和肾周血肿及尿外渗情况。

（3）X线片检查：肾区阴影增大，提示有肾周围血肿的可能。

（4）CT检查：可清晰显示肾皮质裂伤、尿外渗和血肿范围。

（5）排泄性尿路造影：可评价肾损伤的范围和程度。

（6）肾动脉造影：可显示肾动脉和肾实质损伤的情况。

（二）护理目标

1.疼痛不适感减轻或消失。

2.情绪稳定，能安静休息。

3.患者发生感染性休克的危险性降低，未发生感染性休克。

4.体温正常。

（三）护理措施

1.非手术治疗及手术前患者的护理

（1）嘱患者绝对卧床休息2～4周，待伤情稳定、血尿消失1周后方可离床活动，以防再出血。

（2）迅速建立静脉输液通路，及时输血、输液，维持水、电解质及酸碱平衡，防治休克。

（3）急救护理：有大出血、休克的患者需配合医生迅速进行抢救及护理。

（4）心理护理：对恐惧不安的患者，给予心理疏导、安慰、体贴和关怀。

（5）伤情观察：患者的生命体征；血尿的变化；腰腹部包块大小的变化；腹膜刺激征的变化。

（6）配合医生做好影像学检查前的准备工作。

（7）做好必要的术前常规准备，以便随时中转手术。

2.手术后患者的护理

（1）卧床休息：肾切除术后需卧床休息2～3天，肾修补术、肾部分切除术或肾周引流术后需卧床休息2～4周。

（2）饮食：禁食24h，适当补液，肠功能恢复后进流质饮食，并逐渐过渡到普通饮食，但要注意少食易胀气的食物，以减轻腹胀。鼓励患者适当多饮水。

（3）伤口护理：保持伤口清洁干燥，注意无菌操作，注意观察有无渗血、渗尿，应用抗菌药物，预防感染。

3.健康指导

（1）向患者介绍康复的基本知识，卧床的意义以及观察血尿、腰腹部包块的意义。

（2）告诉患者恢复后3个月内不宜参加重体力劳动或竞技运动；肾切除术后患者，应注意保护对侧肾，尽量不要应用对肾有损害的药物。

（3）定期到医院复诊。

第二节　尿道损伤

一、概述

尿道损伤（urethralinjuries）多见于男性，男性尿道在解剖上以尿生殖膈为界分为前尿道和后尿道。前尿道包括球部和阴茎部，后尿道包括膜部和前列腺部，损伤易发生在球部和膜部。男性尿道损伤是泌尿外科常见的急症，若处理不当，常产生尿道狭窄、尿瘘等并发症。

1.病因

开放性损伤多见于战伤和锐器伤，常伴阴囊、阴茎、会阴部贯穿伤；闭合性损伤多见于骑跨伤与骨盆骨折；医源性损伤见于经尿道的器械检查或手术操作。

2.病理改变

根据尿道损伤程度可分为尿道挫伤、破裂及断裂。尿道挫伤时仅有水肿和出血，愈合后不发生尿道狭窄；尿道破裂或断裂可引起尿道周围血肿和尿液外渗。尿外渗的范围取决于尿道损伤的位置。

（1）前尿道损伤：多发生在球部、血液与尿液外渗至会阴、阴茎、阴囊，向上扩展蔓延至腹壁。

（2）后尿道损伤：多见于膜部，膜部尿道断裂时尿液外渗至膀胱、前列腺周围，与腹膜外型膀胱破裂相同。

二、护理评估

1.健康史

了解患者受伤的原因，如会阴部有无遭受锐器、撞击、挤压或骑跨伤史；了解患者有无骨盆骨折病史；最近有无做过尿道的器械检查或手术操作等。

2.临床表现

（1）血尿：前尿道损伤时尿道口滴血，尿液为血尿。后尿道损伤时，初期血尿或终末滴血尿道完全断裂时，不出现血尿。

（2）疼痛：尿道球部损伤，会阴部肿胀、疼痛，排尿时剧烈。后尿道损伤伴骨盆骨折，移动时疼痛，下腹部痛，局部肌肉紧张，并有压痛。病情发展出现腹胀及肠鸣音减弱。

（3）排尿困难和尿潴留：尿道挫裂伤时，尿道局部水肿、尿道外括约肌痉挛，出现排尿困难，尿道完全断裂则发生尿潴留。

（4）局部血肿与瘀斑：球部尿道损伤，常会发生会阴部、阴囊处血肿及瘀斑。

（5）尿外渗：尿道全层断裂后，用力排尿时，尿液从裂口处渗入周围组织引起尿外渗。

（6）休克：后尿道损伤伴有骨盆骨折，常因大出血导致失血性休克。

3.心理状况

尿道损伤后，患者担心尿道狭窄或闭锁，担心性功能降低或出现阳痿，担心因尿流改道致排尿形态改变，担心尿道无法恢复等。患者产生悲观、孤独等心理，以至对生活失去信心。

4.辅助检查

（1）导尿试验：检查尿道是否连续、完整。前尿道损伤可在严格无菌操作下轻缓插入导尿管，在尿道损伤处，常有阻碍感，一旦插入导尿管，说明尿道连续、完整，应留置持续导尿并作为治疗支架引流尿液。后尿道损伤伴骨盆骨折，一般不宜插入导管以免加重损伤。

（2）X线检查：疑有骨盆骨折或膀胱损伤摄腹部平片。必要时行尿道造影了解尿道损伤部位和程度，尿道断裂时有造影剂外渗。

三、护理措施

1.一般护理

采取平卧位，骨盆骨折患者睡硬板床，不得随意搬动患者，以免加重损伤。患者应避免排尿，防止尿外渗。能经口进食的患者，鼓励其多饮水，饮食宜给予高热量、高蛋白质、易消化食物。

2.病情观察

（1）伤后及术后2天内，定时测生命体征，注意有无休克症状发生。观察体温及白细胞变化，及时发现感染征象。

（2）尿外渗做多处切开引流者，观察伤口敷料渗出情况，引流物的量、色、性状及气味。若发现敷料有污染及时更换敷料，以免发生感染。

3.留置导尿管及膀胱造瘘管护理

（1）带有留置尿管或膀胱造瘘管的患者，应24h观察尿的颜色、性状和尿量，保持引流管通畅，避免扭曲、折叠，防止引流管脱落。

（2）带有留置尿管者，做尿道口周围清洁2次/天；未行膀胱穿刺造瘘术或无膀胱破裂者，冲洗膀胱1～2次/天，预防泌尿系统感染。

（3）留置尿管2周左右可以拔除，拔管后根据排尿通畅情况，适时扩张尿道。带有造瘘管的患者2周左右拔管，拔管时先夹闭造瘘管，如自行排尿顺利则予以拔管。造瘘口以无菌敷料覆盖，5～7天自行愈合。

（4）保持手术切口清洁干燥，有渗出及时更换敷料，用抗生素治疗预防感染。

4.尿道扩张护理

行后期尿道扩张时，根据患者尿道情况选择大小合适的尿道扩张器，适时定期进行尿道扩张，扩张时严格无菌操作，防止感染，动作轻缓，防止损伤、出血。

5.心理护理

采取心理疏导、解释、安慰、鼓励等方法，告诉患者要面对现实，有信心战胜疾病。尤其亲属及好友给患者精神鼓励和物质支持，可有利于解除患者的后顾之忧。

四、健康教育

1.向患者说明多饮水、进食易消化食物的意义，告诉患者在卧床、活动时的注意事项，卧床期间预防压疮。

2.解释留置导尿管及膀胱造瘘管的意义，患者后期尿道扩张时，配合医师做好尿道扩张术，以免尿道狭窄或加重。

第三节　前列腺癌

前列腺癌的发病率有明显的地理和种族差异。世界范围内，前列腺癌发病率在男性所有恶性肿瘤中位居第二。在美国前列腺癌的发病率已经超过肺癌，成为第一位危害男性健康的肿瘤。亚洲前列腺癌的发病率远远低于欧美国家，但近年来呈现上升趋势。我国癌症中心的最新数据显示，前列腺癌自2008年起已成为泌尿系统中发病率最高的肿瘤。在我国，城市人口前列腺癌的发病率要高于农村人口。

一、病因

前列腺癌的病因尚未明确，可能与以下方面有关。

（一）年龄、遗传和种族

前列腺癌患者主要是老年男性，随着年龄的增长，发病率也明显升高。有前列腺癌家族史的人群有较高的患病风险。约有9%的前列腺癌患者有家族病史。与此同时，前列腺癌的发病率有着明显的地区和种族差异，澳大利亚、新西兰、加勒比海及斯堪的纳维亚地区最高，亚洲及北非地区较低。

（二）性激素

前列腺分泌功能受雄激素睾酮的调节，促性腺激素的黄体生成素发挥间接作用。幼年阉割者不发生前列腺癌。

（三）饮食与环境

长期摄入较多的动物脂肪是一个重要的危险因素。其他危险因素还包括维生素E、硒、木脂素类、异黄酮的摄入不足；而多食番茄、多晒太阳、多饮绿茶可能成为前列腺癌发病的预防因子。但是，目前尚无足够的证据证实生活方式的改变（如降低动物脂肪摄入量及增加水果、谷类、蔬菜、红酒的摄入量）会降低发病风险。

二、临床表现

（一）症状

早期一般无明显症状，进展期肿瘤生长阻塞尿道或直接侵犯膀胱颈部、三角区时，患者可出现排尿困难、膀胱刺激征状；骨转移患者可以出现骨痛、病理性骨折、脊髓压迫症状、排便失禁等。

（二）体征

直肠指诊可触及前列腺结节。发生淋巴转移时，患者可出现下肢水肿。发生骨转移脊髓受压时可出现下肢痛、无力等表现。

三、辅助检查

（一）前列腺特异性抗原检查

前列腺特异性抗原（PSA）检查作为前列腺癌的标记物在临床上有很重要的作用。

正常男性的血清PSA浓度应＜4 ng/mL。PSA检查应在前列腺的直肠指诊后1周，膀胱镜检查、导尿等操作48 h后，射精24 h后，前列腺穿刺1个月后进行。PSA检测时应无急性前列腺炎、尿潴留等疾病。

（二）直肠指检

在前列腺癌的早期诊断中极为重要。考虑到直肠指检可能影响PSA值，直肠指检应在抽血查PSA之后进行。

（三）影像学检查

1.经直肠超声检查

可以初步判断肿瘤的大小。

2.CT检查

目的主要是协助临床医生进行肿瘤的临床分期，了解前列腺邻近组织和器官有无肿瘤侵犯及盆腔内有无肿大的淋巴结。

3.MRI检查

可以显示前列腺包膜的完整性、肿瘤是否侵犯前列腺周围组织及器官，还可以显示盆腔淋巴结受侵犯的情况及骨转移的病灶，在临床分期上也有较重要的作用。

4.全身核素骨显像检查（ECT）

前列腺癌的最常见远处转移部位是骨骼。一旦前列腺癌诊断成立，建议行ECT检查。

（四）前列腺穿刺活检

前列腺穿刺活检是诊断前列腺癌最可靠的检查，推荐经直肠、B超引导下的前列腺穿刺。但是，前列腺穿刺出血可能影响影像学临床分期，因此，应在MRI之后进行。

四、腹腔镜根治性前列腺切除术护理

（一）术前护理

1.心理护理

患者因为担心手术的安全性，惧怕手术疼痛、出血或出现意外，顾虑疾病预后以及术后可能会出现性功能障碍、尿失禁等并发症影响日常生活质量，因此而产生恐惧、焦虑等情绪。我们要在护理工作中，做好心理疏导，鼓励患者向家人和医护人员说出自己的忧虑和对于疾病治疗效果的顾虑，耐心倾听患者的倾诉，给予理解、同情和安慰。做好耐心解释工作，指导减轻术后尿失禁的训练方法，讲解手术的大致过程，告知患者腹腔镜的优势，鼓励患者积极配合治疗，提高战胜疾病的信心。

2.了解患者的排尿形态

对于留置膀胱造瘘管或保留导尿管的患者，术前应嘱患者每日饮水2000mL以上。

3.肠道准备

术前3天开始肠道准备。

4.盆底肌训练

术前指导患者进行盆底肌锻炼，告知患者进行盆底肌训练的意义。

（二）术后护理

1.病情观察

严密监测生命体征的变化。

2.管路的护理

（1）导尿管：手术后由于尿道重建，创面渗血，术后早期需要牵拉固定尿管以压迫止血，注意观察固定部位的皮肤，预防发生皮肤损伤。保持尿管通畅，妥善固定防止脱落，避免打折、弯曲受压。观察尿液颜色、性质和量的变化，并做好记录，如尿中出现粪渣有可能是术中损伤了直肠导致的，应立即通知医生并协助处理。术后导尿管保留时间较长，约3周，以利于尿道连续性的恢复，防止吻合口狭窄。注意会阴部及尿道口的清洁，预防尿路感染。

（2）伤口引流管：注意保持引流管的通畅，并妥善固定，避免打折。观察引流液的颜色、性质和量的变化，并做好记录。若引流管在较短时间内流出大量鲜红色引流液，患者伴有腹胀、腹痛、腹膜刺激征等症状，则考虑有出血发生，应及时报告医生妥善处置。若引流管引流量大且引流液颜色清亮，则多提示尿瘘或淋巴瘘。同时要注意在无菌操作下，定时更换引流袋。

3.饮食及活动指导

术后6h可取半卧位并指导患者床上活动。术后24～36h遵医嘱协助患者下床活动。待患者排气后鼓励患者多饮水，每天2000mL以上，之后从流食开始逐渐过渡到普食。

4.疼痛的护理

评估患者疼痛的原因，给予排除，必要时遵医嘱给予解痉镇痛药。

5.盆底肌锻炼

遵医嘱指导患者于术后1～3周开始进行盆底肌训练，持续4～8周，老年人可能需更长时间，叮嘱患者不可随意停止盆底肌训练，切记坚持训练才能起到有效的效果。及时反馈患者锻炼感受及效果。

6.并发症的观察

（1）术后出血：监测生命体征，观察伤口引流液的颜色、性质和量的变化，并做好记录。如患者出现血压持续降低、面色苍白、脉搏细速等症状，可能有活动性出血，应立即通知医生给予处理。

（2）尿瘘：早期发生多与膀胱尿道吻合欠佳或导尿管引流不畅有关，晚期多与吻合口感染、愈合不良有关。因此，保持各引流管通畅性及对引流液的观察，可早发现、早治疗。

（3）直肠损伤：术前做好肠道准备，术后注意引流液及尿液的颜色和性质是否有异常，一旦发生直肠损伤多需要结肠造口，之后再行二期修补。

（4）尿失禁：是前列腺癌术后的最常见并发症，将会影响患者的生活质量。尿失禁主要是因为尿道外括约肌的损伤或牵拉而出现的永久性尿失禁或暂时性尿失禁，临床上以暂时性尿失禁居多，一般术后1年内尿失禁可自愈。要注意观察患者的排尿情况，并正确指导患者进行盆底肌训练。一旦发生尿失禁的患者，应告知患者注意个人卫生，保持会阴部及床单的干燥。必要时可在阴茎部佩戴尿套或者使用成人纸尿裤，也可在夜间使用尿垫等方法，并指导患者继续进行盆底肌的训练，还可采取生物反馈治疗等措施进行改善。

（5）勃起功能障碍：是术后常见的并发症，术中保留勃起神经可以降低患者术后性功能障碍的发生率。对于已发生勃起功能障碍的患者，遵医嘱使用西地那非（万艾可）治疗，期间注意观察有无心血管并发症。

（三）出院指导

1.嘱患者注意观察排尿情况，如出现异常及时到门诊就诊。

2.生活习惯与饮食指导：多饮水，每日饮水2000 mL以上，以起到内冲洗的作用；注意休息，适当运动；应多进食当季新鲜蔬菜水果、大豆及豆制品。保持大便通畅，切忌用力排便，必要时可遵医嘱服用缓泻剂。术后3个月内避免剧烈活动，禁止骑车，防止出血。术后2个月内禁止性生活，避免久坐、久站，以免腹内压增高引起出血。尿失禁的患者出院后继续进行盆底肌的锻炼。

3.门诊随诊：告知患者定期复查PSA的意义。2年之内每1～3个月复查1次，2年以后每3～6个月复查1次，5年以后每年复查1次，并需要定期复查B超，如出现排尿困难、骨痛等不适症状及时就诊。

4.建立留置尿管患者登记本，出院1～2周对患者进行访问，了解患者有无漏尿、憋尿等现象，并给予相关指导。提醒患者尿管拔除及复查时间，嘱患者拔除尿管时可携带成人纸尿裤，以消除尿管拔除后发生尿失禁带来的不适。

五、放射性粒子植入术护理

（一）术前护理

前列腺癌多为老年患者，应向其耐心讲解植入的放射性粒子与全身放射性治疗的不同，使其消除放射性物质会对身体造成很大损伤的错误认识，树立战胜疾病的信心。

（二）术后护理

1.病情观察

定时监测意识状态及生命体征，如有异常及时通知医生。

2.饮食及活动指导

术后6h可行床上活动，术后2天内不要剧烈活动。术后6h进少量流食，多食粗纤维、易消化的食物，忌饮酒及辛辣刺激性食物。

3.环境的准备

术后患者佩戴铅制防护围裙；粒子治疗后1～2个月，孕妇、儿童和小动物与患者保持1m以上的距离。

4.并发症的观察与护理

尿道刺激症状、放射性直肠炎、尿失禁为主要并发症，可给予相应护理。

5.尿液的观察

确保尿管引流通畅，并观察引流管尿液颜色的变化、有无血凝块等。在拔除尿管后第一次排尿时，嘱患者将尿排到固定的容器中，以防止粒子丢失，如发现粒子，及时用镊子夹起，放入备用的铅罐中，送医院放疗科处理。

6.医护人员的防护

操作前应穿好防护设备，操作过程中动作熟练、准确、敏捷；近距离治疗、护理时，患者也应佩戴铅质防护围裙；在不影响治疗的情况下，尽量避开粒子植入部位，以减少与放射线接触的时间。

7.其他

术后进行盆腔X线片检查，观察粒子数目、分布情况，有无粒子移位、丢失等。

（三）出院指导

1.性生活指导

术后1个月可恢复性生活，但建议使用安全套。

2.生育指导

粒子植入治疗可能损伤生育能力，最好在手术之前储存精子。

3.家庭护理指导

在粒子植入后4个月内，与患者接触时需采取一定的防护措施，儿童、孕妇避免与患者同住一个房间。患者在术后半年内死亡应与医院取得联系，及时收回粒子，避免造成周围环境污染。

4.病情观察指导

出院时继续让患者观察排尿和大便情况，观察远期并发症。如有不适症状及时就诊。

5.术后随访

患者应终生随诊。定期进行胸部X线检查，以排除放射性粒子是否通过前列腺外周静脉丛进入肺内；定期进行前列腺CT扫描，以检查每个粒子在前列腺的精确位置；检查还包括普通的数字型直肠检查（DRE）和复查PSA，以观察疗效。

第六章 骨科疾病的护理

第一节 颈椎骨折

一、概述

在颈椎骨折中，约80%好发于第4～6颈椎节。急性外伤性椎间盘突出，则好发于第3～4颈椎。第2颈椎以上的颈椎部分属上颈椎，不仅解剖关系特殊，临床症状复杂，且损伤后的现场及入院前病死率高，其中寰枕关节及齿状突骨折各占40%，而下颈椎仅占10%左右。第3颈椎至第7颈椎称为下颈椎，发生骨折脱位较上颈椎多见。

（一）病因

颈椎由于强力过度屈曲、伸展、压缩引起骨折或脱位，常累及颈脊髓而造成高位截瘫。

1.寰枢椎骨折与脱位

在颈椎屈曲型损伤时，寰椎横韧带断裂，寰椎向前脱位，也可枢椎齿突基底部发生骨折、寰椎向前脱位。两种情况均可引起脊髓损伤。枢椎齿突基底部骨折时，也可能因当时寰推移位不明显而被忽视，骨折未能及时固定而不愈合或延迟愈合，患者开始活动时，可发生寰椎迟发性脱位或截瘫。寰枢椎亦可发生伸展性骨折-脱位，暴力垂直向下击于头部，挤压侧块，寰椎前、后弓较薄弱，可发生骨折。

2.Hangman骨折

暴力方向多来自下颌部，以致引起颈椎后仰，并于第2颈椎椎弓根部形成强大的剪应力，超过局部承载负荷时则发生该部位骨折。目前主要见于高速公路上的交通事故（急刹车时颈部过伸）及跳水意外。

3.颈椎半脱位

比较多见。可因汽车急刹车，乘客头部受惯性作用，猛向前倾引起。这种损伤易被忽视，可引起截瘫。

4.颈椎椎体骨折

多发生于第5~7颈椎体，由于强力过度屈曲引起。常合并脱位及椎间盘急性突出，引起脊髓损伤。

5.颈椎脱位

多由屈曲性损伤引起。下一椎体的前缘被压缩后，脱位之椎体向前移位，一侧或两侧椎间小关节可发生交锁，脊髓常被挫伤或压迫。

（二）分类

上颈椎骨折与脱位大体分为枕颈关节损伤、寰椎骨折、寰枢脱位、齿状突骨折、Hangman骨折。下颈椎骨折脱位包括多种损伤：颈椎椎体楔形压缩性骨折、椎体爆裂性骨折、颈椎半脱位、颈椎单侧或双侧小关节脱位、颈椎后脱位及颈椎骨折脱位等。

（三）临床表现

1.死亡率高

如暴力较强，作用迅猛，易因颈髓高位损伤而死于现场或运送途中。

2.颈部不稳感

患者自觉头颈如折断似的不稳，不敢坐起或站立，喜用双手托住头部。

3.被迫体位

如双侧关节均有脱位时，头颈呈前倾斜体位；如一侧关节脱位，头向健侧旋转并向患侧倾斜。这种体位加重了活动受限的程度，包括张口困难。

4.其他

如局部压痛、吞咽困难、发音失常等，脊髓神经受累时，则出现相应的症状及体征。

二、护理

（一）术前护理

1.心理护理

由于骨折部位特殊，病情复杂，手术风险大，患者对治疗效果期望较高。部分上颈椎骨折患者术前行颅骨牵引或Halo-Vest头-胸环牵引架固定，术后又丧失了寰枢关节的部分运动功能，导致患者头颈活动特别是旋转明显受限。患者及其家属对手术安全性、治疗效果有不同程度的担忧。因此术前进行积极、有效的心理护理，帮助建立乐观向上的心态，对于治疗的顺利进行和术后的康复都非常重要。护士首先要注意与患者的沟通取得信任；然后说明牵引和手术治疗的目的、注意事项，取得配合。介绍同种病例的手术效果，给予信心；再请术后恢复期患者介绍对手术过程的体验，以及术后疗效的自我评估，并让患者家属观看牵引治疗和术后护理的实景，打消顾虑。同时要帮助及时解决生活上的各种需求。

2.牵引护理

颈椎骨折脱位一般须进行颈椎牵引复位和制动，维持颈椎保持正常生理前凸，使颈部肌肉松弛减轻疼痛。

（1）牵引前宣教：根据患者对疾病与治疗的认知程度，进行有的放矢地教育，消除顾虑取得配合，宣教内容包括：牵引的必要性和重要性，操作方法及有关配合、注意事项。

（2）保持有效牵引：颅骨牵引重量为体重的1/10～1/7，枕颌带牵引重量一般为2～3kg。在患者颈后横放1条条形卷巾，使颈椎保持正常的前凸位。头两侧用2只沙袋固定，防止头部左右晃动。护士每班检查牵引的体位、重量是否正确，牵引绳的松紧，是否在轴线上。了解患者四肢感觉、运动功能和反射情况；有无胸闷、吞咽困难、食欲、大小便等情况，如有异常及时通知医生处理。

（3）预防感染：颅骨牵引穿针处用乙醇滴入，2次/天，观察有无渗液、红肿，如有痂皮形成不可自行去除以免造成感染。

（4）皮肤护理：尾骶部和后枕部是主要着力点，也是牵引后易出现皮肤问题的部位。护理中要注意保持床单平整清洁；指导并协助患者做抬臀，枕后可垫波浪形水枕，定时放松枕颌带牵引，对尾骶部、枕后及下颌皮肤进行按摩。并鼓励患者在床上主动活动四肢。

3.术前相关功能训练，

不管是颈前路手术还是颈后路手术，在术中和术后对体位都有特殊要求，因此重视术前相关功能训练可保证手术的正常进行与术后顺利康复。

（1）气管食管推移训练：主要用于颈前路手术。术前3～5天嘱患者本人或家属用右手的第2～4指在皮外插入切口侧的内脏鞘与血管神经鞘间隙处，持续向非手术侧推移，必须将气管推过中线。开始时每次持续5～10min，3～4次/天，逐渐增加至每次30～40min，体胖颈短者则延长时间。由于此动作可引起反射性干咳、恶心等不适，患者常不能自觉完成，护士必须交代清楚，同时强调推移训练重要性，予以指导和监督。

（2）呼吸功能训练：对于这些患者术前进行呼吸功能锻炼非常重要，特别对有慢性肺功能不全的患者，可增加肺活量，促进痰液排出，减少术后并发症。方法：用力吸气后缓慢吐出；练习正确的咳嗽，先深吸气然后声门紧闭，在腹肌、膈肌同时收缩后放开声门，一声将气咳出。

（3）俯卧位训练：主要用于颈后路手术。由于手术时间较长，且易引起呼吸道梗阻，术前必须加以锻炼以使其适应术中体位。方法：在病床上取颈后路手术位，开始每次为20～30min，以后逐渐增：加至每次2～4h。

4.术前准备

按术前常规进行准备外，需特别注意以下4点。

（1）颈后路手术者术前皮肤准备范围从前额发际到肩胛骨下缘，剃光头发，需植骨者应准备取骨区皮肤。

（2）经口咽行寰枢椎脱位手术者应重视口腔准备，及早治疗口咽感染灶，抗生素超声雾化。

（3）对于上颈椎骨折涉及高位脊髓手术者，由于术中单靠头架支撑不够稳定，为防止因体位不稳而出现脊髓损伤造成呼吸骤停。术前应准备头颈胸石膏背心，以保持术中颈椎中立位。术前1日，患者在仰卧位、张口状态下定做腹侧头颈胸石膏背心，开窗显露头面部五官，烘干后在石膏内及边缘垫上棉纸以免擦伤皮肤，试用合适后于次日带至术中用。

（4）物品准备：颈椎手术危险性大，随时可能需要抢救，床边常规备沙袋、氧气、吸引器、气管切开包、心电监护仪（含血氧饱和度监测探头）、呼吸皮囊等。

（二）术后护理

1.生命体征监测

术后入复苏室待完全清醒后回病室，持续心电监护72h，每15～30min监测血压、心率、心律、呼吸和血氧饱和度，每小时观察呼吸频率、深浅度及呼吸的音调有无异常，有无憋气、呼吸困难、血氧饱和度下降等症状。重视患者的主诉，夜间加强巡视，警惕呼吸睡眠暂停综合征，当呼吸≤10次/分，及时唤醒患者。并要注意创面有无渗血、出血及引流量，记录尿量评估出入量是否平衡，观察患者有无血容量不足早期征象，如面色改变、烦躁、哈欠、头晕等。

2.脊髓神经功能观察

术后要重视观察患者截瘫平面、四肢感觉、运动及肌力情况，评估手术减压效果。多数患者术后脊髓压迫症状有不同程度改善，也有患者术后四肢肌力、感觉、运动有所减退，多与术后脊髓水肿有关。可于术后3天内预防性静脉使用20%甘露醇250mL，2次/天，或用甲泼尼龙龙40mg微泵静推2次/天。如发现有麻木加重、活动障碍及时通知医生，以免脊髓受压过久造成不可逆的损伤。

3.切口引流管的护理

颈椎术后为避免创面渗血对脊髓、气管造成压迫，常规放置引流管行负压引流。引流管一般放置24～48h。应严密观察切口有无红肿、渗液、渗血等情况，检查切口周围皮肤张力有无增高，当发现张力增高时应通知医生，给予利水消肿治疗。保持负压引流有效，防止堵管及逆行感染。记录引流物量、颜色和性状，如血性引流液每小时＞100mL、连续3h提示有出血可能，需立即报告医生并去负压引流；如引流物颜色为淡血性或洗肉水样，24h引流量超过500mL，应考虑有脑脊液漏。

4.体位护理

由于颈椎手术的解剖特殊性，尤其是颈椎减压术后，以及内固定不确切者，术后尤其要重视体位护理。

（1）正确搬运：协助患者佩戴颈围，搬运时至少有3人以保证头颈中立位。由1名医生专门负责患者头部，其他人员将患者身体水平抬起，同时用力移至病床，取平卧位，两侧头颈沙袋制动。

（2）术后6h内去枕平卧颈部沙袋制动，6h后协助仰卧和45°半侧卧，每1～2h交替轴向翻身，保持头、颈、胸一直线。术后第1天，可抬高床头15°,或垫薄枕保持颈椎生理前凸。第2天拔除颈部伤口引流管，拍片复查内固定位置良好，可予颈围固定，鼓励患者半坐位活动。按照先90°坐位→床旁座位→床旁站立→床周行走→病室内行走的顺序进行。起床活动时必须佩戴颈托，确保颈部不扭曲、避免剧烈旋转，以防内固定松动。护士在旁边指导和保护。

（3）支具穿戴护理：上颈椎骨折行后路寰枢融合术，虽然固定疗效确切，能明显提高寰枢段前后方向的稳定性，但抗侧弯和抗旋转能力较差。为提高植骨融合率并保证内固定的可靠性，仅依靠颈围保护不能达到固定效果，术后5天为患者量身定做头颈胸支具，以确保头颈中立位不前屈不旋转，鼓励患者在支具保护下早期离床活动。

穿戴支具时必须松紧合宜，并在枕后、下颌、肩胛等骨隆突处加海绵衬垫以免皮肤破损。护士教会患者家属正确的穿戴方法。

5.饮食护理

颈椎前路手术由于术中牵拉气管食管，或麻醉鼻插管引起鼻咽部黏膜损伤水肿，患者可出现一过性咽喉痛及吞咽困难。因此，术后24～48h内指导患者多食冷饮，以减轻咽喉部的充血水肿；进清淡、易消化、半流质饮食，避免辛辣、刺激性食物及甜食，以减少患者呛咳和痰液，同时注意食物温度不宜过烫，以免加重咽喉部水肿，待疼痛减轻后进普食。对于进食少和病情危重的患者应给予静脉营养支持。

6.并发症的护理

（1）颈部血肿：是颈前路手术较危急的并发症，处理不及时可造成患者窒息死亡。主要由于血管结扎不牢固、止血不彻底、术后引流不畅，或患者凝血功能不良所致的创口出血而引起的血肿。因此在手术后48h，尤其是在12h内，除严密观察生命体征外，应密切注意颈部外形是否肿胀，引流管是否通畅和引流量是多少，有无呼吸异常，另外要认真听取患者主诉，严密观察，及时巡视。对有高血压病史者，因为本身血管弹性低下，应注意控制血压，预防和减少创口出血。

（2）喉上、喉返神经损伤：喉返神经位于下颈椎气管、食管沟内，在手术暴露过程中，颈部粗短暴露颈椎间盘较困难，或有些患者本身解剖变异、特殊体质等，因为手术暴露过程误夹、误切、牵拉过久所致。喉上神经损伤表现为术后出现一过性呛咳，不能进水等流质。喉返神经损伤表现为声音嘶哑、憋气。发现患者进流食出现呛咳，应告知患者暂禁食流质，并报告医生给予增加输液量，根据情况给予固体食物，嘱咐慢嚼细吞，一般都能自行恢复。对声音嘶哑者做好解释安慰解除顾虑。

（3）脊髓损伤加重和神经根损伤：多见于手术止血不彻底，血肿压迫引起或减压时操作的震动对脊髓的冲击、基础疾病影响；神经根的损害多源于器械的刺激、直接挫伤或对神经的牵引过度引起。该类手术患者安排安置后，应及时观察四肢的感觉活动及大小便情况，以便及时发现异常，报告医生处理。

（4）脑脊液漏：为后纵韧带与硬膜囊粘连严重，手术分离或切除后纵韧带时损伤硬膜囊所致。发现上述情况后，立即将切口负压引流改普通引流袋引流，去枕平卧，术后采取严格的颈部制动、切口局部用1kg沙袋加压。对头晕、呕吐患者，抬高床尾30°～45°,抬头低脚高位。同时报告医生，遵医嘱静脉滴注平衡液，必要时予拔管切口加密缝合。

（5）植骨块部分滑脱：与术后颈椎前屈后伸幅度较大，挤压植骨块向前移位；植骨块过大、重击后嵌入椎间隙；骨块碎裂后易移位；搬运不当、颈部制动控制不严有关。术后回病房在搬运、翻身时要保持脊柱一条直线，避免颈椎前屈、后伸幅度过大。另外选择合适的颈托或颈部外固定支架固定颈部，固定时间为3个月。严格限制颈部活动，平卧时颈部两侧用沙袋制动。严密观察，如影响吞咽及时告知医生，必要时行手术治疗。

（6）供骨处感染及血肿：主要与供骨处为松质骨，容易渗血；患者早期剧烈活动；换药无菌观念不强等有关。对于感染患者应加强换药，保持创口敷料的清洁干燥，延长起床活动时间，从5天延长至10天，以减少活动，指导合理营养。做好发热患者的护理，进行对症处理，遵医嘱全身应用抗生素。血糖偏高者监测血糖，积极进行糖尿病治疗以控制血糖。对于血肿患者，拆除缝线，清除积血并切开引流，积极抗感染治疗。供骨处有引流者要保持引流通畅及遵守无菌操作。

（7）肺部感染：是颈椎前路手术患者死亡的主要原因，特别是截瘫患者该并发症的发生率更高。护理中注意保持呼吸道通畅，及时清除分泌物，予吸氧、雾化吸入，沐舒坦口服或静脉滴注化痰治疗。指导、鼓励患者做深呼吸，有效咳嗽。对于呼吸肌麻痹患者，在患者吸气末用双手从胸廓两侧向内挤压向上推，指导患者此时做咳嗽动作，以协助排痰。同时使用抗生素控制感染。预防肺部感染的最好方法是让患者尽早从床上坐起，如戴好颈围或定制的颈部外固定支架支托坐起，有利于患者呼吸畅通，便于排痰。

（8）睡眠性窒息：是一种罕见并发症，常于术后48h内发生。主要表现为睡眠时出现呼吸障碍，甚至窒息，伴有紧急从睡眠中清醒。其原因为：术中牵拉气管或刺激咽喉部出现水肿，上呼吸道阻力增加所致；另外与悬雍垂、扁桃体肥大引起上呼吸道阻塞或气道壁塌陷有关。术后48h，尤其是24h内要加强巡视，注意观察呼吸变化，确保睡眠安全。加强呼吸道管理，保持呼吸道通畅是十分必要的。

三、健康教育

主要针对有颈髓神经功能受损导致的截瘫患者及其家属。

（一）压疮的预防

向患者及其家属介绍压疮发生的机制、好发部位及预防知识，了解预防压疮的重要性，主动配合翻身。指导家属掌握翻身的要求、方法、间隔时间。翻身时保持脊柱平直，头、脊柱、下肢成直线，以防翻身不当造成不应有的损伤。保持床单干净、平整、无渣屑。使用便器时，注意不要擦伤皮肤。无感觉部位禁用冷、热敷，防止冻伤和烫伤。

（二）尿路感染的预防

指导患者及其家属参与制订导尿管的开放时间。手术2周内保持导尿管持续开放，以使膀胱内不积存尿液，减少膀胱壁受损。2周后改为间歇性开放。鼓励患者每日饮水2000 mL以上。指导家属掌握预防尿路感染的措施，学习用按压法训练反射性排尿功能。

（三）肺部感染的预防

患者因咳嗽无力、排痰困难、呼吸道分泌物潴留而引起肺内感染。要鼓励患者深呼吸，有效咳嗽、咳痰。翻身时，叩击背部，有助痰液排出。教会家属叩击背部的方法和要求。

（四）肌肉萎缩的预防

向患者及其家属讲解功能锻炼的重要性，指导患者进行关节主动或被动活动、肌肉按摩，鼓励做力所能及的生活自理工作，以预防关节僵硬和肌肉萎缩。

（五）出院指导

告知患者出院后3个月内起床活动时需佩戴颈托或穿戴支具，避免颈部前屈、左右旋转。平卧睡眠时头颈两侧仍需用2 kg沙袋或米袋制动，以防内固定松动。于术后3、6、12个月拍片复查随访，了解内固定效果和植骨融合程度。

第二节　腰椎间盘突出症

一、概述

腰椎间盘突出症又称腰椎间盘纤维环破裂症、腰椎间盘髓核突出症，是指腰部椎间盘变性，纤维环破裂，髓核组织突出压迫和刺激相应水平的神经根、尾神经所表现的一种综合征。腰椎间盘突出症是骨科的常见病和多发病，也是引起腰腿痛最常见的原因，患者痛苦大，有马尾神经损害者可伴有大小便功能障碍，严重者可致截瘫，对患者的生活、工作和劳动均可造成严重影响。

腰椎间盘突出症好发于20～50岁的青壮年，因为这个年龄段的活动强度较大，而老年人则发病较少。男性多于女性，男女比约为10∶1。由于腰骶部活动度大，承受的压力最大，因此$L_{4\sim5}$及L_5S_1，椎间盘发病率最高。据文献报道，国外以L_5S_1，椎间盘突出症为最多，国内则以$L_{4\sim5}$椎间盘突出为最多。从种族上看，印第安人、因纽特人及非洲黑种人发病率要比其他民族的发病率低。

二、病因和发病机制

一般认为导致椎间盘突出的最主要原因是椎间盘的退行性改变。椎间盘由纤维环、髓核和透明软骨板构成。①纤维环：由纤维软组织组成，纤维排列成同心的环层。腰椎纤维环前厚后薄，前方有宽阔坚韧的前纵韧带加强，而后纵韧带较薄弱。②髓核：为胶样物质，含水量可达80%，随着年龄的增加含水量逐渐减少。③透明软骨板：与椎体高度的增长有关，它有防止髓核突入椎体松质骨的作用。正常的椎间盘富有弹性和韧性，具有强大的抗压能力，但是20岁以后椎间盘逐渐发生退行性变化。髓核中硫酸软骨素和含水量逐渐减少，膨胀力和弹性均减退，容易压缩。纤维环由于长期反复承受挤压、屈曲和扭转等负荷，因此很容易在纤维环的后部产生裂隙甚至断裂。在此基础上，一次较重的外伤，或反复多次的轻度外伤，甚至一些日常活动均可促使退变的纤维环进一步破裂。变性的髓核组织便可从破裂处膨出或脱出，压迫和刺激相应水平的坐骨神经根，从而引起一系列的症状和体征。

诱发腰椎间盘突出的因素：①过度负荷：长期从事重体力劳动和举重运动的人可因过度负荷造成椎间盘的早期退变。另外长期从事弯腰工作的人如建筑工人、煤矿工人、纺织工人等，由于需要经常弯腰提取重物，腰部负荷过度，因此亦容易诱发腰椎间盘突出。②急性损伤：外伤如腰背扭伤，并不能引起腰椎间盘突出，只是引起腰椎间盘突出的诱因。③妊娠：妊娠期间整个韧带系统处于松弛状态，后纵韧带在原先退变的基础上可致椎间盘膨出。有调查显示，多次妊娠的妇女腰椎间盘突出发病率高。④吸烟：椎间盘的营养依靠椎间盘周围血管提供，长期吸烟可使椎间盘营养不良，促进椎间盘的退变。⑤受寒与受湿：寒冷和潮湿可引起小血管收缩及肌肉痉挛，使椎间盘的压力增加，从而导致髓核的破裂。

三、病理

腰椎间盘突出症的病理变化过程，大致分为3个阶段。

（一）突出前期

此期髓核因退变和损伤可变成碎块状物，或呈瘢痕样结缔组织。变性的纤维环可因反复损伤而变薄变软或产生裂隙。此期患者可有腰部不适或疼痛，但无放射性下肢痛。

（二）椎间盘突出

外伤或正常的活动使椎间盘的压力增加，髓核从纤维环薄弱处或破裂处突出，突出物刺激或压迫神经根即发生放射性下肢痛，或压迫马尾神经而出现尿、便排出障碍。髓核突出的病理形态，可有3种类型：

1.膨隆型

纤维环部分破裂，表层完整，退变的髓核经薄弱处突出，突出物多呈半球状隆起，表面光滑完整。因后纵韧带和部分纤维环完整，突出物常可自行还纳，或经非手术疗法而还纳，临床表现呈间歇性发作。

2.突出型

纤维环已完全破裂，退变和破碎的髓核由纤维环的裂口突出，突出物多不规则，多呈菜花状或碎片状，常需手术治疗。

3.脱垂游离型

纤维环完全破裂，髓核经纤维环破口脱出，游离于后纵韧带之下，进入椎管内，造成广泛的神经根和马尾神经的损害，非手术治疗往往无效。

（三）突出晚期

腰椎间盘突出后，椎间盘本身和其他邻近结构可发生各种继发性病理改变：①椎间盘突出物纤维化：突出物可发生纤维化呈瘢痕样硬块，并和神经根、硬膜及周围组织紧密粘连。②椎间盘整个变性：椎间隙变窄，椎体上下面骨质硬化，边缘骨质增生，形成骨赘。③神经根损害：由于椎间盘突出物的刺激压迫，受累神经根在早期发生急性创伤性炎症反应，神经根充血、水肿、变粗和极度敏感，任何轻微刺激均可产生剧烈疼痛。后期神经根可发生粘连、变性和萎缩。④黄韧带肥厚：腰椎间盘突出症时，腰椎生理前凸往往消失或呈后凸畸形，使黄韧带经常处于紧张状态，张力和应力增加。侧方的增厚黄韧带，可造成侧隐窝狭窄，压迫神经根。⑤椎间关节退变与增生：因椎间盘突出及蜕变，椎间隙变窄，椎间关节代偿性负荷增加，可逐渐发生骨性关节炎。关节边缘骨质增生，可导致侧隐窝或椎间孔变窄，从而加重对神经根的压迫。

四、护理评估

（一）健康史

评估患者的年龄、身高及体重。询问患者的职业及工作体位，是否长期从事重体力劳动或从事经常弯腰的工作。评估患者有无腰部急性或慢性损伤。评估患者有无其他疾病史，如糖尿病等。

（二）身体评估

1.腰部疼痛

腰部疼痛是本病重要的症状，多数患者先有腰痛，过一段时间后才出现腿痛。疼痛范围较广泛，但主要在下腰部及腰骶部，以持续性的钝痛最为常见。疼痛程度差别很大，轻者可坚持工作，但不能从事重体力劳动，重者疼痛难忍，卧床不起，翻身困难。平卧时疼痛减轻，久站后疼痛加剧。疼痛的主要原因是椎间盘突出后刺激了邻近组织的神经纤维。

2.坐骨神经痛

典型坐骨神经痛是从下腰部向臀部、大腿后方、小腿外侧至足跟部或足背，呈放射性刺痛。患者为了减轻疼痛被迫采取腰部前屈、屈髋位，以松弛坐骨神经的紧张。当弯腰、咳嗽、打喷嚏、用力大小便，甚至大笑或大声说话时，可使疼痛加重。

3.马尾神经受压

向正后方突出的髓核或脱垂、游离椎间盘组织可压迫马尾神经，出现大小便障碍，鞍区感觉异常。

4.体征

（1）腰部压痛及放射性痛：压痛点常在病变棘突旁1cm，其特点在于不但有压痛还会向下肢放射。

（2）一侧或两侧腰肌痉挛，同时脊柱腰段生理性前凸减小或消失，严重者可有后凸畸形，此外约有65%的患者有脊柱侧弯畸形。由于腰肌痉挛，脊柱前屈、后伸活动均可受限。

（3）直腿抬高试验和加强试验：患者取仰卧位，检查者站在患者右侧身旁，一手握患者踝下方，另一手置于股前方保持膝关节伸直，然后将下肢徐徐抬高到一定角度，如患者直腿抬高在60°以内即可出现坐骨神经痛，称为直腿抬高试验阳性。其阳性率约90%。在直腿抬高试验阳性时，缓慢降低患肢高度，待放射痛消失，这时再被动背屈患肢踝关节以牵拉坐骨神经，如又出现放射痛称为加强试验阳性。

（4）神经系统表现

①感觉异常：80%患者有感觉异常。L5神经根受累者，小腿前外侧及足内侧的痛、触觉减退；S_1神经根受累者，外踝附近及足外侧痛、触觉减退。

②肌力下降：70%～75%患者肌力下降。L_5神经根受累者，踝及趾背伸力下降；S_1神经根受累者，趾及足跖屈力减弱。

③反射异常：约71%患者出现反射异常；踝反射减弱或消失表示骶神经根受累；如马尾神经受压，则为肛门括约肌张力下降及肛门反射减弱或消失。

（三）辅助检查

1.影像学检查

腰椎X线片正位片可见脊柱侧弯畸形，椎间隙左右宽度不一致；侧位片可见腰椎生理前凸减小或消失，严重者甚至后凸，椎间隙表现为前窄后宽。另外可见椎体前、后上下缘骨质增生，呈唇样突出。CT可清楚地显示椎间盘突出的部位、大小、形态和神经根、硬脊膜囊受压移位的情况。并可同时显示椎板及黄韧带肥厚、小关节增生肥大、椎管及侧隐窝狭窄等情况。

2.腰椎穿刺及脑脊液检查

多数腰椎间盘突出症患者脑脊液无异常变化，少数严重的中央型突出患者蛛网膜下隙可有部分梗阻而出现脑脊液蛋白含量轻度增高。

3.肌电图检查

在肌电图检查中，通过测定神经根所支配肌肉出现失神经波来判定受损的神经根的范围和程度，进而推断腰椎间盘突出及其部位。

（四）心理-社会评估

应注意评估患者对疾病的反应、采取的态度及应对能力。对于病程反复的慢性患者来说，由于疼痛会给日常生活带来不便，有时患者会因此产生自责及自卑等心理。

五、计划与实施

腰椎间盘突出症的治疗主要分为非手术治疗和手术治疗两种。多数患者能以非手术治疗使症状缓解。腰椎间盘突出症的总体治疗目标是患者能够主诉疼痛减轻至无痛，主诉焦虑减轻，没有手术并发症出现，能进行日常基本生活及活动。

（一）非手术治疗与护理

非手术治疗的指征是初次发病、病程较短或病程虽较长，但症状较轻，或年龄较大者，且X线片示无椎管狭窄者。

1.绝对卧床休息

当症状初次发作时，立即卧床休息。卧床休息是最好的非手术治疗方法，通过卧床可使肌肉、韧带、关节囊松弛，关节间隙增大，使局部的充血、水肿获得改善，进而减轻对神经根的压迫和刺激。护士应告诉患者即便是大小便也应在床上完成。卧床3周后可戴腰围起床活动，3个月内不可做弯腰持物动作。

2.佩戴腰围

佩戴腰围的主要的目的就是制动，也就是限制腰椎的屈曲活动，以达到损伤的腰椎间盘可以局部充分休息，为患者机体恢复创造良好的条件。使用腰围时护士应指导患者注意以下几点：

（1）腰围的规格应与患者自身的腰长度及周径相适应，腰围的上缘须达肋下缘，腰围下缘至臀裂。腰围后侧不宜过分前凸，一般以平坦或略向前凸为宜。

（2）腰围佩戴的时间要根据病情适当掌握，在腰部症状过重时，如无不适感觉应经常佩戴，不要随意取下。病情较轻的患者，可在外出时，尤其是要较久站立或较长时间坐立时佩戴。应注意过长时间使用腰围，可以使肌肉及关节活动大幅度降低，从而继发肌肉失用性萎缩以及腰椎各关节不同程度的强直，因此佩戴腰围的时间最长不应超过3个月。

（3）佩戴腰围后仍要注意避免腰部过度活动，一般以完成正常的日常活动及工作的活动为适度。

（二）手术治疗及护理

已经确诊的腰椎间盘突出症患者，经严格非手术治疗无效，或马尾神经受压者可考虑手术治疗。常用的手术方式有髓核摘除术、半椎板或全椎板减压椎间盘摘除术。

1.术前护理

（1）心理护理：腰椎间盘突出症患者由于病程较长，反复发作，需手术治疗者往往症状较重，要求手术尽快解除痛苦，但对手术后的效果及术后需长时间卧床、生活不能完全自理而顾虑重重。因此，术前护士应对患者寄同情，以真诚同情之心对待患者，对患者的疑问要给予及时解答，向患者解释手术的重要性、手术后的效果等。鼓励患者消除顾虑，增强战胜疾病的信心，以取得患者对医护人员的充分信任，积极配合医护人员渡过手术关。

（2）了解病情，评估患者的临床症状，如疼痛性质、范围、感觉丧失区域及肢体麻木程度等，并做详细的记录，以便于术后做比较。

（3）训练患者翻身和正确地上下床，为术后下地活动增强信心。下床法：患者俯卧在床的一侧，保持腰椎平直放松，屈双肘前臂与肩同宽，双腿先后着地，肘及前臂稍用力撑床抬起上身，双手撑床站立。上床法：患者站在床一侧，双腿屈膝，两手扶床，上身俯卧床上，双腿先后上床。

（4）指导患者床上平卧位大小便，避免术后排便、排尿困难。

2.术后护理

（1）卧床休息：术后先采取硬板床平卧位6h，然后每隔2～3h协助患者翻身。翻身时护士应采取轴线翻身的原则，即一手扶住患者的肩胛部，另一手扶住患者的臀部，协助患者慢慢转动成侧卧位。

（2）引流管护理：护士应注意观察引流液的颜色、性质及量，定期处理引流物，保持管道通畅。术后第2天，如果引流量小于50mL，则可拔除引流管。如引流物颜色变清亮，引流量突然增多应及时通知医师。

（3）观察生命体征及神经功能：患者返回病房后，应每1～2h测量体温、脉搏、呼吸、血压各一次，24h平稳后改为每6h测量一次。观察伤口敷料有无渗血以及渗血的范围。术后24h内严密观察患者双下肢及会阴部神经功能的恢复情况，并与术前进行对比，如出现神经受压症状并进行性加重者，应立即报告医师。

（4）术后并发症的观察：①椎间隙感染：椎间隙感染是手术的严重并发症，护士应严密注意观察。若患者于术后1～3d突然出现腰部剧烈疼痛或下肢疼痛，活动加剧，不敢翻身并有低热、白细胞增多等，应考虑到术后椎间隙感染，立即报告医师。②神经根水肿、粘连：如术后出现原麻木区和疼痛不消失或较前加重，应想到神经根水肿、粘连的可能。③尿潴留：大多数患者术后发生尿潴留与不习惯卧位排尿、麻醉时药物对骶神经阻滞或术中对马尾神经的牵拉有关。护士应先诱导患者排尿，如让患者听水声，用热水袋敷下腹部或轻按摩下腹部等，若经上述各种方法仍不能排尿而膀胱明显充盈，应采用导尿术。

（5）功能锻炼：术后功能锻炼是腰椎间盘突出症患者巩固疗效极为重要的措施，

具体的锻炼方法及原则为：

①待麻醉作用消失后，协助患者直腿抬高，每次抬高30°～70°。术后第2天引流管拔除后应鼓励患者主动直腿抬高，协助患者屈膝屈髋等被动活动。下肢的屈伸移动可牵拉神经根，并使神经根有1cm范围的移动，因此可防止神经根的粘连。

②卧床期间坚持每日活动四肢，以防失用性肌萎缩、肌力减退等，活动踝关节、膝关节以免影响日后下地行走。嘱患者做扩胸、深呼吸，以增加肺活量，促进换气功能，预防肺部并发症。教会患者自行按摩腹部，以增加腹肌的张力，减少腹胀、尿潴留及便秘的发生。

③术后第7天开始锻炼腰背部肌肉，其目的在于增强腰背肌肌力，使肌肉韧带的弹性恢复，保持腰椎生理前凸，以增强脊柱的稳定性。具体锻炼的方法为五点支撑法：仰卧位先屈肘伸肩，而后屈膝伸髋，同时收缩背伸肌，以双脚双肘及头部为支点，使腰离开床面，每日坚持锻炼数十次。1～2周后改为三点支撑法，即双肘屈曲贴胸，以双脚及头枕为三支点，使整个身体离开床面，坚持每日数十次，最少坚持4～6周。

（三）健康指导

出院前护士应叮嘱患者术后需要定期复查，如发现腰背部疼痛、下肢疼痛、麻木、感觉异常等及时与医师联系。另外，护士应明确患者和家属的需求，给予患者相关指导，主要为活动指导及日常生活中应注意的事项。

1.活动指导

患者出院后的一切活动要严格遵照医师及护士的要求。术后第1周，患者可做短距离散步，可以坐车，但不可驾车。应避免举重物，不可爬楼梯，可自行淋浴，但不可参加运动。术后第2周，患者可坐、站、散步等，但如感觉疲倦，需稍作休息，这一时期患者仍不可参加运动。术后第3～8周，患者能从事一些轻松的工作，但应避免弯腰、举重物、腰部旋转等。术后第12周，可逐渐恢复以往的工作量，但仍需注意避免由高处搬重物。术后半年到1年，仍避免腰部的过度劳累，以防手术后肌肉未痊愈前，再受到损伤而造成旧病复发或脊椎的伤害。

2.日常生活中应注意的事项

（1）采取正确的站立体位：膝关节微屈，缩紧腹部肌肉以缩拢臀部，尽量使下背部平直。需长时间站立时，可两腿交替活动以减少髋部及脊椎的负重。

（2）坐姿与坐具的选择：坐位时应尽量保持上身的平直，最好使用有靠背的椅子，这样使腰背部有所依靠，以减轻其负担。坐具应以高矮合适并有适当后倾角的靠背为佳，椅子的靠背以后倾100°左右，高为20~25cm为宜。椅子的高度以能使患者膝部屈曲90°~100°,两足能平放地面为宜。

（3）床的选择：睡床应保证患者在仰卧位时能保持腰椎生理前凸，侧卧位时不使脊柱侧弯为宜。硬板床最好，绷紧的床次之。软钢丝床由于在患者仰卧位时可使脊柱呈弧形，易使腰部肌肉、韧带、骨关节等疲劳，因而不宜使用。

（4）弯腰搬物体：弯腰搬物时，较为适宜的姿势是先将身体尽可能靠近物体，屈曲膝关节和髋关节，充分下蹲后，将物体拾起，然后挺直胸、腰部将物体搬运起来。错误的搬运姿势是：直腿站立，在不屈曲膝关节和髋关节的情况下弯腰搬取物体。

（5）加强劳动保护及防护：若在寒冷潮湿的环境中工作后，应坚持洗热水澡以驱寒除湿，消除疲劳。另外，勿穿拖鞋及高跟鞋，以使身体重心平衡。

（6）指导患者继续加强背肌锻炼：主要目的是加强患者腰背部肌肉的力量。

第三节　骨与关节结核

一、脊柱结核患者的护理

脊柱结核是结核分枝杆菌侵犯脊柱的一种继发性病变，占全身骨与关节结核的首位。其中椎体结核为99%，是由于椎体负重大、劳损多；椎体上肌肉附着少，椎体内松质成分多，椎体营养动脉多为终末动脉所致。在整个脊柱中，又以腰椎发病率最高，胸椎次之，胸腰段居第三位。本病以儿童多见。

（一）病情评估

1.病史

（1）了解患者有无肺结核或其他结核病史，了解结核病的发病时间、药物治疗情况及痰菌结果。

（2）了解患者有无与结核患者的接触史、生活史及其他疾病史。

（3）了解患者有无药物过敏史。

（4）了解患者肝、肾、心、肺功能，评估患者对手术的耐受力。

2.身体状况

（1）观察患者的体温、脉搏、呼吸、血压，注意有无全身中毒症状。

（2）观察脊柱生理曲度，有无后凸畸形以及其部位、程度。

（3）观察脓肿的部位、流向及与病灶的关系。

（4）评估感觉、运动及括约肌功能，了解有无压迫脊髓。

（5）观察患者用药后效果，以及药物的毒副作用。

（6）评估患者的营养状态及饮食情况，有无食欲不佳、体重下降或贫血。

3.心理及认知状况

对疾病缺乏正确认识，担心预后不佳或复发，合并截瘫，以及因治疗康复时间长而影响生活及工作等因素易导致患者出现消极的情绪反应，因而需观察患者的心理反应；评估患者的心理状况、评估患者对疾病的认知程度；了解患者经济承受能力及家庭对患者的支持程度。

4.临床特点

（1）全身症状：患者常有午后低热、食欲不佳、消瘦、盗汗、疲乏无力等症状。

（2）局部症状：

①疼痛：多为轻微钝痛，活动后加重，休息后减轻。在受累脊椎的棘突有压痛及叩击痛。脊髓及神经根受压时常有神经的放射痛。

②姿势异常：因病变部位不同，患者所采取的姿势也不同。颈椎结核患者常有头前倾、颈缩短、双手托住头部的姿势；腰椎结核患者站立、行走时头向后仰，腰部僵直如板，拾物时不敢弯腰而取屈髋、屈膝位，以防腰背疼痛，称为拾物试验阳性。

③脊柱畸形：脊柱结核最常见的畸形是后凸畸形，侧弯不常见。后凸畸形严重者，胸骨向前突出呈“鸡胸”畸形。

④活动受限：由于病椎周围肌群保护性痉挛，导致受累脊柱活动受限。

⑤寒性脓肿及窦道：脓肿可在局部扩散为椎旁脓肿，颈椎结核脓肿可汇聚于咽后壁及颈两侧，腰椎结核其脓肿可沿腰大肌向下引流到下腹部，成为腰大肌脓肿。脓肿破溃后可出现窦道，经久不愈。

⑥脊髓压迫症状：当脓肿及病灶压迫脊髓时，患者可出现不同程度的感觉、运动、反射、括约肌功能障碍。

5.辅助检查

X线片可显示骨质破坏，椎间隙变窄或消失，椎体塌陷、空洞、死骨和软组织阴影等征象。CT、MRI检查能显示病椎与脊髓的关系、受累的程度及范围。

（二）护理问题

1.焦虑

与病程长、对疾病预后担忧有关。

2.自理能力缺陷

与截瘫或牵引、石膏等医疗限制有关。

3.营养失调：低于机体需要量

与代谢需要增加有关。

4.疼痛

与炎症化学刺激有关。

5.体温升高

与感染有关。

6.有皮肤完整性受损的危险

与局部长期受压、体液刺激、机体营养状况不良等有关。

7.潜在并发症

气胸、截瘫。

8.知识缺乏

缺乏治疗及康复知识。

（三）护理目标

1.患者焦虑减轻或消失。

2.患者卧床期间生活需要能得到满足，患者能达到病情允许下最大限度的自理能力。

3.维持营养及体液平衡。

4.患者疼痛减轻，舒适感增加。

5.患者生命体征平稳。

6.患者皮肤完整无破损。

7.预防或减少并发症的发生。

8.患者及其家属获得疾病治疗及康复知识。

（四）护理措施

1.手术治疗及术前护理

（1）心理护理：脊柱结核系慢性病，病程长，抗结核药应用时间可长达2年，用药过程中可出现毒副作用，加之患者体质弱，生活自理能力下降甚至丧失，而且大部分患者发病前生活即处于贫困状态，发病后则是“雪上加霜”，容易产生悲观厌世情绪。医护人员应深入病房，耐心解释病情及预后，解除顾虑，取得患者及其家属的支持与配合，调动其主观能动性，配合治疗，对治疗充满信心。

（2）饮食：告知患者及其家属，充足的营养是促进结核病治愈的重要措施之一。鼓励进食高蛋白质、高热量、富含维生素的食物，如牛奶、鸡蛋、瘦肉、豆类、鱼、麦片、新鲜蔬菜和水果。同时注意饮食的多样化及色、香、味、形等，以促进消化液的分泌，增加食欲。保证总热量在8368～12552kJ/d，其中蛋白质1.5～2.0g/（kg·d）。对肝功能和消化功能差的患者，给予低脂、高蛋白质、清淡的膳食，以减轻胃肠及肝脏的负担。

（3）体位：脊柱结核患者需卧硬板床休息。但患者往往难以遵守，需督促执行，并反复向患者及其家属强调卧床休息的必要性；预防瘫痪或瘫痪加重，降低机体代谢，减少消耗；对病变处于静止期，脊柱仍不够稳定的患者，可用颈托、腰围或石膏背心保护。

（4）皮肤护理：脊柱结核患者由于长期卧床，营养低下，活动无耐力，极易出现皮肤破损。应经常为患者擦浴，按摩受压部位及骨隆突处；保持床单清洁、平整、干燥；鼓励患者在床上充分活动肢体，必要时协助翻身；当寒性脓肿向体外穿破形成窦道时，应及时更换敷料，防止脓液侵蚀局部皮肤引起溃烂。

（5）用药护理：

①大多数抗结核药物对肝脏都有一定的毒性作用，应定时进行肝功能监测。

②若出现指（趾）末端疼痛、麻木等症状，系异烟肼引起的周围神经炎，可予以维生素B_6加以防治。

③若出现耳鸣、耳聋、眩晕等症状，系链霉素、卡那霉素对听神经的损害，应及时停药。

④若视力有改变，系乙胺丁醇对视神经的损害，应及时停药。

⑤若出现胃肠道反应而影响食欲，系对氨基水杨酸钠引起，可使用碳酸氢钠减轻

不良反应。

（6）病情观察：

①体温和脉搏：患者入院后不管体温、脉搏正常与否，均应每日测3次且应准确，以便观察其变化，从而判断抗结核药物的疗效及选择手术时机，为医生制定下一步的治疗方案提供客观的依据。

②肢体及排便功能：观察患者四肢活动、感觉有无减退或消失，大、小便是否障碍等，从而判断病情是否好转或加重，以便医生调整治疗方案。

（7）备皮：手术前，根据手术方式给予相应的备皮。如颈椎前路手术需刮胡须，后路手术则需剃头；胸、腰椎前路手术需剃胸毛，后路手术则需准备整个背部的皮肤；需植骨时，准备会阴部皮肤。

2.术后护理

（1）体位：根据麻醉方式选择体位。颈椎结核术后需用颈托或沙袋固定颈部，以防颈部扭曲引起植骨块松动、内置物断裂。腰椎结核前路术后需用沙袋压迫伤口，以防病灶处渗血及无效腔形成。根据手术部位与方式决定卧床时间，一般为3～6个月。

（2）潜在并发症的观察与护理：

①休克：由于脊柱结核患者病程长，存在不同程度的营养不良，手术创面大，术后可能出现低血容量性休克。加之手术常使用全身麻醉，因此，术后3h内需每30min测量1次脉搏、呼吸、血压，病情平稳后24h内每1～2h测量1次，同时观察肢端温度、皮肤弹性、皮肤及口唇色泽，毛细血管回流反应、尿量等，谨防低血容量性休克。一旦出现，应及时报告医生，加大氧气流量，加快输液速度或输血。

②窒息：颈椎结核并有咽后壁脓肿或全身麻醉术后未清醒时可出现窒息。应向患者及其家属说明：颈椎结核出现咽后壁脓肿时可导致吞咽困难，应根据吞咽程度选择易消化的、高营养的流食、半流食、软食，进食速度慢而均匀，防止食物呛入气管而窒息；全身麻醉术后患者在清醒前去枕平卧，头偏向一侧，并有专人守护，避免呕吐物误吸。一旦出现窒息，迅速吸出异物，必要时气管切开。

③瘫痪：当体位不当致脊髓受压或手术后脊髓水肿等均有可能引起瘫痪或使原有瘫痪加重。应观察患者的双下肢运动、感觉、大小便等情况，若功能改善，表示已解除脊髓受压；若功能变差，则可能为脊髓水肿等，应立即报告医生做相应处理。

④气胸：由于胸椎结核病灶清除术过程中易致胸膜破裂而出现呼吸困难等，不必

惊慌。少量积气，可自行吸收；积气量较大时，出现呼吸音减低、呼吸短促、胸闷等缺氧症状，应及时报告医生，并协助做闭式抽气；合并有血气胸时，应做胸腔闭式引流，并给予高流量吸氧。

（3）功能锻炼：鼓励卧床患者翻身，坐起或下床活动；合并截瘫或脊柱不稳者，做抬头、扩胸、深呼吸、咳嗽和上肢运动，同时进行被动活动并按摩下肢各关节，以防止关节粘连、强直。进行功能锻炼时应注意：

①活动时间：术后1～2天内并有发热时不宜锻炼，以免引起疼痛，加重心脏负担，使病情恶化。

②活动量：根据患者耐受能力而定，以不感到疲劳为宜，且应循序渐进，持之以恒。

③观察反应：锻炼过程中，如出现活动后精神不振、疲乏无力、疼痛加剧、病情加重等，应暂停锻炼。

（五）康复与健康指导

1.由于骨与关节结核患者治疗时间长，且需采取综合措施才能彻底治愈，必须取得家属的重视与支持以及患者的配合，出院指导尤为重要。

2.适当休息，保证营养供给。

（1）服药：在医生指导下连续服用抗结核药2年左右，不可间断并注意观察药物的毒副作用，每月检查血常规、血沉、肝功能和听力等。

（2）了解痊愈标准：①全身情况良好，体温正常，食欲好，连续3次血沉正常。②局部症状消失，无疼痛，窦道闭合。③X线显示：脓肿缩小乃至消失，或已钙化。④无死骨，病灶边缘轮廓清晰。⑤起床活动已1年，仍能保持上述4项指标。符合上述标准可停止抗结核治疗，但仍需定期复查。

二、髋关节结核患者的护理

髋关节结核占骨关节结核的20%～30%，发病率仅次于脊柱结核及膝关节结核，多发生于10岁以下儿童。髋关节结核中以单纯滑膜结核较多见，其次为单纯骨结核和晚期全关节结核。

（一）病情评估

1.病史

了解患者有无结核病史或接触史，询问结核病的发病时间、治疗情况。了解患者有无其他疾病史及药物过敏史。

2.身心状况

（1）评估患者有无结核病的全身中毒症状。

（2）局部症状：观察疼痛的部位、性质及程度，儿童有无夜啼现象。观察有无关节肿胀、畸形、肢体短缩变形。评估患肢关节功能，有无活动受限。观察有无窦道形成，评估X线检查结果，观察药物治疗效果及不良反应，评估患者心理状态及对疾病的认知程度。

3.临床特点

（1）全身症状：有低热、食欲不振、消瘦、贫血等结核病全身表现。

（2）局部症状：

①疼痛：早期多为偶发的髋关节疼痛，逐渐发展为经常性疼痛，并有压痛，活动时加重。疼痛随病变的发展而加重，可沿闭孔神经向膝部放射。儿童在夜间熟睡时，由于保护性肌肉痉挛消失，翻身或关节活动时可引起疼痛，常有惊哭现象，称为“夜啼”。

②功能受限：由于活动时关节疼痛可引起肌肉痉挛，起到保护性的制动作用。肌肉痉挛导致髋关节活动受限，可引起关节强直或股四头肌、臀肌失用性肌肉萎缩。

③畸形：髋关节发生屈曲内收挛缩畸形。患者取仰卧位，将下肢伸直时，腰椎产生代偿性前凸加大；将腰放平时出现曲髋畸形，称为Thomas征阳性。由于股骨头、髋臼进行性破坏和屈曲内收痉挛，可引起髋关节病理性脱位或肢体短缩。儿童因有骨骺生长受影响，肢体短缩更明显。由于疼痛、骨质破坏、畸形和肢体变短、患者有不同程度的跛行，甚至不能走路。

④肿胀及脓肿：晚期可见髋部肿胀，常有炎性脓肿或窦道形成，大多出现在大腿上外侧或前外侧、髋关节内侧，常有混合感染。

（3）辅助检查：

1）X线检查：应拍摄骨盆正位片，以便对照。一般X线表现骨质破坏、死骨、空洞、骨质疏松、关节间隙增宽或狭窄。关节囊肿张，闭孔变小。

2）其他：明确诊断应依靠病理学和细菌学检查。

（二）护理问题

1.疼痛

与关节结核有关。

2.舒适的改变

与肢体活动受限有关。

3.营养失调：低于机体需要量

与机体消耗代谢增加有关。

4.体温升高

与感染有关。

5.皮肤完整性受损的危险

与肢体固定、局部皮肤长期受压有关。

6.潜在并发症

关节病理性脱位、废用综合征。

7.知识缺乏

缺乏疾病及康复知识。

（三）护理目标

1.患者疼痛减轻或疼痛被控制。

2.患者能接受规定的卧位，患者自诉舒适感增加。

3.患者体重在正常范围

4.患者生命体征正常。

5.患者皮肤完整清洁无破损。

6.未发生并发症或及时发现并处理。

7.患者了解疾病及康复相关知识。

（四）护理措施

1.一般护理

（1）发热护理：肺结核患者长期低热、盗汗，应及时擦洗皮肤，更换清洁干燥的衣裤、床单，使患者舒适。若退热过程中患者大量出汗，体液丢失过多，要鼓励患者多饮水，适当给予静脉补液，维持水、电解质平衡，防止发生虚脱。若体温超过39℃，应每4h测量体温1次，并采用物理降温措施，如温水擦浴、乙醇擦浴、冰敷等，必要时给予药物降温，防止惊厥、谵妄等发生。

（2）休息及饮食护理：保持病室空气新鲜，适当调节室温及光线，使患者得到良好的休息，可降低机体代谢，减少消耗，有利于机体康复。指导患者进食高蛋白质、高热量、高维生素、粗纤维食物，必要时静脉补充氨基酸、白蛋白、新鲜血，以提高机体抵抗力。

（3）疼痛护理：观察疼痛的部位、性质及程度，消除诱发疼痛的因素。应用松弛疗法减轻患者的不舒适感。限制患肢活动，使用支架、皮牵引或石膏固定患肢于功能位，可以缓解肌肉痉挛，减轻疼痛，防止关节畸形。疼痛剧烈时，遵医嘱适当给予镇痛剂。在进行护理操作过程中动作应轻柔，以免增加患者的痛苦。

（4）给药护理：遵医嘱使用抗结核药，合理安排给药时间及控制药物浓度，在用药过程中，注意观察药物的用药效果及毒副作用，定期复查肝肾功能，若发现恶心、呕吐、耳鸣、听力下降、肝肾功能损害等症状，应及时告诉医生以便采取相应措施，或更换药物。

（5）牵引护理：保持牵引的有效性，观察牵引装置是否起到有效地牵引作用。注意牵引肢体的肢端血液循环，包括皮肤颜色、温度、感觉、运动、足背动脉搏动及患者的主诉，出现异常及时处理。

2.术前护理

（1）心理护理：耐心倾听患者主诉，了解患者的心理状况。积极与患者沟通，关心、安慰患者，介绍手术相关知识，解除其思想顾虑，使患者情绪稳定，积极配合治疗及护理。

（2）术前准备：完成手术区皮肤准备，交叉配血试验，药物过敏试验及常规禁食水。

3.术后护理

（1）病情观察：观察生命体征变化，每2h监测体温、脉搏、呼吸、血压，及时防治休克。观察伤口渗血情况，保持敷料清洁干燥，避免大小便污染，有渗液、渗血应及时更换敷料。

（2）引流管护理：妥善固定引流管，防止扭曲、滑脱。经常捏挤引流管以保持引流通畅，观察并记录引流液的量及性状。

（3）预防并发症：加强皮肤护理，勤擦洗及按摩受压部位，保持床单清洁、干燥、平整，防止压疮发生；经常翻身拍背，鼓励患者咯痰，避免着凉，防止坠积性肺炎发生；留置尿管者，鼓励饮水，每日做膀胱冲洗，训练膀胱功能，尽早拔管，防止尿路感染。

（4）功能锻炼按摩患肢，指导患者做患肢股四头肌等长收缩运动以及病变以外关节的全方位运动，预防肌肉失用性萎缩及关节僵硬的发生。拆除石膏后，鼓励患者积极主动地进行患肢关节锻炼，学会扶拐行走，逐渐进行患肢的负重练习。

（五）康复与健康指导

1.向患者讲解疾病的防治方法，指导患者定期复查，及早发现旧病复发的征象。

2.向患者及其家属讲解长期治疗的重要性，出院后坚持服用抗结核药并观察药物的不良反应。膝、髋关节的用药时间一般为1～2年。

3.指导患者增加营养，多进食高热量、高蛋白质、高维生素食物，提高机体抵抗力，预防结核复发。

4.讲解功能锻炼的重要性，指导患者有计划地进行功能锻炼。

三、膝关节结核患者的护理

膝关节结核临床上较常见，仅次于脊柱结核，占全身骨关节结核的第二位。因膝关节滑膜丰富，故多发滑膜结核。

（一）病情评估

1.病史

了解患者有无结核病史或接触史，询问结核病的发病时间、治疗情况。了解患者有无其他疾病史及药物过敏史。

2.身心状况评估

（1）评估患者有无结核病的全身中毒症状。

（2）局部症状：观察疼痛的部位、性质及程度，儿童有无夜啼现象；观察有无关节肿胀、畸形、肢体短缩变形；评估患肢关节功能，有无活动受限；观察有无窦道形成。

（3）评估X线检查结果。

（4）观察药物治疗效果及不良反应。

（5）评估患者心理状态及对疾病的认知程度。

3.临床特点

（1）全身症状：起病缓慢，全身表现有消瘦、食欲减退、盗汗发热、血沉增快等。

（2）局部症状：膝部疼痛和跛行：关节间隙处压痛明显，儿童也可出现“夜啼”现象。单纯滑膜结核和单纯骨结核疼痛多不明显，具有活动后加重，休息后减轻的特点，局部压痛；发展为全关节结核时，疼痛加重。单纯滑膜结核和单纯骨结核跛行不明显，全关节结核或局部严重畸形时，跛行严重，甚至不能行走。

（3）肿胀与脓肿：膝关节呈梭形肿胀，出现保护性肌肉痉挛，导致关节活动受限。单纯骨结核肿胀多局限病变一侧；单纯滑膜结核肿胀范围普遍；肿胀形成后在关节周围呈现局限性隆起。

（4）局部畸形：常见关节屈曲畸形，晚期因膝关节交叉韧带破坏，膝关节发生后脱位，形成膝关节屈曲挛缩、小腿向后方移位并外旋畸形。

（5）肌肉萎缩：股四头肌萎缩最明显。

（二）护理问题

1.疼痛

与关节结核有关。

2.舒适的改变

与肢体活动受限有关。

3.营养失调：低于机体需要量

与机体消耗代谢增加有关。

4.体温升高

与感染有关。

5.皮肤完整性受损的危险

与肢体固定、局部皮肤长期受压有关。

6.潜在并发症

关节病理性脱位、废用综合征。

7.知识缺乏

疾病及康复知识缺乏

（三）护理目标

1.患者疼痛减轻或疼痛被控制。

2.患者能接受规定的卧位，患者自诉舒适感增加。

3.患者体重在正常范围。

4.患者生命体征正常。

5.患者皮肤完整清洁无破损。

6.未发生并发症或及时发现并处理。

7.患者了解疾病及康复相关知识。

（四）护理措施

1.一般护理

（1）发热护理：肺结核患者长期低热、盗汗，应及时擦洗皮肤，更换清洁干燥的衣裤、床单，使患者舒适。若退热过程中患者大量出汗，体液丢失过多，要鼓励患者多饮水，适当给予静脉补液，维持水、电解质平衡，防止发生虚脱。若体温超过39℃，应每4h测量体温1次，并采用物理降温措施，如温水擦浴、酒精擦浴、冰敷等，必要时给予药物降温，防止惊厥、谵妄等发生。

（2）休息及饮食护理：保持病室空气新鲜，适当调节室温及光线，使患者得到良好的休息，可降低机体代谢，减少消耗，有利于机体康复。指导患者进食高蛋白、高热量、高维生素、粗纤维食物，必要时静脉补充氨基酸、白蛋白、新鲜血，以提高机体抵抗力。

（3）疼痛护理：观察疼痛的部位、性质及程度，消除诱发疼痛的因素。应用松弛疗法减轻患者的不舒适感。限制患肢活动，使用支架、皮牵引或石膏固定患肢于功能位，可以缓解肌肉痉挛，减轻疼痛，防止关节畸形。疼痛剧烈时，遵医嘱适当给予镇痛剂。在进行护理操作过程中动作应轻柔，以免增加患者的痛苦。

（4）给药护理：遵医嘱使用抗结核药，合理安排给药时间及控制药物浓度，在用药过程中，注意观察药物的用药效果及毒副作用，定期复查肝肾功能，若发现恶心、呕吐、耳鸣、听力下降、肝肾功能损害等症状，应及时通知医生以便采取相应措施，或更换药物。

（5）牵引护理：保持牵引的有效性，观察牵引装置是否起到有效地牵引作用。注意牵引肢体的肢端血液循环，包括皮肤颜色、温度、感觉、运动、足背动脉搏动及患者的主诉，出现异常及时处理。

2.术前护理

（1）心理护理：耐心倾听患者主诉，了解患者的心理状况。积极与患者沟通，关心、安慰患者，介绍手术相关知识，解除其思想顾虑，使患者情绪稳定，积极配合治疗及护理。

（2）术前准备：完成手术区皮肤准备，交叉配血试验，药物过敏试验及常规禁食水。

3.术后护理

（1）病情观察：观察生命体征变化，每2h监测体温、脉搏、呼吸、血压，及时防治休克。观察伤口渗血情况，保持敷料清洁干燥，避免大小便污染，有渗液、渗血应及时更换敷料。

（2）引流管护理：妥善固定引流管，防止扭曲、滑脱。经常捏挤引流管以保持引流通畅，观察并记录引流液的量及性状。

（3）预防并发症：加强皮肤护理，勤擦洗及按摩受压部位，保持床单清洁、干燥、平整，防止压疮发生；经常翻身拍背，鼓励患者咯痰，避免着凉，防止坠积性肺炎发生；留置尿管者，鼓励饮水，每日做膀胱冲洗，训练膀胱功能，尽早拔管，防止尿路感染。

（4）功能锻炼：按摩患肢，指导患者做患肢股四头肌等长收缩运动以及病变以外关节的全方位运动，预防肌肉失用性萎缩及关节僵硬的发生。拆除石膏后，鼓励患者积极主动地进行患肢关节锻炼，学会扶拐行走，逐渐进行患肢的负重练习。

（五）康复与健康指导

1.向患者讲解疾病的防治方法，指导患者定期复查，及早发现旧病复发的征象。

2.向患者及其家属讲解长期治疗的重要性，出院后坚持服用抗结核药并观察药物的不良反应。膝、髋关节的用药时间一般为1～2年。

3.指导患者增加营养，多进食高热量、高蛋白质、高维生素食物，提高机体抵抗力，预防结核复发。

4.讲解功能锻炼的重要性，指导患者有计划地进行功能锻炼。

第七章　肿瘤科疾病的护理

第一节　颅内肿瘤

一、概述

颅内肿瘤即各种脑肿瘤，是常见的神经系统疾病之一。一般分为原发和继发两大类。原发性颅内肿瘤可发生于脑组织、脑膜、脑神经、垂体、血管残余胚胎组织等；继发性颅内肿瘤由身体其他部位如肺、子宫、乳腺、消化道、肝脏等的恶性肿瘤转移至脑部，或由邻近器官的恶性肿瘤由颅底侵入颅内。

据统计，就全身肿瘤的发病率而论，颅内肿瘤居第5位，仅低于胃、子宫、乳腺、食管肿瘤。颅内肿瘤可发生于任何年龄，以成人多见，其发病年龄、好发部位与肿瘤类型存在相互关联。少儿多发生在幕下及脑的中线部位，主要为髓母细胞瘤、颅咽管瘤及室管膜瘤；成人以大脑半球胶质瘤为最多见，如星形细胞瘤、胶质母细胞瘤、室管膜瘤等，其次为脑膜瘤、垂体瘤及颅咽管瘤、神经纤维瘤海绵状血管瘤等；老年人以多形性胶质母细胞瘤、脑膜瘤、转移瘤等居多。

（一）病因

颅内肿瘤和其他肿瘤一样，病因尚不完全清楚，可能与以下几种因素有关。

1.遗传因素

据报道，神经纤维瘤、血管网状细胞瘤和视网膜母细胞瘤等有明显家庭发病倾向，这些肿瘤常在一个家庭中的几代人出现。胚胎原始细胞在颅内残留和异位生长也是颅内肿瘤形成的一个重要原因，如颅咽管瘤、脊索瘤、皮样囊肿、表皮样囊肿及畸胎瘤。

2.电离辐射

目前已经肯定，X线及非离子射线的电离辐射能增加颅内肿瘤发病率。颅脑放射（即使是小剂量）可使脑膜瘤发病率增加10%，胶质瘤发病率增加3%～7%；潜伏期长，可达放射后10年以上。

3.外伤

创伤一直被认为是脑膜瘤或胶质细胞瘤发生的可能因素。文献报道在头颅外伤的局部骨折或瘢痕处出现脑膜瘤的生长。

4.化学因素

亚硝胺类化合物、致瘤病毒、甲基胆蒽、二苯蒽等都能诱发脑瘤。

（二）临床表现

1.一般症状和体征

脑瘤患者颅内压增高症状约占90%以上。

（1）头痛、恶心、呕吐：头痛多位于前额及颞部，开始为阵发性头痛渐进性加重，后期为持续性头痛阵发性加剧，早晨头痛更重，间歇期正常。颅后窝肿瘤可致枕颈部疼痛并向眼眶放射。幼儿因颅缝未闭或颅缝分离可没有头痛只有头昏。呕吐呈喷射性，多伴有恶心，在头痛剧烈时出现。由于延髓呕吐中枢、前庭、迷走神经受到刺激，故幕下肿瘤出现呕吐要比幕上肿瘤较早且严重。

（2）视神经盘水肿及视力减退：是颅内高压的重要客观体征。颅内压增高到一定时期后可出现视神经盘水肿。它的出现和发展与脑肿瘤的部位、性质、病程缓急有关，如颅后窝肿瘤出现较早且严重，大脑半球肿瘤较颅后窝者出现较晚且相对要轻，而恶性肿瘤一般出现较早，发展迅速并较严重。早期无视力障碍，随着时间的延长，病情的发展，出现视野向心性缩小，晚期视神经继发性萎缩则视力迅速下降，这也是与视神经炎所致的假性视神经盘水肿相区分的要点。

（3）精神及意识障碍及其他症状：可出现头晕、复视、一过性黑蒙、猝倒、意识模糊、精神不安或淡漠等症状，甚至可发生癫痫、昏迷。

（4）生命体征变化：颅内压呈缓慢增高者，生命体征多无变化。中度与重度急性颅内压增高时，常引起呼吸、脉搏减慢，血压升高。

2.局灶性症状和体征

局灶性症状是指脑肿瘤引起的局部神经功能紊乱。主要取决于肿瘤生长的部位，因此可以根据患者特有的症状和体征作出肿瘤的定位诊断。

（1）大脑半球肿瘤的临床症状：肿瘤位于半球的不同部位可产生不同定位症状和体征。①精神症状：常见于额叶肿瘤，多表现为反应迟钝，生活懒散，近期记忆力减退，甚至丧失，严重时丧失自知力及判断力，亦可表现为脾气暴躁，易激动或欣快。②癫痫发作：额叶肿瘤较易出现，其次为颞叶、顶叶肿瘤多见。包括全身大发作和局限性发作，有的病例抽搐前有先兆，如颞叶肿瘤，癫痫发作前常有幻想、眩晕等先兆，顶叶肿瘤发作前可有肢体麻木等异常感觉。

（2）锥体束损害症状：表现为肿瘤对侧半身或单一肢体力弱或瘫痪病理征阳性。

（3）感觉障碍：为顶叶的常见症状，表现为肿瘤对侧肢体的位置觉、两点分辨率、图形觉、质料觉、失算、失明、左右不分、手指失认、实体觉的障碍。

（4）失语症：见于优势大脑半球肿瘤，分为运动性和感觉性失语。

（5）视野改变：枕叶及颞叶深部肿瘤因累及视辐射，表现为视野缺损，同向性偏盲及闪光、颜色等幻视。

3.蝶鞍区肿瘤的临床症状

早期就出现视力、视野改变及内分泌功能紊乱等症状，颅内压增高症状较少见。

（1）视觉障碍：肿瘤向蝶鞍区上发展压迫视交叉引起视力减退及视野缺损，蝶鞍肿瘤患者常因此原因前来就诊，眼底检查可发现原发性视神经萎缩和不同类型的视野缺损。

（2）内分泌功能紊乱：如性腺功能低下，女性表现为月经期延长或闭经，男性表现为阳痿、性欲减退及发育迟缓。

生长激素分泌过剩在发育成熟前可导致巨人症，如相应激素分泌过多，则发育成熟后表现为肢端肥大症。

4.颅后窝肿瘤的临床症状

（1）小脑半球肿瘤：主要表现为患侧肢体协调动作障碍，可出现患侧肌张力减弱或无张力，膝腱反射迟钝，眼球水平震颤，有时也可出现垂直或旋转性震颤。

（2）小脑蚓部肿瘤：主要表现为躯干性和下肢远端的共济失调，行走时步态不稳，步态蹒跚，或左右摇晃如醉汉，站立时向后倾倒。

（3）脑干肿瘤：临床表现为出现交叉性麻痹，如中脑病变，表现为病变侧动眼神经麻痹；脑桥病变，可表现为病变侧眼球外展及面肌麻痹，同侧面部感觉障碍以及听觉障碍；延髓病变，可出现同侧舌肌麻痹、咽喉麻痹、舌后1/3味觉消失等。

（4）小脑脑桥角肿瘤：表现为耳鸣、眩晕、进行性听力减退、颜面麻木、面肌抽搐、面肌麻痹以及声音嘶哑、食水呛咳、病侧共济失调及眼球震颤。

5.松果体区肿瘤的临床症状

（1）四叠体受压征：瞳孔反应障碍、垂直凝视麻痹和耳鸣、耳聋是其特征性体征。

（2）两侧锥体束征，尿崩症、嗜睡、肥胖、全身发育停顿，男性可见性早熟。

（三）治疗

颅内肿瘤治疗可通过手术治疗、化疗、放疗、分子靶向治疗及免疫治疗等方法。目前，综合治疗对大部分中枢神经系统肿瘤来讲，是较为合适的治疗方案。

1.手术治疗

原则是凡良性肿瘤应力争全切除以达到治愈的效果；凡恶性肿瘤或位于重要功能区的良性肿瘤，应根据患者情况和技术条件予以大部切除或部分切除，以达到减压的目的。

2.放疗

凡恶性肿瘤或未能全切除而对放射线敏感的良性肿瘤，术后均应进行放疗。目前包括常规放疗、立体定位放疗及放射性核素内放疗。如肿瘤位于要害部位，无法施行手术切除，而药物治疗效果不好时，可行脑脊液分流术、颞肌下减压术、枕肌下减压术或去骨瓣减压术等姑息性手术。

3.化疗

恶性肿瘤，特别是胶质瘤和转移瘤，术后除放疗外，尚可通过不同途径和方式给予化疗。但是由于血–脑屏障的存在，颅内肿瘤不同于其他部位的肿瘤，某些化疗药物难以到达颅内肿瘤细胞而起到杀伤作用。故化疗药物应与减弱血—脑屏障的药物联合应用。

4.免疫治疗

颅内肿瘤抗原的免疫原性弱，不易引起强烈的免疫反应，又由于血—脑屏障的存在，抗癌免疫反应不易落实到脑内。这方面有一些实验研究与药物临床试验，如应用免疫核糖核酸治疗胶质瘤取得一定效果，但尚需进一步观察、总结与发展。

5.对症治疗

（1）抗癫痫治疗：幕上脑膜瘤、转移瘤等开颅手术后发生癫痫的概率较高。术前有癫痫史或术后出现癫痫者，应连续服用抗癫痫药，癫痫停止发作6个月后可以缓慢停药。

（2）降低颅内压：对于发生颅内高压的患者，应使用脱水药、糖皮质激素、冬眠疗法等手段减轻脑组织损伤。

颅内肿瘤患者的预后与肿瘤的性质及生长部位有关。良性肿瘤如能彻底摘除可得到根治；恶性肿瘤预后较差，绝大多数肿瘤在经过综合治疗后仍有可能复发。

二、护理

（一）心理护理

面对肿瘤的威胁，患者通常要经过一个对疾病理解并接受治疗的复杂心理适应过程。护士通过为患者提供关于肿瘤和治疗信息，运用交流技巧，给患者以心理支持，可以促进患者对这一紧张状态的调整适应。同时，护士一定要在精神上经常地给予其安慰和鼓励，耐心解释治疗的安全性和有效性，以解除患者的焦虑和不安，这种心理上的支持，会使患者情绪稳定、乐观，有助于减轻治疗反应，使治疗顺利完成。

（二）头痛护理

（1）密切观察患者病情，包括神志、瞳孔、生命体征的变化。对于躁动的患者需加床栏保护。

（2）给予脱水等对症治疗。

（3）环境要安静，室内光线要柔和。

（4）心理护理：多与患者交流，了解其思想状况，并进行细致的解释和安慰，同时与家属共同体贴、关心患者，减轻患者的精神压力，鼓励患者积极配合治疗。

（5）指导患者卧床休息，可通过看报纸、听轻柔音乐等方式分散注意力以减轻疼痛。

（6）饮食护理：指导患者进食清淡，易消化的软食，可食新鲜蔬菜、水果，保持大便通畅，若便秘应指导患者勿用力解大便，以免腹压增高引起颅内压增高。

（三）癫痫护理

（1）应尽量为其创造安静环境，以避免任何不良刺激，如疼痛、紧张、高热、外伤、过度疲劳、强烈的情绪波动（急躁、发怒）等。另外饮酒、食用刺激和油腻食物等也可诱发癫痫发作，应尽量避免其接触。

（2）仔细观察了解癫痫发作的诱因，及时发现发作前的预兆。当患者出现前驱症状时，预示其可能在数小时内出现癫痫发作，这时要做好患者的心理护理，帮助其稳定情绪，同时与医师联系，在医师指导下调整癫痫药物的剂量和（或）种类，预防癫痫发作。

（3）癫痫发作时的护理，及时移开身边硬物，迅速让患者平卧，如来不及上述安排，发现患者有摔倒危险时应迅速扶住患者让其顺势倒下，严防患者忽然倒地摔伤头部或肢体造成骨折。如果癫痫发作时患者的口是张开的，应迅速用缠裹无菌纱布的压舌板或筷子等物品垫在患者嘴巴一侧的上、下牙之间，以防其咬伤舌头。如患者已经咬紧牙关，则使用开口器从臼齿处插入，避免使用坚硬物品，以免其牙齿脱落，阻塞呼吸道。发作时呼吸道的分泌物较多，可造成呼吸道的阻塞或误吸窒息而危及生命，应让其头侧向一方使分泌物流出，同时解开衣领及腰带保持呼吸通畅。通知医师，给予对症处理。

（四）预防跌倒

评估患者易致跌倒的因素，创造良好的病室安全环境，地面保持干净无水迹，走廊整洁、畅通、无障碍物、光线明亮。

定时巡视患者，严密观察患者的生命体征及病情变化，使用床栏并合理安排陪护。加强与患者及其家属的交流沟通，关注患者的心理需求。给予必要的生活帮助和护理。对使用床栏的患者需告知下床前放下床栏，勿翻越。呼叫器、便器等常用物品放在患者易取得的位置。对患者及其家属进行安全宣教。

（五）放射治疗的护理

1.做好放射治疗前的健康宣教

告知患者放疗的相关知识及不良反应，耐心细致地向患者解释，消除患者对放射治疗的恐惧感。

2.颅内压增高的观察和护理

当照射剂量达到1000～1500 cGy时，脑组织由于受到放射线的损伤，细胞膜的通透性发生改变，导致脑水肿而引起颅内压增高。

因此，需密切观察患者的意识、瞳孔及血压的变化，如出现剧烈头痛或频繁呕吐，则有脑疝发生的可能，应立即通知医师，做好降压抢救处理。

3.饮食护理

由于放疗后患者表现食欲差，食物要保持色美、味美以刺激食欲。鼓励患者进行高蛋白质、高维生素、高纤维的饮食，忌食过热、过冷、油煎及过硬食物。

4.口腔护理

放射治疗期间保持口腔卫生，积极防治放射性口腔炎。加强口腔护理，每天用软毛牙刷刷牙，每次进食后用清水漱口。放射治疗期间以及放射治疗后3年禁止拔牙，如确需拔牙应加强抗感染治疗，以防放射治疗后牙床血管萎缩诱发牙槽炎、下颌骨坏死、骨髓炎。

5.照射野皮肤的护理

放疗中保持照射野部位清洁、干燥，指导患者局部避免搔抓，避免刺激，禁用碘酒、乙醇、胶布，忌用皂类擦洗，夏天外出可戴透气性好的太阳帽或打遮阳伞，防止日光对皮肤的直接照射引起损伤。

6.观察体温及血象的变化

体温38℃以上者，报告医师暂停放射治疗，观察血象的变化，结合全身情况配合医师做好抗感染治疗。

三、健康教育

1.注意营养均衡，多吃新鲜蔬菜、水果、粗纤维食物及易消化的食物，多饮水，保持大便通畅。

2.注意休息，避免重体力劳动。

3.放疗患者出院后1个月内应注意保护照射野皮肤。

4.定期复查。

第二节　乳腺癌

一、概述

（一）概念

乳腺癌是女性最常见的恶性肿瘤之一，占我国女性恶性肿瘤发病率的第1位。我国虽然是乳腺癌低发地区，但近年来年发病率呈上升趋势，且发病年龄逐渐年轻化，严重危害我国女性的身心健康。由于早期诊断和医疗方式的改进，乳腺癌的病死率有所下降。

（二）相关病理生理

1.病理分型

（1）非浸润性癌：又称原位癌，指癌细胞局限在导管壁基底膜内的肿瘤。包括导管内癌、小叶原位癌及不伴发浸润性癌的乳头湿疹样乳腺癌。

（2）早期浸润性癌：指癌组织突破导管壁基底膜，开始向间质浸润的阶段。包括早期浸润性导管癌、早期浸润性小叶癌。此型仍属早期，预后较好。

（3）浸润性特殊癌：指癌组织向间质内广泛浸润。包括乳头状癌、髓样癌（伴有大量淋巴细胞浸润）、小管癌（高分化癌）、腺样囊性癌、黏液腺癌、鳞状细胞癌等。此型一般分化高，预后尚好。

（4）浸润性非特殊癌：包括浸润性小叶癌、浸润性导管癌、硬癌、髓样癌（无大量淋巴细胞浸润者）、单纯癌、腺癌等。此型一般分化程度低，预后较上述类型差，是乳腺癌最常见的类型。

（5）其他罕见癌：如炎性乳腺癌和乳头湿疹样癌。

2.转移途径

（1）直接浸润：直接浸润皮肤、胸筋膜、胸肌等周围组织。癌细胞沿导管或筋膜间隙蔓延，继而侵及Cooper韧带和皮肤。

（2）淋巴转移：主要途径有：①沿胸大肌外侧缘淋巴管侵入同侧腋窝淋巴结，进一步则侵入锁骨下淋巴结、锁骨上淋巴结，进入血液循环向远处转移。②向内则侵入胸骨旁淋巴结，继而达到锁骨上淋巴结，进入血液循环。癌细胞淋巴转移以第1种途径为主，但也可通过逆行途径转移到对侧腋窝或腹股沟淋巴结。

（3）血运转移：乳腺癌是一种全身性疾病，早期乳腺癌亦可发生血运转移，最常见远处转移部位依次为肺、骨、肝。

（三）病因与诱因

乳腺癌的病因至今尚不明确，但研究发现其发病与许多因素有关，主要危险因素包括以下几点。

1.年龄

乳腺癌是激素依赖性肿瘤，主要与体内雌酮和雌二醇的水平直接相关，随着年龄的增加，乳腺癌的发病率逐渐上升。

2.月经史及婚育史

月经初潮早于12岁，月经周期短，绝经晚于50岁，未婚、未哺乳及初产年龄35岁以上发病率高。

3.遗传因素

一级亲属中有乳腺癌患病史者，其发病概率是普通人群的2～3倍。若一级亲属在绝经前患双侧乳腺癌，其相对危险度便高达9倍。

4.地区因素

欧美国家多，亚洲国家少。北美、北欧地区乳腺癌的发病率是亚、非、拉美地区的4倍，而低发地区居民移居至高发地区后，第二、三代移民的乳腺癌发病率逐渐上升，提示地区环境因素及早期生活经历与乳腺癌的发病有一定的关系。

5.不良饮食习惯

首先，营养过剩、肥胖、长期高热量高脂饮食可加强和延长雌激素对乳腺上皮细胞的刺激，从而增加发病机会；其次，服用含有激素的美容保健品，也可增加患病危险度；此外，每天饮酒3次以上的妇女患乳腺癌的危险度增加50%～70%。

6.乳腺疾病史

某些乳腺良性疾病，如乳腺炎、乳腺导管扩张、乳腺囊肿及乳腺纤维腺瘤等与乳腺癌的发病有一定的关系。

7.药物因素

停经后长时间（≥5年）采用激素替代疗法的女性患乳腺癌危险度增高。

8.社会-心理因素

社会心理应激（如夫妻关系不和、离异、丧偶、重大事故等）造成的长期精神压力大、精神创伤、长期抑郁均增加患病风险。

9.其他因素

未成年时经过胸部放疗的人群成年后乳腺癌发病风险增加，暴露于放射线的年龄越小则危险性越大；从事美容业、药物制造等职业的妇女乳腺癌的危险性升高。

（四）临床表现

1.肿块

绝大多数就诊的患者表现为无意中发现的无痛、单发的小肿块，多位于乳房外上象限，质硬、不光滑，与周围组织边界不易分清，不易推动。当癌肿侵入胸膜和胸肌时，固定于胸壁不易推动。

2.皮肤改变

乳腺癌可引起乳房皮肤的多种改变，常见的有"酒窝征""橘皮征""卫星结节""铠甲胸"。当癌肿侵入Cooper韧带后可使韧带收缩而失去弹性，导致皮肤凹陷，形成"酒窝征"；癌细胞阻塞淋巴管可引起局部淋巴回流障碍，出现真皮水肿，呈现

“橘皮征”；晚期癌细胞浸润皮肤，皮肤表面出现多个坚硬小结，形成“卫星结节”；乳腺癌晚期，癌细胞侵入背部、对侧胸壁，可限制呼吸，称“铠甲胸”；晚期癌肿侵犯皮肤时，可出现菜花样有恶臭味的皮肤溃疡；快速生长的肿瘤压迫乳房表皮使皮肤变薄，可产生乳房浅表静脉曲张。

3.乳头改变

癌肿侵入乳管使之收缩将乳头牵向患侧，使乳头出现扁平、回缩、内陷。乳腺癌患者乳头的溶液可呈血性、浆液性或水样，以血性溢液多见，但并非出现乳头血性溢液就一定是乳腺癌。

4.区域淋巴结肿大

乳腺癌淋巴结转移最初多见于腋窝。患侧淋巴结肿大最初为散在、少数、质硬、无痛、可活动的肿块，逐渐数量增多、粘连成团，甚至与皮肤粘连而固定，不易推动。大量癌细胞堵塞腋窝淋巴管可导致上肢淋巴水肿；胸骨旁淋巴结肿大，位置深，手术时才易被发现。晚期锁骨上淋巴结增大、变硬。少数出现对侧腋窝淋巴结转移。有少数乳腺癌患者仅表现为腋窝淋巴结肿大而摸不到乳腺肿块，称为隐匿性乳腺癌。

5.乳房疼痛

约1/3乳腺癌患者伴有乳房疼痛，除癌肿直接侵犯神经外其他原因不明了，且疼痛的强度与分期及病理类型等无明显相关性。

6.全身改变

血运转移至肺、骨、肝时，出现相应症状。如肺转移可出现胸痛、气急，骨转移可出现局部疼痛，肝转移可出现肝大、黄疸。

7.特殊乳腺癌表现

（1）炎性乳腺癌：少见，多发生于妊娠和哺乳期的年轻女性，发展迅速，转移快，预后极差。表现为：乳房增大，局部皮肤红、肿、热、痛，似急性炎症，开始时比较局限，迅速扩展到乳房大部分皮肤，皮肤发红、水肿、增厚、粗糙、表面温度升高。触诊时整个乳房肿大、发硬，无明显局限性肿块。

（2）乳头乳晕湿疹样癌（佩吉特病）：少见，恶性程度低，发展慢。发生在乳头区大乳管内，随病情进展发展到乳头。表现为：乳头刺痒、灼痛，湿疹样改变，慢慢出现乳头及乳晕脱屑、糜烂、瘙痒，进而形成溃疡，有时覆盖黄褐色鳞屑样痂皮，病变继续发展则乳头内陷、破损。淋巴转移晚，常被误诊为湿疹而延误治疗。

（五）辅助检查

1.钼靶X线

早期诊断乳腺癌的影像学诊断方法。适宜于35岁以上女性，每年1次。

2.B超检查

主要用于鉴别肿块的性质是囊性或实性。

3.MRI检查

近年来兴起，敏感性高，但是费用昂贵且特异性较低。浸润癌表现为形状不规则的星芒状、蟹足样阴影，与周围组织间分界不清，边缘有毛刺。

4.发射型计算机断层呈像（ECT）

ECT适用于骨转移可能性较大的乳腺癌患者。

5.三大常规（血常规、尿常规、血生化）、肝肾功能、凝血功能、心电图等检查

此类是判断患者能否耐受术后及后续治疗的重要参考指标。

6.乳腺肿瘤标志物检测

有利于综合评价病情变化。

7.乳腺病灶活组织检查术

确诊的重要依据，在完成超声、钼靶和MRI后进行。最常见的方法是B超定位下空芯穿刺，具有简便、快捷、准确的优点。穿刺前行普鲁卡因皮试，皮试阴性者才能接受穿刺术。

二、护理评估

（一）一般评估

1.生命体征

乳腺癌患者乳房皮肤破溃有感染者可有体温升高，癌肿深入浸润侵及肺部时可有呼吸加快。术后由于麻醉剂的作用或卧床太久没有活动，评估患者是否有短暂性的血压降低。术后3天内患者可出现手术吸收热，一般不超过38.5℃，高热时可有脉搏、呼吸加快。

2.患者主诉

（1）发现病史：是否触及肿块，肿块发生时间、增长速度，随月经周期肿块大小有无变化，有无乳头溢液及乳头溢液的性质治疗情况；有无疼痛，疼痛的位置、程度、性质、持续时间；有无高血压、糖尿病等其他系统的疾病。

（2）过去史：了解患者的月经及婚育情况：初潮年龄、初产年龄、绝经年龄、月经周期、怀孕及生育次数，是否哺乳；绝经后是否应用激素替代疗法，是否患子宫及甲状腺功能性疾病。

（3）家族史：家族中是否有恶性肿瘤尤其是乳腺癌的患者。

（4）心理-社会因素：了解患者有无遇到社会心理应激（如夫妻关系不和、离异、丧偶、重大事故等），是否长期心理压抑。

（5）日常生活习惯：有无高脂肪、高糖类、高热量饮食习惯，有无长期饮酒，有无长期使用激素类美容化妆品或药物。

（6）有无过敏史。

3.相关记录

术后记录每天引流液的量、色、性质。心电监护患者的血压、脉搏、呼吸、血氧饱和度。

（二）身体评估

1.术前一般情况

有无高血压、糖尿病、脑血管史等其他系统疾病，近期有无服用阿司匹林等药物，入院后睡眠情况。

2.术前专科情况

（1）检查方法：

①视诊：面对镜子，两手叉腰，观察乳房的外形，然后将双臂高举过头，仔细观察：A.两侧乳房的大小、形状、高低是否对称，如有差异，需询问是先天发育异常还是近期发生的或渐进性发生的。B.乳房皮肤有无红肿、皮疹、皮肤褶皱、橘皮样改变、浅表静脉扩张等异常。C.观察乳头是否在同一水平上，是否有抬高、回缩、凹陷，有无异常分泌物自乳头溢出，乳晕颜色是否有改变。

②触诊：A.触诊乳房：取仰卧位，先查健侧，再查患侧。检查侧的手臂高举过头，在检查侧肩下垫一小枕头，使乳房变平。然后将对侧手四指并拢，用指端掌面检查乳房各部位是否有肿块或其他变化。依次从乳房外上、外下、内下、内上象限及中央区做全面检查。上至锁骨，下到肋弓边缘，内侧到胸骨旁，外侧到腋中线。然后用同样方法检查对侧乳房，最后用拇指和示指轻轻挤捏乳头，观察有无乳头溢液。注意腋窝有无肿块，对较小或深部的病灶，可再用指尖进行触诊。B.触诊腋窝淋巴结：患者取

坐位，检查右侧腋下时，以右手托住患者右臂，使胸大肌松弛，用左手自胸壁外侧向腋顶部、胸肌外侧及肩胛下逐步触诊，如触及肿大淋巴结，注意其部位、大小、形状、数量、硬度、表面是否光滑、有无压痛、边界是否清楚以及活动度：与周围组织间及淋巴结间有无粘连。检查左侧腋下时，方法同前。检查锁骨上淋巴结时可站在患者背后，乳腺癌锁骨上淋巴结转移多发生于胸锁乳突肌锁骨头外侧缘处，检查时可沿锁骨上和胸锁乳突肌外缘向左右和上下触诊，如触及肿大淋巴结，记录其特点。

（2）检查的内容：①肿块的大小、部位、形状、数量、质地、表面光滑度、有无压痛、与周围组织是否粘连、边界是否清楚及活动度。②乳房外形有无改变，双侧是否对称，乳头有无抬高、内陷，皮肤有无橘皮样改变，有无破溃，血性分泌物是否恶臭。③是否有乳头溢液，分泌物性质、量、气味等。④是否有腋窝淋巴结肿大，淋巴结肿大早期为散在、质硬、无痛、可以推动结节，后期则互相粘连融合，甚至与皮肤或深部组织粘连。

3.术后身体评估

（1）术后评估患者生命体征意识状态、精神状态，有无烦躁、面色苍白、皮肤湿冷、呼吸急促、脉快等异常表现。评估患者的早期下床活动能力，有无直立性低血压，四肢活动能力如何。评估患者疼痛的部位、性质、评分、持续时间、伴随症状。评估患者拔除尿管后有无尿潴留。

（2）评估患肢水肿程度。根据水肿的范围和程度可分为三度。Ⅰ度：上臂体积增加＜10%，一般不明显，肉眼不易观察出，多发生在上臂近段内后区域；Ⅱ度：上臂体积增加10%～80%，肿胀明显，但一般不影响上肢活动；Ⅲ度：上臂体积增加＞80%，肿胀显著，累及范围广，可影响整个上肢，并有严重的上肢活动障碍。可对比健侧与患侧上肢是否相同，测量不同点的臂围，手指按压。

（三）心理–社会评估

入院后当患者被确诊为乳腺癌时，常表现为怀疑、不接受现实、焦虑，甚至恐惧。充分了解患者对疾病认识情况，是否接受手术。了解患者对疾病预后、拟采取手术方案及手术后康复知识的了解程度。了解患者家属的心理状态、家庭对手术的经济承受能力。术后评估患者对自身形象的接受度，是否有抑郁表现，能否良好适应自身的变化。

（四）辅助检查（阳性结果评估）

1.乳腺钼靶检查

临床上主要采用BI-RADS分期，世界上权威的钼靶检查报告分期标准为以下几点。

BI-RADS0级：需要结合其他检查。

BI-RADS1级：阴性。

BI-RADS2级：良性。

BI-RADS3级：良性可能，需短期随访。

BI-RADS4级：可疑恶性，建议活检。

4A：低度可疑。

4B：中度可疑。

4C：高度可疑但不确定。

BI-RADS5级：高度恶性。

BI-RADS6级：已经病理证实恶性。

2.三大常规

（1）血常规：血红蛋白指数是贫血的诊断依据；血小板是判断凝血功能的重要因素。

（2）尿常规：判断有无泌尿系统感染。

（3）生化检查：检查肝肾功能是否正常。

（五）治疗效果评估

1.非手术治疗评估要点

（1）评估接受新辅助化疗患者的乳房肿块有无缩小或变大。

（2）化疗患者的评估要点：有无肝肾功能异常；有无出血性膀胱炎；有无贫血或白细胞计数过低；心电图检查有无异常；有无大量呕吐导致电解质紊乱，是否需要补液；有无化疗药变态反应的发生，如胸闷、呼吸急促。

（3）放疗患者的评估要点：患者有无贫血或白细胞计数过低；放疗区域皮肤有无发红、皮疹。

2.手术治疗评估要点

评估患者手术后患肢水肿程度、切口愈合情况，有无患侧上肢活动障碍，有无自我形象紊乱。

三、主要护理问题

1.焦虑恐惧

与不适应住院环境，担心预后、手术影响女性形象及今后家庭、工作有关。

2.有组织完整性受损的危险

与留置引流管、患侧上肢淋巴引流不畅有关。

3.知识缺乏

与缺乏术前准备、术后注意事项、术后康复锻炼的知识有关。

4.睡眠障碍

与不适应环境改变及担心手术有关。

5.皮肤完整性受损

与手术有关。

6.身体活动障碍

与手术影响患者活动有关。

7.自我形象紊乱

与乳房或邻近组织切除及瘢痕形成有关。

8.潜在并发症

如皮下积液、皮瓣坏死、上肢水肿等。

四、主要护理措施

（一）正确对待手术引起的自我形象改变

1.做好患者的心理护理

向患者及其家属耐心解释手术的必要性和重要性，鼓励患者表达自己的想法与感受，介绍相同经历的已重塑自我形象的病友与之交流。告知患者今后行乳房重建的可能，鼓励其战胜疾病的信心。

2.取得其配偶的理解和支持

对已婚患者，同时对其配偶进行心理辅导，鼓励夫妻双方坦诚交流，使配偶理解关心其术后身体状况，接受身体形象的改变。

（二）术前护理

1.心理护理

护理人员关注患者的心理状态，从入院起即做好宣教工作，减轻环境不适应带来的焦虑，随之给予各项检查及治疗的宣教及解释。认识乳腺癌患者确诊后的心理历程，针对性地给予心理疏导。允许并鼓励患者参与到自身基本治疗方式的选择，以符合患者的社会地位、经济情况、文化水平、家庭关系及个人隐私方面的需求，使患者达到心理平衡。可让术后恢复患者现身讲解，解除顾虑，使患者得到全方位的心理支持，树立战胜疾病的信心，提高应对技巧和生活质量。

2.完善术前准备

（1）做好术前检查的有关宣教，满足患者了解疾病相关知识的需求。

（2）术前做好皮肤准备，剃去腋毛，以便于术中淋巴结清扫。对手术范围大、需要植皮的患者，除常规备皮外，同时做好供皮区（如腹部或同侧大腿）的皮肤准备。

（3）乳房皮肤破溃者，术前每天换药至创面好转。

（4）乳头凹陷者，应提起乳头，以松节油擦干净，再以75%乙醇擦洗。

（5）术前教会患者腹式呼吸、咳痰、变换体位及床上大小便的具体方法，手术晨留置尿管。

（6）从术前8～12h开始禁食、禁水，以防因麻醉或手术过程中的呕吐而引起窒息或吸入性肺炎。

（7）手术前全面检查术前准备情况，测量生命体征，若发现患者有体温、血压升高或女性患者月经来潮时，及时通知医师，必要时延期手术。

（8）乳腺肿瘤如继发感染、破溃或出血。应给予抗感染和消炎止血治疗，在局部炎症水肿消退、皮肤状况好转后再手术。

（9）对于哺乳期患者应采用药物断奶回乳，以免术后发生乳瘘。

（三）术后护理

1.体位及饮食的护理

全麻或硬膜外麻醉后术后6h内去枕平卧位，禁食、禁水，头偏一侧，注意防止直立性低血压、呕吐及误吸。6h后，若患者生命体征平稳，可取半卧位或平卧位，保持患肢自然内收。术后6h后，先试饮少量水，无不适后，可进流质饮食，少量多餐，次日可进高热量、高蛋白质的普食。

2.病情观察

术后连续6h，每1h测体温、脉搏、血压、呼吸，并观察患者精神状态，心电监护患者需记录每小时血氧饱和度。注意观察呼吸，有胸闷、呼吸困难时，注意是否伴发气胸，必要时进行胸部X线检查。其他导致呼吸困难的因素有胸带过紧、体位。观察患者精神状态，有无烦躁、面色苍白、皮肤湿冷、呼吸急促、脉快等异常表现和由于出血而导致的休克和窒息。观察敷料是否固定完好及渗血情况。

3.疼痛护理

倾听患者疼痛的感受、部位、发生时间，判断疼痛的强度、阵发性还是持续性，有心血管疾病和心脏疾病的患者注意其伤口疼痛与心绞痛区分。严密观察患者的疼痛情况，判断产生的原因是心理作用、伤口导致、体位压迫还是其他疾病伴发。指导患者疼痛时避免下床活动，学会分散注意力，给予患者疾病相关的知识宣教，告知避免患肢长时间下垂，肩关节制动。按医嘱指导患者正确用药，观察药物疗效和不良反应。

4.加强伤口护理

（1）注意伤口敷料情况，用胸带加压包扎，使皮瓣与胸壁贴合紧密，注意松紧度以容纳一手指、能维持正常血运，不影响患者呼吸为宜。

（2）观察患侧上肢远端血运循环情况，若手指发麻、皮肤发绀、皮温下降、脉搏摸不清，提示腋窝部血管受压，应及时调整绷带松紧度。

（3）绷带加压包扎一般维持7~10天，包扎期间告知患者不能自行松紧绷带，瘙痒时不能将手指伸入敷料下抓挠。若绷带松脱，及时重新加压包扎。观察切口敷料渗血、渗液情况，并记录。

5.做好引流管的护理

（1）做好宣教：引流管贴明标识，告知患者及其家属引流管放置的目的是及时引流皮瓣下的渗血、渗液和积气，使皮瓣紧贴创面，促进皮瓣愈合。翻身及下床活动时防止引流管扭曲、折叠和受压。告知患者不要急于想要拔掉引流管，引流管放置时间一般在2周左右，连续3天每天引流量小于10mL，创面与皮肤紧贴，手指按压伤口周围皮肤无空虚感，即可考虑拔管。

（2）维持有效负压：注意负压引流管连接固定，负压维持在200~400mmHg（26.6~53.2kPa），保持有效负压及引流管通畅。护士在更换引流瓶时发现局部积液、皮瓣不能紧贴胸壁且有波动感，报告医师及时处理。

（3）加强观察：注意引流液的量、色、性质并记录。术后1~2天，每天引流血性液50~200mL，以后逐渐颜色变淡、减少。若术后短时间内引流出大量鲜红色液体

（>100mL/h）或24h引流量>500mL，则为活动性出血，需及时通知医师，并遵医嘱处理。随时观察引流管是否通畅、固定，防止患者下床时引流管扭曲打折，保证有效引流。观察患者术后拔除尿管后能否顺利排尿，术后6h仍未排尿者需判断有无尿潴留。观察患者术后能否顺利排便，术后3～5天患者仍未排便，观察有无腹胀。

6.指导患者做上肢功能锻炼

（1）告知功能锻炼的目的：术后进行适时、适当地功能锻炼有利于术后上肢静脉回流，预防上肢水肿。同时又减少瘢痕挛缩的发生，促进患侧上肢功能恢复及自理能力的重建，增强患者恢复的信心，提高生活质量。

（2）功能锻炼的时机与方法：乳腺癌术后过早、过大范围进行患侧上肢和胸部活动，会影响切口愈合，并且会显著增加创面渗血量，容易出现皮瓣坏死和积液。但如果活动过晚、活动范围不够，又会影响上肢的运动功能，容易造成肌力下降和活动范围受限。妥善掌握活动的时机和限度，目前普遍推荐，术后早期肩部适当制动，外展、前伸和后伸动作范围都不应超过40°,内旋和外旋动作不受限制。待伤口逐渐愈合，逐步增加活动的量和范围。术后手、腕部、前臂、肘部活动不受限制。依据患者所处的不同术后康复阶段，指导其相应的功能锻炼：术后24h患肢内收、制动，指左手关节、腕关节、肘关节的屈曲、伸展运动，避免患肢外展、上举。术后24h鼓励患者早期下床活动，渐进式床上坐起、床边座位、床边站立各30s，无头晕不适后，可在床旁适当活动。引流管拔除后开始肩部活动，循序渐进地增加强度与频率来锻炼肩关节的前摆、后伸，逐步尝试用患肢刷牙、梳头、洗脸等。同时每天开始进行手指爬墙运动。待伤口愈合拆线后，患肢逐渐外展联系，鼓励患者结合之前的锻炼内容学习康复操，全方位活动锻炼患肢关节。

（3）注意事项：①正确进行功能锻炼，遵循循序渐进的原则，逐步活动手、腕、肘、肩部关节。②不可动作过大，也不可惧怕疼痛不敢运动，以不感到疼痛为宜。③早期下床活动时，不可用患肢撑床，防止家属用力扶患肢，以免造成腋窝皮瓣滑动影响愈合。④若出现腋下积液，应延迟肩关节活动时间，减少活动量，待伤口愈合，积液消失，再开始锻炼计划。

7.患肢水肿的护理

（1）原因：患侧上肢肿胀主要与患侧淋巴结切除后上肢淋巴回流不畅、上肢静脉回流不畅有关，此外局部积液或感染等也会导致患肢肿胀。淋巴回流不畅引起的水肿通常发生在1～2个月甚至数月后，静脉回流不畅则在术后短时间内出现。

（2）避免患肢肿胀的措施：①术后用一软枕垫高患肢，使之高于心脏10～15cm，直至伤口愈合拆线。②严禁在患侧测血压、静脉输液、注射、抽血、提重物等，以免回流障碍引起水肿。③术后24h开始进行适当的功能锻炼。④向心性局部按摩：让患者抬高患肢，按摩者用双手扣成环形自腕部向肩部用一定压力推移，每次15min以上，一天3次。⑤局部感染者，及时应用抗生素治疗。

（四）健康教育

1.术后近期避免患肢提取重物，继续进行功能锻炼。

2.术后5年内尽量避免妊娠，因为妊娠可加重患者及其家属的精神压力和经济上的双重负担。避孕不宜使用激素类避孕药，以免刺激癌细胞生长；可使用避孕套、上环等方法或请教妇科医师。

3.放疗及化疗的自我护理

放疗期间注意保护皮肤，出现放射性皮炎时及时就诊。化疗期间应定期检查肝、肾功能，每次化学治疗前1天或当天查白细胞计数，化疗后5～7天复查白细胞计数，若白细胞计数$<3\times10^9$/L，需及时就诊。放化疗期间应少去公共场所，以减少感染机会；加强营养，多食高蛋白质、高维生素、低脂肪的食物，以增强机体抵抗力，饮食要均衡，不宜过多忌口。

4.提供患者改善形象的方法

介绍假体的作用和应用；可通过佩戴合适的假发、义乳改善自我形象；根治术后3个月可行乳房再造术，但有肿瘤转移或乳腺炎者禁忌；避免衣着过度紧身。

5.饮食指导

包括：①术后一般不必忌口，但对某些含有雌激素成分的食品或保健品，如蜂乳、阿胶等应少食。②限制脂肪含量高，特别是动物性脂肪含量高的食物，尽量选择脱脂牛奶，避免油炸或其他脂肪含量高的食物。③选择富含各种蔬菜、水果和豆类的植物性膳食，并多食用粗加工的谷类。④建议不饮酒，尤其禁饮烈性酒类。⑤控制肉摄入量，特别是红肉，最好选择鱼、禽肉取代红肉（如牛肉、羊肉、猪肉）。⑥限制腌制食物和食盐摄入量。⑦避免食用被真菌毒素污染而在室温长期储藏的食物。⑧少喝咖啡，因其含有较高的咖啡因，可促使乳腺增生。⑨注意均衡饮食，适当的体力活动，避免体重过重。

6.告知患者乳房自检的正确方法和时间

乳房自检应经常进行，20岁以上女性每月自检一次，一般在月经干净后5～7天。此时雌激素对乳腺的影响最小，乳腺处于相对静止状态，容易发现病变。对于已绝经妇女，检查时间可固定于每月的某一天。40岁以上的妇女、乳腺癌术后的患者每年行钼靶X线片检查，以便早期发现乳腺癌或乳腺癌复发征象。

7.正确面对术后性生活

性生活是人类最基本的生理和心理需求。特别是年轻的乳腺癌患者术后，由于手术瘢痕、脱发等对性及生殖方面会产生一系列问题，甚至认为自己不再是完整的女性，对性表达失去信心，同时配偶因担心性生活会影响对方的康复，甚至担心可能因此病情恶化，也对性避而不谈。事实上，单纯从乳房的手术或者放疗的角度而言，并不会降低女性的性欲，也不会影响性生活时的身心反应。同时，正常的性生活也对预防疾病的复发有很大益处。

8.患侧肢体的护理

教会患者患侧肢体功能锻炼的方法，强调锻炼的必要性及重要性，术后1年上肢功能

障碍不能恢复，以后就很难再恢复正常。锻炼要循序渐进，不能急于求成，贵在坚持。

五、肿瘤化疗患者的生理病理特点

（一）肿瘤化疗患者免疫系统功能特点

细胞毒性药物以2种方式诱导免疫系统。一种是直接诱导特异的细胞免疫反应，导致肿瘤细胞死亡；另一种是诱导短暂的淋巴细胞削减，然后刺激免疫效应分子产生，解除受抑制的免疫反应。一些细胞毒性药物直接或间接杀死免疫效应细胞，导致免疫系统功能低下或免疫无能。增加患者病毒和细菌感染的可能性。化疗药物可通过3种方式——本身性质（如烷化剂和糖皮质激素）、作用模式（如肿瘤细胞的死亡出现在细胞应激之前）和剂量/给药方式对免疫系统进行损害。

（二）肿瘤化疗患者器官功能特点

抗肿瘤药物不仅杀伤肿瘤细胞，而且会影响正常细胞，特别是对靶器官，如造血系统，肝、肾功能有很大的影响，可产生骨髓抑制肝肾功能损害等毒性反应或不良反应。化疗患者造血系统，肝、肾功能的改变，决定着能否化疗或是否需要调整化疗药

物的剂量，因此化疗前需要常规测定血常规，肝、肾功能等。化疗中监测各项指标的动态变化，确保化疗过程的安全性。

（三）肿瘤化疗患者营养状态特点

化疗过程和患者的营养状况是相互关联的。首先，化疗过程中的毒性，尤其是消化道反应中极为常见的恶心、呕吐、消化道黏膜炎症破损、腹泻、便秘等症状，会严重削弱患者的食欲或影响进食过程。在肿瘤引起的代谢异常的基础上进一步加重营养不足。

其次，营养不足会降低患者对化疗的耐受程度，影响中性粒细胞的水平，致使患者无法完成化疗计划，化疗提前终止，从而影响患者的抗肿瘤治疗的效果。因此，要重视化疗给肿瘤患者带来的营养风险，积极评估，及早应对，维持患者的营养水平，为化疗提供良好的代谢环境。

六、肿瘤静脉化疗患者的护理特点

（一）肿瘤化疗患者静脉选择原则

理想的静脉注射应该是选择一条粗直的浅表静脉或者选择深静脉置管[如外周中心静脉置管（PICC）或静脉输液港]。避免瘀青、炎症的部位；避免在循环不良的肢体上注射，如乳腺癌切除术后的患肢，有淋巴水肿、血栓性静脉炎、创伤的肢体，以及有不可移动骨折的肢体等。上腔静脉阻塞的患者应从下肢静脉给药，当注射强刺激化疗药物时，外周静脉输液避免使用肘窝部位。

（二）肿瘤化疗患者穿刺工具的选择特点

1.直接单次注射可使用留置针（视患者使用的化疗药性质来决定），留置针宜选用24号，因为导管越细，对静脉的伤害就越小，而且有较多的血流经过导管旁，还可以减少具有刺激性的药物在血管壁的停留时间，使化学性静脉炎发生率降低。

2.连续多天静脉滴注且多疗程注射时最好应用PICC或静脉输液港，能更好地保护静脉，防止外渗。

（三）化疗期间肿瘤患者的健康教育

1.输液前向患者讲解细胞毒性药物渗出的临床表现，如果出现局部隆起、疼痛或输液不通畅，及时呼叫护士，尽量减少化疗药物的渗出量。一旦发生药物渗出，应及时报告护士处理，切勿自行热敷。

2.向患者详细介绍PICC的优越性，连续静脉输注细胞毒性药物时尽量说服患者采取PICC输液，并向患者说明PICC的用途，简单介绍操作流程。

3.输注需慢滴的药物，如伊立替康、紫杉醇等，应向患者说明输液速度的重要性，不可自行调节输液速度。

4.鼓励患者进食清淡、易消化饮食，少量多餐。

5.化疗期间注意口腔卫生，保持清洁和湿润，每天饭前饭后用生理盐水漱口，睡前和晨起用软毛牙刷清洁口腔，动作轻柔，避免损伤口腔黏膜和牙龈。

6.化疗前和化疗期间嘱患者多饮水，使尿量维持在每天2000 mL以上，以减轻肾脏毒性。教会患者观察尿液的性状，准确记录出入量，如出现任何不适及时报告。

七、乳腺癌的辅助化疗的护理

（一）健康教育与心理护理

要获得较好的治疗效果，大部分乳腺癌患者要经过较长时间的化疗和连续治疗与护理，每个治疗阶段的反应都各有不同，要建立全程分期教育模式。从患者入院、化疗前、化疗中、化疗后和出院前5个阶段分别采用不同的方法给予指导，帮助患者顺利度过各阶段。

1.入院阶段

主要让化疗患者尽快熟悉医院环境，讲解有关疾病知识和医疗进展，介绍治疗成功的病例，以减轻其焦虑、悲观绝望的心理，唤起对化疗的信心，建立良好的遵医行为。

2.化疗前阶段

教育应重点向患者介绍治疗方案、给药途径、药物的作用和效果，可能出现的不良反应及对策，消除患者对化疗的紧张恐惧心理，建立治疗信心。化疗中应让患者掌握配合的方法、注意事项，明确配合治疗的意义，提高配合治疗的能力，减轻化疗不良反应和并发症。

3.化疗中、化疗后阶段

面对化疗期的严重反应，会出现心理障碍、悲观失望、焦虑忧郁，失去生存的勇气，做出许多失常的举动，通过沟通思想、心理疏导方式，给予更多的鼓励与帮助，为患者提供如何应对和减轻化疗反应、减少不适等信息和知识，并积极处理化疗反应。

4.出院阶段

给予全面的指导，如养成自觉的遵医行为、坚持化疗以及如何处理和应对化疗反应、定期复查，保持愉快的心情、合适的体力劳动及锻炼、合理的饮食、良好的生活习惯等。

（二）输液护理

乳腺癌的化疗是一个比较漫长的过程，每位患者在化疗期间要接受数十次甚至上百次的穿刺痛苦，由于乳腺癌术中患侧血管、淋巴管被结扎导致患侧不能输液，下肢静脉由于静脉瓣较多，化疗时更易发生静脉炎，通常只能在健侧上肢输液或化疗。同时，由于化疗药对血管的毒性作用很大，在浅静脉化疗时容易发生静脉炎、输液外渗时导致局部炎症坏死，发生后处理很困难，疗程长，有的甚至需要外科植皮，给患者造成很大的痛苦和额外的经济负担。因此，乳腺癌患者化疗时对血管的要求就很高，在血管的选择方面应注意尽量对患者产生最小的不良作用和痛苦，选用粗直的血管，有条件的现在一般主张使用深静脉。使用中心静脉置管并发症多且风险大，而经PICC因其操作简便、痛苦小、留置时间长、并发症相对少等优点在临床广泛使用。

在使用外周浅静脉时，要注意化疗前根据药物的性质选择适当的注射部位，血管穿刺尽量由远端向近端，选择强度好、粗、直的静脉，避免同一部位同一条静脉反复穿刺。拔针时用无菌棉签轻轻压住，抬高穿刺侧肢体，以避免血液反流，防止针眼局部淤血影响下次穿刺。同时，还要严格执行无菌技术操作规程，熟练掌握静脉穿刺技术。

PICC的护理主要包括相关健康教育，如向患者和家属宣传介绍PICC的有关知识，讲解管道的优越性、置管方法、置管前后注意事项。还包括正确地进行管道护理：无菌管理、保持通畅、正确封管等。为避免静脉炎的发生，护理人员需掌握化疗药物的性质和输液浓度，化疗前、后和输入不同化疗药物时，要用生理盐水50～100 mL冲洗静脉，以减少药物在血管内的停留，降低静脉炎的发生率。

（三）并发症的护理

1.胃肠道反应的护理

胃肠道黏膜上皮细胞增殖旺盛，对化学药物极为敏感，恶心、呕吐是化疗药物引起的最常见的毒性反应，可能使患者拒绝有效的化疗。所以需做好充分的准备工作，创造良好的治疗环境，消除房间异味。指导患者合理饮食，不在餐饮后或空腹时化疗，一般在饭后2~3h应用化疗药物最佳；化疗期间不宜食过饱或过食油腻食物。化疗前应用止吐药物预防和减轻胃肠道反应。化疗中巡视病房，多与患者交谈，分散其注意力。加强营养，注意均衡饮食，尤其是优质蛋白质、牛奶的摄入，忌辛辣和刺激性食物。可少量多餐，多饮水，可减轻药物对消化道黏膜的刺激，并有利于毒物排出。多食新鲜水果、蔬菜，摄入足够纤维素，养成排便习惯，必要时给胃肠动力药或缓泻剂、灌肠。

2.骨髓抑制的护理

大多数化疗药物可致骨髓抑制，其特征为白细胞总数和中性粒细胞减少，继而血小板减少，严重者全血减少。因此患者需定时进行血象检查，当Hb≤60g/L、WBC≤2.0×10^9/L、中性粒细胞≤1.0×10^9/L、PLT≤50×10^9/L时应停止化疗，给予保护性隔离，并采取预防并发症的措施。为避免感染，可设立单人病室，减少探视，严格执行各种无菌技术操作规程，防止交叉感染。观察有无出血、感染，如牙龈、皮肤斑，静脉穿刺时慎用止血带，严防利器损伤患者皮肤。

3.变态反应的护理

植物类抗肿瘤药物，如紫杉醇可引起变态反应，在滴注过程中安置心电监护，详细记录，观察有无呼吸困难、胸闷等情况，一旦发生严重变态反应应立即停药抢救。预防性用药是预防变态反应的最有效措施，使用紫杉醇前12h口服地塞米松3mg，或地塞米松5mg静脉滴注，也可用苯海拉明20mg肌内注射。

4.心脏毒性反应的护理

蒽环类及紫杉醇类化疗药物的心脏毒性反应表现为心率（律）改变，无症状的短时间心动过缓、低血压，故化疗开始即予心电、血压、血氧饱和度持续监测，每15min观察并记录1次。

5.口腔护理

化疗往往引起口腔黏膜损坏，破坏口腔组织和免疫机制，主要表现为口腔干燥、牙龈炎、口腔溃疡等。因此，做好患者的口腔护理，如嘱其多饮水，常用淡盐水漱口，一旦出现口腔溃疡，要用软毛牙刷刷牙，可采用茶多酚漱口液、呋喃西林液、过氧化氢溶液含漱冲洗，并结合用抗口炎甘油，疗效较好。

6.静脉炎的护理

化疗药物刺激性大，使用周围静脉输液时容易发生静脉炎，如药液渗出或局部疼痛时立即停止用药。对局部肿胀明显、皮肤发红者，在24h内用0.2%利多卡因加地塞米松加生理盐水做环形封闭，或用高渗溶液与维生素B_{12}注射液混合后外敷局部，可降低化疗药物毒性，且具有止痛及对细胞修复的作用。如果药物外渗较少，药物刺激性较弱，可用50%硫酸镁冷湿敷（禁用热敷），使局部血管收缩，减轻药物扩散。受损部位还可涂多磺酸黏多糖乳膏（喜疗妥软膏），促进肿胀消失和局部组织修复，减少炎症反应。

7.泌尿系统不良反应的护理

化疗药物所致泌尿系统损伤，表现为高尿酸血症、出血性膀胱炎及肾功能损害。应鼓励患者多饮水，保证每天入量≥4000mL，尿量≥3000mL，必要时给予利尿剂，并根据患者尿液pH值的变化，增加碱性药物用量。对应用环磷酰胺的患者，应重点观察有无膀胱刺激征、排尿困难及血尿。

8.皮肤毒性的护理

化疗前告知患者可能出现皮炎、脱发、色素沉着等，发生皮炎的患者不可用手抓挠患处，可用温水轻轻擦洗，局部用醋酸氟轻松软膏涂擦。

9.脱发的护理

化疗前告知患者可能出现脱发，但化疗间歇期头发会重新生长。帮助患者准备假发或用头巾、帽子遮挡，改善患者自我形象，增加其自信。睡眠时戴发网或帽子，防止头发掉在床上，并注意在晚间护理时，扫净床上的脱发，减少对患者的不良心理刺激。另外，有报道表明，给药前10min用冰帽，10min后头发温度降至23～24℃，持续至停药后30min止，有一定的预防作用。一旦发生脱发，注意头部防晒，避免用刺激性洗发液。

八、乳腺癌的局部辅助放疗的护理

（一）一般护理

1.心理护理

除常规心理护理以外，重点针对放疗进行教育，运用恰当的医学知识，向患者及其家属介绍放疗的目的、放射线的种类、放疗可能带来的问题，放疗中的注意事项，尤其应强调放疗的价值，帮助患者获取积极的认识和一定的放疗知识，以愉快的心情接受放疗。

2.生活护理

放疗期间，嘱患者穿宽松、便于穿脱的衣服，内衣以棉布为宜。

3.饮食护理

保持足够和营养平衡的饮食，少食多餐。

4.定期检查血常规

每周进行血常规检查1次。当外周白细胞计数$<4.0\times10^9$/L时，应及时通知医师，同时预防性应用升高白细胞药物。

（二）并发症的护理

1.急性放射性皮炎

大剂量照射或照射易损部位可能会发生一定程度的皮肤反应，包括早期的局部红斑、干性脱屑、瘙痒、局部渗出、湿性脱屑、暂时或永久性腋毛脱失等放疗反应。后期反应可为早期反应的延续，如色素沉着、色斑、皮肤薄、花斑、毛细血管扩张、皮肤纤维化、淋巴回流障碍等。

早期的皮肤反应即放射性皮炎可进行治疗，晚期反应多为不可逆改变。一旦出现放射性皮炎，皮肤修复功能会明显下降，因此照射区皮肤护理格外重要。放疗前应洗澡，照射区切口痊愈后方可放疗。照射区皮肤保持清洁干燥，禁贴胶布，禁涂红汞、碘酊及化妆品等，清洗时勿用肥皂，标志线如有褪色及时补救。禁用刺激性软膏、乳膏、洗剂或粉剂等。避免照射区皮肤在阳光下暴晒和各种机械性刺激、冷热刺激。局部皮肤瘙痒时可轻拍或用薄荷止痒水，如有结痂，可待其自然脱落，不宜剥脱，防止破溃形成。

2.大面积皮损感染

出现湿性脱屑应停止放疗，对症处理，合并感染时需抗炎，保持创面清洁干燥，以利于愈合。

3.全身反应护理

在放疗中易引起乏力、头晕、失眠或嗜睡，以及食欲缺乏、恶心、呕吐等消化道反应。多与患者的身体状况、放疗前的治疗情况、个体差异、心理因素等有关。对患者进行饮食调节，合理休息后，多能耐受放疗。白细胞降低至接近正常值时，一般不必中止治疗，可预防性应用升高白细胞药物，帮助患者增加耐受性。

4.急性放射性食管炎

行内乳区或锁骨上区放疗可出现不同程度的食管炎，表现为吞咽疼痛或不适，多数为一过性放射反应。应做好生活护理，尤其是饮食护理，给予稀软、温冷、清淡食物，多食新鲜蔬菜、水果，忌食辛辣刺激性食物。有报道对于症状较重的患者，餐前15 min含服2%利多卡因20 mL＋地塞米松5 mg＋庆大霉素32万U＋生理盐水100 mL，每次10 mL，3次/天，一般5～7天会消失，其间保证充足睡眠，适当锻炼。进食困难者给予半流质或流质饮食，必要时可暂停放疗。

5.放射性肺炎或纵隔纤维化

保乳患者行切线放疗或全胸壁放疗可造成不同程度的肺部损伤，根治性乳房切除术后行内乳区及锁骨上区照射时，可造成肺尖及纵隔的损伤。早期表现为放射性肺炎，晚期为肺或纵隔纤维化。虽然在现代放射技术和设备的条件下放射性肺炎的发生率较低，但放射性肺纤维化多为不可逆损伤。因此，要正确评估患者的状况而准确地计划放射剂量，并在放疗过程中密切观察呼吸状况，发现症状及时处理。可减少放射剂量，症状明显者可对症处理，应用激素及抗生素治疗，必要时可暂停放疗。

6.上肢水肿

腋窝清扫术后可不同程度地出现上肢水肿、上臂内侧的疼痛麻木等。放疗可加重上述表现，照射期间适当的上肢功能锻炼可有效预防水肿的发生或加重。

7.肋骨骨折或肋骨炎

放疗所致的肋骨骨折及肋骨炎的发生率为3%～7%，多无症状，一般无须处理。

8.乳房纤维化

保乳患者行全乳照射剂量＞60 Gy时，多有不同程度的乳房纤维化，且无有效的补救措施，重在预防，现采用三维适形调强放疗技术多可避免其发生。

九、护理效果评估

1.患者情绪稳定，有充足的睡眠时间，积极配合医疗护理工作。

2.患者手术前满足营养需要，增强机体免疫力、耐受力。

3.患者充分做好术前准备，使术后并发症的危险降到最低限度。

4.患者未出现感染、窒息等并发症，或能够及时发现并发症，并积极地预防与处理。手术创面愈合良好、患侧上肢肿胀减轻或消失。

5.患者能自主应对自我形象的变化。

6.患者能表现出良好的生活适应能力，建立自理意识。

7.患者能注意保护患侧手臂，并正确进行功能锻炼。

8.患者能复述术后恢复期的注意事项，并能正确进行乳房自我检查。

第八章　急诊科疾病的护理

第一节　急诊科预检分诊

一、急诊就诊护理常规

（一）接诊

医护人员对到达急诊科的急症患者，以最短的时间，用最精炼的医学技巧，迅速对患者的病情作出一个较明确的判断。

（二）分诊

根据患者主诉及主要症状和体征，分清疾病的轻、重、缓、急及隶属专科，进行初步诊断，安排救治程序及分配专科就诊。

（三）急诊处理

1.一般患者急诊处理：①由分诊护士安排到相关专科就诊，病情复杂难以确定科别的，需按首诊负责制处理。②需要临时化验、治疗的患者到急诊治疗室进行处置。需要留观察的可安排在观察区进行观察护理。③由“120”转入的患者，分诊护士应立即接诊，迅速安置。因交通事故、吸毒、自杀等涉及法律问题者，应立即通知有关单位。

2.危重患者急诊处理：①由分诊护士送入抢救室进行紧急处理，而后再办理就诊手续。在医生到达前，抢救护士可酌情予以急救处理，如吸氧、建立静脉通道、心肺复苏术、吸痰、止血等。②凡是抢救患者都应有详细的病历和抢救记录。病情平稳允许移动时，可转入病房；不稳定者可入监护室继续抢救。③需要手术者，应通知手术室做好手术准备。不能搬动又急需手术者，应在急诊手术室进行急诊手术，术后留监护室继续抢救治疗。④患者转运要由抢救医护人员负责，并将患者病情及处理经过向相关科室医护人员做好交办。

3.患者的血、尿、便、痰检查均统一由专人送检。需做X线、B超、CT等检查的患者应有专人护送。

4.病情需要可请专家会诊，遇有成批伤员就诊及需要多专科合作抢救的患者，应通知上级部门，协助调配医护人员参加抢救。复合伤患者涉及两个专科以上的，应由病情最严重的科室首先负责处理，其他科室密切配合。

5.严格执行床边交接班制度、查对制度、口头医嘱复述制度、伤情、疫情报告制度。

二、预检分诊护理常规

分诊时，分诊护士不需要对患者进行明确的诊断及治疗，只需对患者主诉及体征进行初步分析，采集患者既往史、现病史，评估患者的病情轻重，判断其是否应优先治疗，安排到合适的专科诊治。

（一）分诊评估内容

1.患者的活动方式

能否走动，不能走动者是坐轮椅还是卧床。

2.患者主诉

事故/现有症状。

3.患者意识水平

瞳孔大小和对光反射，进行格拉斯哥评分。

4.循环情况

包括脉搏是否能触及（无/微弱）、速度（快/慢/不规则），有无出血征象，面色是否苍白。

5.呼吸情况

气道是否通畅，有无液/固体异物阻塞，有无喘鸣音，发音时嘴、脸是否变形；呼吸的有效性，有无自主呼吸、呼吸暂停、呼吸困难和发绀。

6.其他

包括血糖监测、12导联心电图和SpO_2监测。

（二）资料收集

分诊主要是通过问诊、视诊、听诊和触诊等方法快速全面评估患者的病情，区分病情轻重缓急及隶属专科，因此，对患者进行分诊时间不应超过5 min。

1.问诊

可用提问的方式判断患者意识及其反应，如“你叫什么名字？”“你现在在哪里？”等，如患者对答切题即可判断其意识清醒。除倾听患者主诉或家属代诉外，应系统询问其既往史及现病史，了解发病情况及经过，初步确定患者首诊专科。

2.视诊

问诊过程中认真细致地观察患者面色、表情、皮肤黏膜，注意有无呼吸困难、有无发绀黄染、有无水肿，步态是否正常等。

3.听诊

听心音有无异常杂音；听呼吸、咳嗽声音，判断有无气道痉挛、痰液堵塞或气管内异物等情况存在。

4.触诊

腹痛患者要了解疼痛部位、性质，有无压痛、反跳痛、腹肌紧张等；如有肾区叩击痛，可能是肾绞痛。

5.辅助检查

对于不明原因昏迷患者，尤其是有糖尿病病史，可做微量血糖测定来排除昏迷是否由糖尿病引起。有条件医院可在分诊处配备血氧饱和度监测仪及心电图机，以帮助分诊护士及时作出准确判断，以免延误患者的救治时机。

（三）分诊记录

1.患者来诊方式，就诊时间，具体到分钟。

2.患者的意识状态。

3.患者的生命体征，包括体温、脉搏、呼吸、血压、血氧饱和度。

4.根据患者情况，必要时行心电图和血糖监测，并做好记录。

5.根据患者主诉及主要症状和体征，初步确定所属专科及分类，护士签名。

（四）识别危重患者并采取急救措施

1.护士在主、客观资料收集过程中，应边收集资料，边进行筛选，对有意义的资料进行综合、分析，以确定患者病情严重程度，对是否需要优先处理做出分类。如有生命危险，应立即安置于抢救室进行急救处理，以确保得到及时救治，提高抢救成功率。

2.由于分诊任务重，分诊人员必须与医疗护理人员协调一致。当就诊患者明显增多时应及时增配人力，加快分诊速度，以便及时识别和救治危重患者。

（五）注意事项

1.先抢救后补挂号

在多人等候分诊时，分诊护士应先为危重患者分诊，可先抢救后挂号。医生未到达之前可给予相应的急救措施，如心肺复苏、止血包扎、吸氧、开通静脉通道等。

2.动态评估候诊患者

定时评估候诊区患者，及时发现并处理病情恶化的患者。

3.做好分诊记录

记录内容包括生命体征、分诊时间、所做检测结果等。

4.保持高度警惕性

注意及时发现随时可能出现病情变化的患者，适时进行二次评估。

5.关注特殊患者

护士对于年老体弱、年幼患者的病情评估不可掉以轻心，即便不能安排优先就诊，也要加强巡视，以及时发现病情变化。

三、急腹症鉴别分科

（一）收集资料

1.倾听主诉

起病情况、腹痛的诱发因素、腹痛的部位、性质、钝痛、锐痛、绞痛，持续性或阵发性，有无放射病及转移痛、有无伴随症状等。

2.迅速观察

症状、体征、体位。如不明原因肠腹痛，伴四肢湿冷或呼吸困难者，结合性别、年龄、病史，考虑是否为心肌梗死或肺栓塞。

3.必要的腹部检查

压痛、反跳痛、腹肌紧张情况，以及包块、肿物、叩击痛等。

（二）询问病史

1.腹痛发病方式

（1）突然发病，若无先兆的突然腹痛应警惕脏器穿孔、破裂、结石、炎症的情况。

（2）急性发病，提示可能是急性炎、梗阻、结石等。

（3）慢性腹痛，起病缓慢，病程长提示慢性炎性疾病，如慢性胆囊炎、慢性盆腔炎、溃疡病、肿瘤等。

2.伴随症状

（1）休克者，警惕腹腔脏器穿孔或破裂、内出血、严重感染、急性心肌梗死等。

（2）先有发冷发热而后又腹痛者，多提示有腹内有炎症。

（3）呕吐、腹胀者，警惕肠梗阻、肿瘤、积液、卵巢囊肿蒂扭转等。

（4）腹泻者，警惕肠道感染。

（5）血尿者，警惕泌尿系结石、肾挫裂伤。

3.腹痛诱因及加重因素

（1）有不洁饮食史警惕急性胃肠炎。

（2）饱食、酗酒、高脂肪餐后疼痛者，警惕急性胰腺炎、胆囊炎、胆管炎。

（3）饭后痛者，警惕胃溃疡。

（4）空腹痛者，警惕十二指肠溃疡。

（5）深呼吸、咳嗽体位改变时加重者，警惕胃肠穿孔、出血性胰腺炎、病变累及腹膜壁层。

4.检查、用药、治疗情况

（1）X线、B超、CT、内镜检查、实验室检查等结果。

（2）制酸药、镇痛药等用药使用情况，外院诊断、处理情况。

（三）分诊体查

生命体征、腹部有无压痛、反跳痛、腹肌紧张等。

（四）观察及处理

1.需紧急处理情况

意识改变、休克或伴胸前区不适、剧烈疼痛者。

2.紧急地处理

（1）绝对卧床，吸氧，监测生命体征，开通静脉通道。

（2）检查心电图，以明确是否为心源性休克。

（3）配合医生对外伤患者进行诊断性腹腔穿刺，明确是否出血性休克。

（4）遵医嘱使用镇痛、镇静药，观察用药后的疗效。

四、昏迷鉴别分科

昏迷是由于脑功能发生高度抑制的病理状态，主要特征是意识障碍、随意运动丧失、对外界刺激无反应或出现病态的反射活动。

病因包括：①颅内病变如颅内感染、脑血管病、颅占位性病变、颅脑外伤、癫痫等。②全身性疾病如全身重症感染、代谢障碍疾病、心源性昏迷。③某些药物、化学物中毒。④物理因素，如高温、触电。

（一）收集资料

快速观察患者呼吸、循环、意识，判断是否昏迷以及昏迷程度，有无颅内高压、呼吸梗阻、休克等危及生命的情况。

（二）询问病史

1.昏迷的起病方式

（1）急性起病：常见急性脑血管病、急性中毒、脑外伤、癫痫等疾病。

（2）亚急性起病：常见颅内感染、代谢性疾病。

（3）渐进性起病：常见颅内占位性病变、代谢障碍与内分泌疾病所致的昏迷。

（4）阵发性起病：常见高血压脑病、肝性脑病。

2.伴随症状

（1）若发热，先发热后昏迷，常见于重型感染性疾病；先昏迷后发热，常见于脑出血、蛛网膜下隙出血。

（2）若抽搐，常见高血压脑病、癫痫。

（3）若头痛、呕吐（昏迷前），常见脑出血、蛛网膜下隙出血。

（4）若眩晕（昏迷前），常见脑出血、基底动脉血栓形成。

3.昏迷前的主观和客观情况

（1）客观情况，如高温，不通风警惕有无中暑；可疑气味警惕有无中毒；有残余、毒物、药物警惕是否自杀。

（2）主观因素，包括慢性病史、社会家庭背景及人际关系，异常心理、行为。

4.检查、用药及治疗情况

（1）脑电图、头颅CT、MRI结果，实验室检查结果。

（2）降压药、降糖药的使用情况。

（3）外院诊断、处理经过。

（三）分诊体查

1.生命体征是否平稳。

2.瞳孔的大小、对光反射。

3.皮肤黏膜的颜色、温湿度，有无出血点、伤口。

4.呼出气体、呕吐物气味。

5.神经系统检查，如角膜反射、四肢肌力、肌张力。

（四）观察与处理

1.病情观察

监测生命体征，密切观察意识、瞳孔变化，瞳孔不等大时警惕脑疝形成，随时做好急救准备。

2.呼吸道管理

（1）呼吸道阻塞者用压舌板、喉镜、吸引管清除呼吸道异物。

（2）舌头后坠者取去枕头仰位或放置口咽通气管。

（3）自主呼吸微弱或血氧饱和度进行性下降者及早协助医生做气管插管行机械通气。

（4）持续低流量吸氧。

3.治疗护理

（1）开通静脉通道，遵医嘱使用脱水药等药物，注意用药后的效果。

（2）遵医嘱行心电图检查，测微量血糖。

4.安全护理

躁动患者适当约束四肢，遵医嘱酌情使用镇静药。

第二节　各种急诊穿刺技术

一、环甲膜穿刺术

情况十分紧急时，可在院前条件下用粗针头，甚至任何管状锐器经环甲膜直接刺入声门下区气道内暂时减轻喉阻塞症状，以获得宝贵的抢救时间。

（一）适应证

1.急性的严重喉梗阻，严重呼吸困难，来不及做或不具备做气管切开术条件时。

2.临时性气管内给药。

3.气管插管失败者，需紧急建立气道者。

4.12岁以下的儿童需要紧急建立气道维持短时间通气者。

（二）禁忌证

一般无绝对禁忌证。

（三）手术步骤

1.如果病情允许，患者应尽量取仰卧位，垫肩，头后仰。不能耐受上述体位者，可取半卧位。

2.颈中线甲状软骨下缘与环状软骨弓上缘之间即为环甲膜穿刺点。

3.用碘酒、乙醇进行常规皮肤消毒。

4.戴无菌手套，检查穿刺针是否通畅。

5.穿刺部位局部用2%普鲁卡因麻醉。危急情况下可不用麻醉。

6.以左手固定穿刺部位皮肤，右手持18号穿刺针垂直刺入，注意勿用力过猛，出现落空感即表示针尖已进入喉腔。接10mL注射器，回抽应有空气；或用棉花纤维在穿刺针尾测试，应可见纤维随呼吸摆动，确定无异后，适当固定穿刺针。

7.术后处理：①可经穿刺针接氧气管给患者输氧；②患者情况稳定后，尽早进行普通气管切开。

（四）并发症

1.出血。对于凝血功能障碍的患者宜慎重考虑是否穿刺。

2.假道形成。

3.食管穿孔。食管位于气管的后端，若穿刺时用力过大过猛，或没掌握好进针深度，均可穿破食管，形成食管-气管瘘。

4.皮下或纵隔气肿。

（五）注意事项

1.穿刺不可过深，一旦抽出气体应即刻停止向前推进穿刺针，以免损伤气管后壁。

2.不可反复更换穿刺部位和方向，以免损伤局部组织引起皮下气肿和血肿。穿刺出血时可压迫止血或缝扎止血。

（六）护理措施

1.心理护理：患者看到从喉部进针，多感恐惧害怕，护士应详细介绍操作的目的，多做解释工作，消除患者的顾虑，使之配合操作，操作时动作要轻柔，多关心、体贴患者。

2.饮食护理：给予高蛋白质、高维生素、易消化的食物。

3.局部严格消毒，以免感染，针头应垂直进入以减少皮下组织损伤。如皮下静脉被刺破，可稍加压迫，出血多时应拔除针头，另选穿刺部位，进针后患者如出现呛咳，应嘱其轻轻呼吸，并注意固定针头。

二、胸腔穿刺术

胸腔穿刺术是对胸腔内积液或积气等通过穿刺进行病因诊断和治疗的一种常用技术。引起胸腔积液的疾病可波及内科、外科、妇产科等多科，因此对其鉴别诊断尤为重要。通过胸腔穿刺抽液既能获取标本，达到诊断和治疗目的，又能减少胸膜粘连和缓解症状。此技术已常规用于临床，各级各科医师应严格掌握操作规范。

（一）适应证

1.诊断性穿刺，以确定积液的性质。

2.穿刺抽液或抽气以减轻对肺脏的压迫或抽吸脓液治疗脓胸。

3.胸腔内注射药物。

（二）禁忌证（相对）

1.出血素质或抗凝治疗中，如急需时可用细针穿刺。

2.积液或积气量过少（如卧位X线片显示胸液厚度$<10mm$）。

3.穿刺局部皮肤感染期。

4.可疑棘球蚴病者。

5.精神病患者或不能合作者，如急需穿刺，酌情用镇静剂等，能配合时进行。

（三）术前护理

1.患者准备

（1）让患者及其家属了解胸腔穿刺的目的和必要性、大致手术过程、术中注意事项及配合方法，以消除顾虑，取得合作。并请患者或其授权者在协议书上签字，做好记录。

（2）如用普鲁卡因做局部麻醉，事先做好普鲁卡因皮试。

（3）穿刺前嘱患者排尿、排便，注意休息，减少疲劳和不适。

（4）有出血倾向者，检查出、凝血时间，血常规，凝血酶原时间等；胸腔积液量少，包裹性积液及存在胸膜粘连者，应在B超下或X线检查下确定最佳穿刺部位，并做好标记。

2.环境及物品准备

穿刺必须在无菌条件下进行。如在床边进行，应限制室内人员数量，注意无菌操作。

（1）常规消毒用品、治疗盘1套。

（2）无菌胸腔穿刺包。内有胸腔穿刺针（三通活栓），5 mL注射器、50 mL注射器、7号针头、血管钳、无菌纱布及洞巾、无菌手套、无菌试管、量杯、标本瓶、玻片等。如为气胸穿刺术，要备好胸腔闭式引流装置。

（3）局麻药，如2%利多卡因溶液（或1%普鲁卡因）；抢救药品，如肾上腺素、肝素和氧气等。

（四）术中配合

1.协助摆体位

最好取直立坐位，协助患者反坐靠背椅上，面向椅背，两前臂平放于椅背上缘，头伏在椅背上；体弱者可取半卧位，举起患侧上肢，置于头顶部，或将患侧上肢上举抱于枕部，从而使肋间隙增宽。

2.选择穿刺点

取事先标记好的穿刺点或取叩诊浊音最强部位为穿刺点，一般在肩胛下第7～9肋间隙或腋中线第6～7肋间；气胸者取锁骨中线第2肋间进针。

3.穿刺方法

常规消毒穿刺部位皮肤，打开无菌包，术者戴无菌手套，铺洞巾，行局部麻醉。当术者进针时，护士协助患者保持正确体位，避免咳嗽和深大呼吸。穿刺针（针栓胶管用血管钳夹紧）沿局麻处肋骨上缘缓慢刺入胸腔，护士接血管钳，固定穿刺针。在术者用50 mL注射器抽吸胸腔积液过程中，护士用血管钳协助进行夹紧和放松动作，以达到排液和防止气体进入胸腔的目的。抽液完毕后，按需要留取胸腔积液标本送检。术毕拔出穿刺针，覆盖消毒纱布，用胶布固定。治疗气胸时，可应用“人工气胸抽气箱”或胸腔闭式引流瓶。

4.注意事项

包括：①整个过程中，密切观察患者面色、呼吸、脉搏等，如有异常，立即报告医生，做出相应处理。②每次抽液，速度不应过快。诊断性抽液50～100 mL即可，减压性抽液时，首次抽液量不超过800 mL，以后每次不超过1000 mL，以防纵隔复位太快，产生“胸膜反应”，如头晕、面色苍白、出冷汗、心悸、血压下降等。

（五）操作方法

1.患者体位

患者取坐位，面向椅背，两手前臂平放于椅背上，前额伏于前臂上。不能起床者，可取半坐卧位，患者前臂置于枕部。

2.穿刺点定位

胸腔穿刺抽液先行胸部叩诊，选择实音明显的部位进行穿刺，穿刺点可用甲紫溶液在皮肤上作标记，常选择：①肩胛下角线7～9肋间。②腋后线7～8肋间。③腋中线6～7肋间。④腋前线5～6肋间。包裹性胸腔积液，可结合X线及超声波定位进行穿刺。气胸抽气减压：穿刺部位一般选取患侧锁骨中线第2肋间或腋中线4～5肋间。

3.消毒

分别用碘酒、酒精在穿刺点部位，自内向外进行皮肤消毒，消毒范围直径约15 cm，解开穿刺包，戴无菌手套，检查穿刺包内器械，注意穿刺针是否通畅，铺盖消毒洞巾。

4.局部麻醉

以2 mL注射器抽取2%普鲁卡因2 mL，在肋骨上缘于穿刺点做自皮肤到胸膜壁层的局部麻醉，注药前应回抽，观察无气体、血液、胸腔积液后，方可推注麻醉药。

5.穿刺

先用止血钳夹住穿刺针后的橡皮胶管，以左手固定穿刺部位局部皮肤，右手持穿刺针（用无菌纱布包裹），沿麻醉部位肋骨上缘垂直缓慢刺入，当针锋抵抗感突然消失后表示针尖已进入胸膜腔，接上50 mL注射器。由助手松开止血钳夹紧胶管，取下注射器，将液体注入盛器中，计量并送化验检查。

若用三通活栓式穿刺针穿刺，穿刺前先将活栓转到与胸腔关闭处，进入胸腔后接上注射器，转动三通活栓，使注射器与胸腔相通，然后进行抽液。注射器抽满液体后，转动三通活栓，使注射器与外界相通，排出液体。

如需胸腔内注药，在抽液完后，将药液用注射器抽好，接在穿刺针后胶管上，回抽少量胸腔积液稀释，然后缓慢注入胸腔内。

气胸抽气减压治疗，在无特殊抽气设备时，可以按抽液方法，用注射器反复抽气，直至患者呼吸困难缓解为止。若有气胸箱，应采用气胸箱，测压抽气，抽至胸腔内压至0为止。

6.拔针并观察

抽液完毕后拔出穿刺针，覆盖无菌纱布，稍用力压迫穿刺部位，以胶布固定，嘱患者静卧休息。观察术后反应，注意并发症，如气胸、肺气肿等。

（六）并发症

1.气胸：一般少量无须处理可自行吸收。如肺组织压缩＞20%以上，可抽气或闭式引流。

2.出血：如为大量可形成血胸，需及时止血或抽出积血，必要时开胸止血。如刺破肺组织可有咯血，多为少量，应对症止血。

3.胸膜反应：穿刺或麻醉过程中出现剧烈胸痛、头晕、出汗、面色苍白，应立即终止抽液，以平卧位观察。

4.胸腔感染：多次胸穿时可能发生。

5.复张性肺水肿：如长时间大量液体一次抽液过多，肺组织迅速复张时出现剧咳、呼吸增快、烦躁等，应立即停抽。吸氧、密切观察。为防止肺水肿应注意抽液速度不宜过快、量不宜过多；负压吸引不宜过大[＜0.931 kPa（7 mmHg）]。

对胸腔积液除抽液外，当前正在日益普及应用“细管引流”方法，或用“锁穿管”或用细塑料（硅胶）导管通过14号针腔内送入胸腔后固定、接通一次性塑料袋，此方法安全、简便和易接受，尤其危重、体胖、衰竭患者使用方便，并发症少，避免反复穿刺，一次引流较彻底，对脓胸可边冲洗边引流。

（七）术后护理

1.注意穿刺点有无渗血或液体漏出。

2.观察患者有无胸痛及呼吸困难加重情况，如有异常改变及时报告医生。3.嘱患者卧床休息，避免过度活动。

4.胸腔闭式引流者，注意保持管道通畅，避免扭曲、折叠等。

5.做好护理记录。

三、心包穿刺术

通过穿刺抽出心包膜两层之间积液的方法，称为心包穿刺术。

（一）适应证

1.大量积液出现心脏压塞症状者，穿刺抽液以解除压迫症状。

2.抽液协助诊断，确定病因。

3.心包腔内注射药物进行治疗。

（二）禁忌证

1.有出血倾向或血小板低于50×10^9/L。

2.正在接受抗凝治疗者。

3.患者不能配合。

（三）穿刺部位

1.心前区穿刺点

左侧第5或第6肋间，心浊音界内侧2cm左右。此点穿刺最常用。

2.胸骨下穿刺点

在剑突和左肋弓所形成的夹角内。

3.右侧第4肋间穿刺点

在右侧心浊音界内1～2cm处穿刺，因有损伤右侧胸廓内动脉可能，目前很少采用此点穿刺。

（四）操作方法

1.向患者说明穿刺目的及配合方法以取得配合，必要时给予适量镇静或镇咳剂。

2.备齐抢救药品和器械。

3.嘱患者排尿，协助患者取半坐卧位。将盖被折叠至下身，协助患者将左手置于头顶部位，头转向右侧，充分暴露穿刺部位。

4.术中密切配合医生穿刺，若出现心率加快、头晕、气短、出汗等，立即通知医生停止穿刺。

5.最常用的穿刺部位是左肋缘与剑突左缘的交角，剑突尖端下1～2cm处：其次是左侧第4或5肋间，心浊音区左缘内1～2cm处。

6.患者取半卧位呈45°角，手术在无菌操作技术下进行。取短针、针孔斜面的心包穿刺针，用1%普鲁卡因或2%利多卡因逐层麻醉。由剑突下穿刺时，穿刺针指向头、背侧及左肩或肩胛区或右肩，与腹壁交角约30°。穿刺针经过膈肌时有阻力，进入心包腔时，阻力突然降低。由心尖附近刺入时，穿刺针指向脊柱，宜抽注射器针芯造成负压后推进针头，一旦有积液抽出，立即停止进针，助手用血管钳轻轻夹住针头，保持原深度。医生将注射器套于针座的橡皮管上，放松橡皮管上的血管钳，缓慢抽吸液体。抽出液应盛于试管内送检，根据需要做细菌培养、找肿瘤细胞等。

7.有条件的多采用专门的穿刺探头，用二维超声心动图协助穿刺针定位。如在心电图监护下进行穿刺，多以鲤鱼夹将穿刺针与心电图机的胸前导联相接。当针头触及心室外膜，手术者持针的手可以感到摩擦或心脏搏动，胸前导联心电图ST段立即抬高，偶有QRS方向颠倒者。如针头触及右心房，则PR段升高，此时必须立即抽出针头少许，ST段或PR段恢复到原来水平，表示穿刺针尖已与脏层脱离，从而防止撕裂冠状动脉、心房或心室自由壁。

8.穿刺针与电压力针相连，如呈右室压力曲线者，说明针尖确已进入心室腔。

9.从穿刺针注入经过振荡的生理盐水1～2mL做超声造影检查，用超声心动图观察云雾样回声，如观察到云雾样回声出现在积液区，表示针头位于心包腔中，证实为心包积液，可继续排液。

10.可经穿刺针将一导管送入心包腔，留置于其中，而将穿刺针拔出，可以避免积液量减少后穿刺针刺伤室壁或冠状动脉，并可防止心脏压塞复发。导管最多保留48h，以免感染心包。穿刺针及导管拔除时，可根据积液性质适当注入不同药物治疗，以防止心包粘连。如疑诊结核性积液，可向心包腔内注气后拍片，观察心包膜有否粘连、钙化。

11.穿刺结束后，让患者安静，卧床休息，每隔30min测血压1次，至平稳后停止。

12.记录抽出液体量、颜色、性质等，并将标本送检。

（五）注意事项

1.严格掌握适应证。

2.术前行心脏超声检查，确定积液的有无、量的大小、穿刺部位等。在超声指导下穿刺更为准确与安全。

3.术前向患者做好解释，消除顾虑，术中切勿咳嗽或深呼吸，可用镇静剂。必要时可肌内或静脉注射阿托品，预防穿刺心包时的血管迷走反射（心动过缓、心脏停搏、低血压等）。

4.第1次抽液量不宜超过100～200mL，以后可渐增至300～500mL，不可过多、过快。

5.为防止误穿入心腔，可用无菌导线连接穿刺针的金属尾端与心电图的胸导联

（心电图机必须接地良好）。穿刺时心电图监测，一旦误穿脏层心包与室壁时，心电图上ST段显著上抬；触及心房时，PR段显著上抬，此时应立即退针。若抽出鲜血，应立即停止抽吸，密切观察有无心脏压塞症状出现。

6.术中、术后均应密切观察患者呼吸、血压、脉搏等变化。

（六）并发症

心包穿刺常见的并发症有心律失常、心室纤颤、心跳停止、心腔或冠状动脉撕裂、胸腔积液、气胸或气液胸、向心包腔内注入的空气可误入心腔。操作时细心，动作轻柔可减少并发症发生。

四、腹腔穿刺术

腹腔穿刺术是借助穿刺针直接从腹前壁刺入腹膜腔的一项诊疗技术，确切的名称应该是腹膜腔穿刺术。

（一）适应证

1.诊断性穿刺

腹部创伤疑有肝、脾等实质性脏器或胃、肠等空腔脏器破裂者，特别是对有受伤史或伤后昏迷者以及休克难以用其他部位创伤解释者具有鉴别诊断价值。急性腹膜炎疑为胃、十二指肠溃疡急性穿孔，坏疽性阑尾炎穿孔，急性重型胰腺炎，绞窄性肠梗阻，肝癌破裂，宫外孕等诊断不清时。慢性腹水、腹腔积脓需明确其性质及细胞成分者。

2.治疗性穿刺

膈下、盆腔及肠间积液或积脓的反复穿刺抽除；经腹腔穿刺向腹腔注入抗生素、抗癌药及防止肠管粘连药物等。

（二）禁忌证

1.广泛腹膜粘连者。

2.有肝性脑病先兆、棘球蚴病及巨大卵巢囊肿者。

3.大量腹水伴有严重电解质紊乱者禁忌大量放腹水。

4.精神异常或不能配合者。

（三）术前准备

1.患者准备：向患者解释穿刺目的、过程以及注意事项，解除紧张心理以利配合。做普鲁卡因试验，测量腹围、脉搏、血压，以利动态观察病情。并协助患者排尿。签署协议书并记录。

2.操作室消毒。

3.核对患者姓名，查阅病历、腹部平片及相关辅助检查资料。

4.清洁双手(双手喷涂消毒液或洗手)。

5.做好患者的思想工作，向患者说明穿刺的目的和大致过程，消除患者顾虑，争取充分合作。

6.测血压、脉搏、胸腹围、检查腹部体征。

7.术前嘱患者排尿，以防刺伤膀胱。

8.准备好腹腔穿刺包、无菌手套、口罩、帽子、2%利多卡因、5mL注射器、20mL注射器、50mL注射器、消毒用品、胶布、盛器、量杯弯盘、500mL生理盐水、腹腔内注射所需药品、无菌试管数只(留取常规、生化、细菌、病理标本)、多头腹带、靠背椅等。

9.戴好帽子、口罩。

10.引导患者进入操作室。

(四)术中配合

1.协助患者准备体位，轻症者可取坐位，体弱重症者可取半卧位或左侧卧位，暴露腹部，注意保暖。

2.穿刺部位，可取左下腹脐与髂前上棘连线中外1/3交点或取脐与耻骨联合连线中点上方1cm稍偏左或偏右1.5cm处：也可取侧卧位脐水平线与腋前线或腋中线交叉处穿刺。

3.密切观察患者的反应，如发现有恶心、出汗、头晕、脉搏增快、面色苍白、血压下降等应立即终止放液，并做好对症处理。

4.大量放液不宜过快、过多，一般60～80滴/分，一次放液量以不超过3000mL为宜。放液完毕将多头腹带自上而下逐渐束紧，以防腹内压骤降而发生虚脱或休克。

5.根据需要留送常规和培养。

(五)操作方法

1.部位选择

(1)脐与耻骨联合上缘间连线的中点上方1cm，偏左或偏右1～2cm，此处无重要器官，穿刺较安全，且容易愈合。

（2）左下腹部穿刺点，即脐与左髂前上棘连线的中1/3与外1/3交界处，此处可避免损伤腹壁下动脉，肠管较游离不易损伤。放腹水时通常选用左侧穿刺点，此处不易损伤腹壁动脉。

（3）侧卧位穿刺点，即脐平面与腋前线或腋中线交点处。此处穿刺多适于腹膜腔内少量积液的诊断性穿刺。

2.体位

参考根据病情和需要可取坐位、半卧位、平卧位，并尽量使患者舒服，以便能够耐受较长的操作时间。对疑为腹腔内出血或腹水量少者行实验性穿刺，取侧卧位为宜。

3.穿刺层次

（1）下腹部正中旁穿刺点层次为皮肤、浅筋膜、腹白线或腹直肌内缘（如旁开2cm，也有可能涉及腹直肌鞘前层、腹直肌）、腹横筋膜、腹膜外脂肪、壁腹膜，进入腹膜腔。

（2）左下腹部穿刺点层次为皮肤、浅筋膜、腹外斜肌、腹内斜肌、腹横肌、腹横筋膜、腹膜外脂肪、壁腹膜，进入腹膜腔。

（3）侧卧位穿刺点层次同左下腹部穿刺点层次。

4.穿刺术

（1）消毒、铺巾：①用碘伏在穿刺部位自内向外进行皮肤消毒，消毒范围直径约15cm，待碘伏晾干后，再重复消毒一次。②解开腹穿包包扎带，戴无菌手套，打开腹穿包（助手），铺无菌孔巾，并用无菌敷料覆盖孔巾有孔部位。③术前检查腹腔穿刺包物品是否齐全：8或9号带有乳胶管的腹腔穿刺针、小镊子、止血钳输液夹子、纱布孔巾。

（2）局部麻醉：术者核对麻药名称及药物浓度，助手撕开一次性使用注射器包装，术者取出无菌注射器，助手掰开麻药安瓿，术者以5mL注射器抽取麻药2mL，自皮肤至腹膜壁层以2%利多卡因作局部麻醉。麻醉皮肤局部应有皮丘，注药前应回抽，观察无血液、腹水后，方可推注麻醉药。

（3）穿刺：术者左手固定穿刺部皮肤，右手持针经麻醉处垂直刺入腹壁，待针锋抵抗感突然消失时，示针尖已穿过腹膜壁层，助手戴手套后，用消毒血管钳协助固定针头，术者抽取腹水，并留样送检。诊断性穿刺，可直接用20mL或50mL注射器及适当针头进行。大量放液时，可用8号或9号针头，并于针座接一橡皮管，以输液夹子调整速度，将腹水引入容器中计量并送化验检查。

（4）术后处理：①抽液完毕，拔出穿刺针，穿刺点用碘附消毒后，覆盖无菌纱布，稍用力压迫穿刺部位数分钟，用胶布固定，测量腹围、脉搏、血压、检查腹部体征。如无异常情况，送患者回病房，嘱患者卧床休息。观察术后反应。②书写穿刺记录。

（六）注意事项

1.在放液过程中和术毕，应密切观察患者的脉搏、心率、呼吸及血压变化，防止并发症的发生。

2.放大量腹水时速度宜慢，注意观察通畅度及体位调节，以每小时不超过1000mL，为宜，每次放液不超过5000mL，以防腹压骤减，造成腹腔充血，全身有效循环量减少，导致患者虚脱。术后应腹部置沙袋，用腹带束紧，增加腹腔压力。

3.术后注意穿刺点漏液情况，若敷料潮湿应及时更换。

4.穿刺液应按医嘱送检，各标本均需注明标签，做染色体核型分析及生化测定者，各取20mL，做病理检验者宜将余液全部送检，标本应立即送检，以免变质。脓性液体还应做细菌培养和药敏试验。

5.因气腹造影而做穿刺者，摄片完，须做穿刺将气体放出。

6.注意无菌操作，以免腹腔感染。

（七）术后护理

1.指导患者平卧休息8～12h或卧向对侧，防止腹水外溢。

2.观察体温、脉搏呼吸、血压、神志变化，防止诱发肝性脑病。

3.防止伤口感染，穿刺点如有腹水外溢，可用火棉胶涂抹，用碘酒消毒针眼处，并及时更换敷料。

4.记录放液量、颜色、性状，测量腹围并与术前比较，记录于护理记录单上。

五、腰椎穿刺术

腰椎穿刺术是指通过腰穿进行脑脊液的采集和测定。它可以对中枢神经系统肿瘤、外伤、感染和血管性疾病进一步明确诊断，可以测定脊髓压迫症、颅内压增高的压力，以了解蛛网膜下隙梗阻情况。同时它可以进行治疗性穿刺，向蛛网膜下隙注入药物，对于颅脑、脊髓手术后或蛛网膜下隙出血，行腰椎穿刺放出适当脑脊液，减轻脊髓蛛网膜粘连，缓解病情。

（一）适应证

1.检查脑脊液的性质，协助诊断中枢神经系统的炎症或出血性疾病。

2.测定颅内压力，了解蛛网膜下隙有无阻塞。

3.做其他辅助检查，如气脑造影、脊髓空气造影、脑室脑池放射性核素扫描等。

4.对颅内出血、炎症或颅脑手术后，引流有刺激性脑脊液可减轻临床症状。

5.进行腰椎麻醉或鞘内注射药物治疗。

（二）禁忌证

1.有明显视盘水肿或有脑疝先兆者。

2.休克、衰竭或濒危状态的患者。

3.穿刺部位或附近有感染者。

（三）操作方法

1.向患者解释穿刺目的及注意事项，消除紧张、恐惧心理，取得配合，嘱排尿。

2.术前做普鲁卡因皮试，备齐用物，携至患者床前，以屏风遮挡。

3.患者侧卧硬板床上，取去枕头，背部齐床沿，铺好橡皮巾、治疗巾，头向胸前弯曲，双手抱膝，双膝向腹部弯曲，腰背尽量向后弓起，使椎间隙增宽，有利穿刺。

4.穿刺时协助患者固定姿势，避免移动以防针头折断，儿童尤为重要。

5.穿刺部位一般取第3～4腰椎间隙，即两侧髂后上棘连线中点处。

6.穿刺部位严格消毒，术者戴无菌手套，铺洞巾，以2%普鲁卡因或利多卡因做局部浸润麻醉。

7.术者持腰椎穿刺针（套上针芯），沿腰椎间隙垂直进针，推进4～6cm（儿童2～3cm）深度时，如感到阻力突然消失，表明针头已进入脊膜腔。拔出针芯，脑脊液自动流出，此时让患者全身放松，平静呼吸，双下肢和头部略伸展，接上压力管，可见液面缓缓上升，到一定平面后可见液平面随呼吸而波动，此读数为脑脊液压力；如压力明显增高，针芯则不能完全拔出，使脑脊液缓慢滴出，以防脑疝形成。

8.穿刺过程中注意观察患者意识、瞳孔、脉搏、呼吸的改变，若病情突变，应立即停止操作，并进行抢救。

9.需要了解蛛网膜下隙有无阻塞，可做动力试验（亦称压颈试验）。即于测定初压后压迫患者一侧颈静脉10s，进行观察判断：①若脑脊液压力于压颈后立即上升至原来水平2倍，解除压迫后，在20s内迅速下降至原来水平，表明蛛网膜下隙无阻塞。

②若脑脊液压力于压颈后不上升，表明蛛网膜下隙完全阻塞。③若脑脊液压力挤压颈后缓慢上升，解除压迫后又缓慢下降或不下降，表明蛛网膜下隙有不完全阻塞。

10.接取脑脊液3～5mL于无菌试管中送检。需做细菌培养，应将无菌试管口经过乙醇（酒精）火焰灭菌，接取脑脊液，然后管口及棉塞再通过酒精灯火焰灭菌后盖上棉塞。如需做鞘内注射时将药液缓慢注入。

11.术毕套入针芯，拔出腰椎穿刺针，针孔以碘酒消毒，覆盖无菌纱布，以胶布固定，1周内勿沾湿穿刺处。

12.清理床单及用物，记录脑脊液量、颜色、性质，将采集标本立即送化验。

（四）注意事项

1.在完成全面体检尤其是神经检查，包括有无视神经盘水肿之前，绝不能做腰穿。大多数情况下，除急性脑膜炎或蛛网膜下隙出血外，腰穿之前均需摄颅片，以示有无颅内压增高迹象或必要时做CT扫描检查。

2.不安、躁动和不能合作的患者可在镇静剂或基础麻醉下进行，幼儿和精神紧张患者要妥为扶持。

3.颅内压增高考虑由于炎性水肿所致者，可在腰穿前静脉快速滴注20%甘露醇溶液250mL，以减轻水肿，降低颅内压，然后穿刺。

4.颅内压增高疑为颅内占位病变者，腰椎穿刺时应用细针（20～22号），使用细测压管（内径不超过1mm），缓慢放液。并取少量（2～3mL）脑脊液，检查细胞计数和蛋白质定量即可。

5.穿刺过程中如出现脑疝症状（如瞳孔散大、意识不清、呼吸深慢或病理呼吸），应立即停止放液，并向椎管内注入空气或生理盐水10～20mL，或静脉快速滴注20%甘露醇250mL，如脑梗不能复位，应迅速行脑室穿刺，并采取其他紧急措施。

6.腰椎穿刺后，尤对颅内压增高者，术后12～24h内应注意观察意识情况、呼吸、脉搏、血压、瞳孔和肢体运动等变化。可能发生的并发症有：①脑疝（沟回疝和枕骨大孔疝）。②颅内或椎管内占位病变的压迫症状加重。③低颅压综合征等。应针对不同情况分别处理。

7.术后平卧4～6h，如坐起头昏仍需卧床数小时，严重颅内压增高者可卧床1～2天。

8.对适应证和禁忌证应权衡得失，若疑为脑膜炎，即使有败血症也应做腰穿。

（五）正常值

水平侧卧位，正常人的脑脊液压力为0.78～1.76 kPa（80～180 mmH_2O）。坐位时压力为3.43～4.41 kPa（350～450 mmH_2O）。

正常脑脊液为无色的透明液体。细胞数为（0～10）×10^9/L。蛋白质定量0.15～0.45 g/L，糖2.5～4.4 mmol/L，氯化物120～130 mmol/L。

（六）临床意义

1.水平侧卧位，压力超过1.96 kPa提示颅内压增高，低于0.785 kPa时为低颅压。

2.细胞数10个/立方毫米以上为异常，提示脑脊髓膜或其实质的炎症。

3.进行治疗性穿刺，向蛛网膜下隙注入药物，对于颅脑、脊髓手术后或蛛网膜下隙出血，行腰椎穿刺放出适当脑脊液，减轻脊髓、蛛网膜粘连，缓解病情。

第九章　妇产科疾病的护理

第一节　闭经

闭经是妇科常见的一种症状。通常将闭经分为原发性闭经和继发性闭经两类，前者系年满16周岁月经尚未来潮的，称原发性闭经；后者指既往曾有过正常月经，现因某种病理性原因停经6个月，或按自身月经周期计算停经3个周期以上者称继发性闭经。按其发生原因又分为生理性闭经和病理性闭经，妊娠期、哺乳期、绝经后的闭经以及少女初潮后1年以内有闭经者均为生理性闭经。

一、病因和分类

（一）子宫性闭经

闭经的原因在子宫。先天性无阴道和（或）子宫缺如或发育不良，睾丸女性化（男性假两性畸形），过度的刮宫或严重的感染如结核等造成子宫内膜损伤或粘连，哺乳时间过长使子宫内膜萎缩，子宫切除后或子宫腔内放射治疗后等。

（二）卵巢性闭经

闭经的原因在卵巢。先天性卵巢缺如或性腺发育不良（特纳综合征），占原发闭经者的12%～20%。继发性闭经可因卵巢功能早衰、手术切除、放射治疗后以及卵巢囊性化肿瘤等引起。

（三）垂体性闭经

主要病变在垂体。发生在青春期前的垂体肿瘤可导致原发性闭经。继发性闭经主要因垂体受损引起功能不全，较常见于产后大出血伴休克、严重的产后感染或弥散性血管内凝血（DIC）时，致垂体前叶缺血性坏死，随之出现功能减退、闭经，亦称希恩综合征。垂体肿瘤可发生于蝶鞍内或蝶鞍外，可因机械性压迫或因肿瘤本身的异常功能导致闭经性机能减退及其他有关症状，如视野障碍、头痛、泌乳和肢端肥大症等。

（四）下丘脑性闭经

最常见的一类闭经。下丘脑受中枢神经系统控制，过度精神紧张、忧虑、恐惧、生活环境改变，均可引起中枢神经系统与丘脑下部功能失调，出现闭经。特别是年轻妇女，卵巢功能尚不健全，更易出现月经紊乱。

多囊卵巢综合征多引起月经稀发或继发性闭经，由于月经失调，无排卵，体内雌激素分泌过多，可伴有不孕、多毛、肥胖等，双侧卵巢呈多囊性增大，可比正常大1～3倍，卵巢包膜肥厚，皮质下出现多数发育不同程度的滤泡。子宫内膜呈不同程度的增殖状态。其他如严重营养不良，特别是神经性厌食症、消耗性疾病、严重贫血等，都可影响下丘脑GnRH的合成分泌，从而引起闭经。

长期服用某些药物如利舍平（利血平）、氯丙嗪、甲丙氨酯及避孕药等，也可引起闭经。垂体瘤患者除影响GnRH合成分泌外，还可使催乳素抑制因子及多巴胺受抑制，出现闭经及泌乳，称闭经泌乳综合征。

（五）其他内分泌腺异常

肾上腺、甲状腺及胰腺等功能紊乱时也可影响月经。例如，肾上腺皮质功能亢进或减退、甲状腺功能亢进或减退以及糖尿病等，都能通过丘脑下部影响垂体功能而引起闭经。

二、临床表现

年满16周岁月经尚未来潮；既往曾有过正常月经，现因某种病理性原因停经6个月，或按自身月经周期计算停经3个周期以上。

三、护理评估

（一）健康史

回顾患者婴幼儿期生长发育过程，有无先天性缺陷或其他疾病。询问家族中有无相同疾病者。详细询问月经史，包括初潮年龄、第二性征发育情况、月经周期、经期、经量、有无痛经，了解闭经前月经情况。已婚妇女询问其生育史及产后并发症。此外特别注意询问闭经期限及伴随症状，发病前有无引起闭经的诱因，如精神因素、环境改变、体重增减、剧烈运动、各种疾病及用药影响等。

（二）身体状况

注意观察患者精神状态、营养、全身发育状况，测量身高、体重、智力情况、躯干和四肢的比例，五官生长特征，检查有无多毛，患者第二性征发育情况，如音调、乳房发育、阴毛及腋毛情况、骨盆及是否具有女性体态，并挤双乳观察有无乳汁分泌。妇科检查观察第二性征发育程度，注意内外生殖器的发育，有无缺陷、畸形和肿瘤，腹股沟区有无肿块。

（三）心理–社会状况

闭经是主要的症状，其对患者的自我概念有较大的影响，患者担心闭经对自己的健康、性生活和生育能力的影响。病程过长及反复治疗效果不佳时会加重患者和家属的心理压力，表现为情绪低落，对治疗和护理丧失信心，反过来又会加重闭经。

（四）辅助检查

1.子宫功能检查

主要了解子宫、子宫内膜状态及功能。

（1）诊断性刮宫：适用于已婚妇女。用以了解宫腔深度和宽度，宫颈管或宫腔有无粘连。刮取子宫内膜做病理学检查，可了解子宫内膜对卵巢激素的反应，刮出物同时做结核菌培养，还可以确定子宫内膜结核的诊断。

（2）子宫输卵管碘油造影：了解宫腔形态、大小及输卵管情况，用以诊断生殖系统发育不良、畸形、结核及宫腔粘连等病变。

（3）子宫镜检查：在子宫镜直视下观察子宫腔及内膜有无宫腔粘连可疑结核病变，常规取材送病理学检查。

（4）药物撤退试验：常用孕激素试验和雌孕激素序贯法。①孕激素试验用以评估内源性雌激素水平。服用或肌内注射孕激素（孕酮或甲羟孕酮）5天，停药3～7天后出现撤药性出血（阳性反应），提示子宫内膜已受一定水平的雌激素影响；如孕激素试验无撤药性出血（阴性反应），说明患者体内雌激素水平低下，对孕激素无反应，应进一步做雌孕激素序贯法。②雌激素试验目的是以雌激素刺激子宫内膜增生，停药后出现撤退性出血，可以了解子宫和下生殖道情况。服用雌激素20天，最后5天加用孕激素，停药后3～7天发生撤药性出血为阳性，提示子宫内膜功能正常，对甾体激素有反应，闭经是由于患者体内雌激素水平低落所致，应进一步寻找原因。若无撤药性出血为阴性，可再重复试验一次。若两次试验均为阴性，提示子宫内膜有缺陷或被破坏，可诊断为子宫性闭经。

2.卵巢功能检查

（1）基础体温测定：基础体温在正常月经周期中显示双相型，即月经周期后半期的基础体温较前半期上升0.3～0.6℃,提示卵巢功能正常，有排卵或黄体形成。

（2）阴道脱落细胞检查：涂片见有正常周期性变化，提示闭经原因在子宫。涂片中见中、底层细胞，表层细胞极少或无，无周期性变化，若FSH升高，提示病变在卵巢。涂片表现不同程度雌激素低落，或持续轻度影响，若FSH、LH均低，提示为垂体或以上中枢功能低下引起的闭经。

（3）宫颈黏液结晶检查：羊齿状结晶越明显、越粗，提示雌激素作用越显著。若涂片上见成排的椭圆体，提示雌激素作用的基础上已受孕激素影响。

（4）血甾体激素测定：做雌二醇、孕酮及睾酮的放射免疫测定。若雌、孕激素浓度低，提示卵巢功能不正常或衰竭；若睾酮值高，提示有多囊卵巢综合征、卵巢男性化肿瘤或睾丸女性化等疾病的可能。

（5）B超监测：从周期第10天开始用B超动态监测卵泡发育及排卵情况。卵泡直径达18～20mm时为成熟卵泡，估计约在72h内排卵。

（6）卵巢兴奋试验：又称尿促性素（HMG）刺激试验。用HMG连续肌内注射4天，了解卵巢是否产生雌激素。若卵巢对垂体激素无反应，提示病变在卵巢；若卵巢有反应，则病变在垂体或垂体以上。

3.垂体功能检查

雌激素试验阳性提示患者体内雌激素水平低落，为确定原发病因在卵巢、垂体或下丘脑，需做以下检查：

（1）血PRL、FSH、LH放射免疫测定：PRL＞25μg/L时，称高催乳激素血症；PRL升高时，应进一步做头颅X线摄片或CT检查，以排除垂体肿瘤；FSH＞40IU/L升高，提示卵巢功能衰竭；LH＞25IU/L升高高度，怀疑多囊卵巢；FSH、LH均＜5IU/L，提示垂体功能减退，病变可能在垂体或下丘脑。

（2）垂体兴奋试验：又称GnRH刺激试验，用以了解垂体功能减退起因于垂体或下丘脑。静脉注射LHRH 15～60min后，LH较注射前高2～4倍，说明垂体功能正常，病变在下丘脑；若经多次重复试验，LH值仍无升高或增高不显著，提示引起闭经的病变在垂体。

（3）影像学检查：疑有垂体肿瘤时，应做蝶鞍X线摄片，阴性时需再做CT或MRI检查。疑有子宫畸形、多囊卵巢、肾上腺皮质增生或肿瘤时，可做B超检查。

（4）其他检查：疑有先天性畸形者，应做染色体核型分析及分带检查。考虑闭经与甲状腺功能异常有关者，应测定血T_3、T_4、TSH；闭经与肾上腺功能有关时，可做尿17-酮、17-羟类固醇或血皮质醇测定。

四、护理目标

1.患者能够接受闭经的事实，客观地评价自己。

2.患者能够主动诉说病情及担心。

3.患者能够主动、积极地配合诊治方案。

五、护理措施

1.加强心理护理，建立良好的护患关系，鼓励患者表达自己的感情，对健康问题、治疗和预后提出问题。向患者提供诊疗信息，帮助其澄清一些观念，解除患者担心疾病及其影响的心理压力。鼓励患者与同伴、亲人交往，参与力所能及的社会活动，保持心情舒畅，正确对待疾病。

2.指导合理用药，说明性激素的作用、不良反应、剂量、具体用药方法、时间等问题。

3.鼓励患者加强锻炼，供给足够的营养，保持标准体重，增强体质。

第二节　子宫内膜异位症

一、概述

当具有生长功能的子宫内膜组织出现在子宫腔被覆黏膜以外的身体其他部位时，称为子宫内膜异位症。本病多发生于25~45岁妇女。异位的子宫内膜炎出现在身体不同部位，但以侵犯卵巢最为多见（约占80%），其次可在子宫骶韧带、直肠子宫凹陷及盆腔腹膜发病，也可累及宫颈、阴道、外阴，个别可在脐、膀胱、输尿管、肺、乳房及四肢等处发病。目前其发病原因尚未完全明了。

治疗原则：去除病灶、减轻症状、促进妊娠、预防复发。在总的治疗原则下，还要强调治疗的个体化，需考虑到患者的年龄、症状、部位、浸润深度以及生育状况、需求。

二、护理评估

（一）健康史

详细询问患者的月经史，尤其要询问是否有痛经及痛经发生的时间、痛经的程度和特点，月经周期是否有改变，详细询问孕产史。

（二）身体状况

1.痛经

进行性加重的痛经是子宫内膜异位症的典型症状。疼痛常于月经前1～2天开始，表现为下腹部和腰骶部坠痛，常可放射至会阴、肛门或大腿部。经期第1天最重，以后逐渐减轻，至月经干净时消失。疼痛的程度与病变部位有关，一般在直肠子宫凹陷表面的病灶引起的痛经最严重。在晚期患者中，由于盆腔广泛粘连，疼痛可持续存在。

2.月经失调

表现月经过多、经期延长或月经前点滴出血。月经失调可能与卵巢实质被异位的内膜破坏或卵巢被粘连包裹，导致功能紊乱有关。

3.不孕

有30%～40%的不孕症患者患有不同程度的子宫内膜异位症。其原因主要与盆腔内广泛粘连、输卵管和卵巢功能异常等有关。

4.性交痛

当子宫直肠凹陷有异位病灶或因病变导致子宫后倾固定的患者常有性交不适、性交痛，尤已经前性交痛更为明显。

妇科检查发现子宫多为后倾固定，子宫后壁、直肠子宫凹陷、子宫骶骨韧带处可触及大小形态不规则的韧性结节，触痛明显。子宫一侧或双侧附件处扪及与子宫相连的不活动囊性包块，有压痛。有时在阴道后穹隆部有紫褐色结节。

（三）辅助检查

包括：①B超检查：显示囊肿壁较厚，且粗糙不平，与周围脏器粘连较紧。囊内容物可分为囊性、混合性和实性3种，以囊性最为多见。②CA125值测定：CA125值可升高，它的变化还可用于监测该病的疗效。③腹腔镜检查：是目前诊断子宫内膜异位症的最佳方法。在腹腔镜下对病变组织活检，可达到确诊的目的。

（四）心理-社会因素

本病虽属良性病变，但因病程长，治疗效果不明显，患者多因长期忍受慢性病痛而产生恐惧和无助感，心理负担较重。尤其对尚未生育的患者精神压力更大，在自己和家庭、社会的期望中，更难接受根治性治疗。

三、护理问题

（一）性生活形态改变

与子宫内膜异位症病灶发生在直肠子宫凹有关。

（二）个人应对无效

与长期受疼痛折磨、身心脆弱有关。

（三）功能障碍性悲哀

与不孕有关。

四、护理目标

1.患者和家属能了解此病疼痛的特点，愿意试着改变性交方式以减轻痛苦。

2.患者能掌握综合止痛的手段，止痛效果有所改善，情绪好转。

3.患者和家属明白保守性手术与生育的关系，考虑接受手术治疗。

五、护理措施

（一）预防措施

1.对有严重子宫后倾、阴道闭锁、宫颈狭窄的患者应尽早治疗，以免经血反流入盆腔引起子宫内膜的异位种植。

2.指导患者在行经期尽量避免过度或过强的活动，以防止剧烈的体位和腹压变化引起的经血倒流。

3.医护人员应避免在经期进行宫腔内操作，指导患者避免月经期及月经刚净时同房，以免将脱落的子宫内膜经输卵管送入盆腔，减少发病因素。

4.鼓励产后尽早做产后体操，以防子宫后倾。

（二）病情监测

1.观察痛经时有无肛门坠胀，有无进行性加重。

2.巧克力囊肿在剧烈运动或过度充盈时会发生扭转或破裂，因此要密切观察有无巧克力囊肿扭转或破裂的征象，做好急诊手术的准备。

3.观察药物疗效，月经紊乱情况。

4.对非手术治疗的患者，观察痛经有无减轻，有无药物不良反应出现。

5.对手术治疗患者，观察术后伤口是否愈合，症状是否减轻，是否怀孕。

（三）心理护理

子宫内膜异位症虽然是良性疾病，但患者身心痛苦，影响生活和工作，而且广泛转移，易复发，治疗比较复杂，每个患者都有不同的治疗方案，因此，护士要鼓励患者充分了解自己的疾病，对治疗充满信心，共同寻求最佳的治疗方案。

（四）一般护理

向患者解释痛经的原因，指导患者在月经期注意休息，保暖，保持心情愉快，疼痛时可用热水袋热敷下腹部。

（五）健康指导

1.指导患者加强营养，注意劳逸结合，保持心情舒畅。

2.做好宣教工作，让患者了解疾病及手术的相关知识：对用药患者告知假绝经疗效原理，出现闭经是正常现象，可能疗效会更好，不能因此停药，否则可能出现子宫出血，造成月经紊乱，并影响疗效；对实施保留生育功能手术的患者，应指导其术后半年到1年内受孕；加深患者对病情及治疗的认识，指导其手术伤口的护理；进行性生活的指导，强调按时复诊的重要性。

第三节　分娩期并发症

一、产后出血

（一）概述

胎儿娩出后24 h内出血量超过500 mL者称产后出血。产后出血是分娩期严重并发症，至今仍是孕产妇死亡的首要原因。产后出血的预后随失血量、失血速度及产妇体质不同而异。急性大量失血可致失血性休克，危及产妇生命，有的患者虽经抢救存活，却继发严重的垂体功能减退——希恩综合征，给患者带来终身痛苦。所以，应积极预防和诊治。

（二）护理

1.产前干预

重视产前检查，对有难产史、剖宫产、双胎、巨大胎儿、产次过多、妊娠高血压疾病、合并贫血、前置胎盘等潜在危险因素的孕妇进行专案管理。加强孕期保健，指导孕妇自我监护，督促其定期到医院检查及提前入院分娩。

2.产时干预

第一产程密切观察产程进展，适时在宫缩时进行肛查，了解宫颈软硬度、厚薄、宫颈扩张程度、是否破膜、盆腔大小和胎头下降情况，及时发现产程延长和停滞。根据产妇具体情况选择合适的分娩方式，如需手术助产或剖宫产，做好术前准备工作和产后出血的防范措施，鼓励产妇进高热量、易消化、清淡食物，并特别注意水分的补充，以保证充沛的精力和体力。督促或协助产妇及时排便或排尿，以免影响宫缩。采用深呼吸、心理安慰、情感支持等措施缓解产妇的疼痛不适、紧张、恐惧心理，增强其分娩的信心；第二产程探索广泛皮肤剥脱伤患者负压封闭引流的护理改进，重点观察胎心变化，科学接生。做好会阴保护，防止软产道损伤，避免第二产程延长。如遇急产、巨大产儿、指导产妇正确使用腹，以避免胎头娩出过速。胎盘因素是产后出血的一个高危因素；第三产程应识别清楚胎盘剥离征象，不可过早牵拉脐带或粗暴按压子宫。若胎儿娩出30 min后，胎盘尚未娩出，分析滞留原因，尽早采取使胎盘娩出的措施。如胎盘已剥离而未娩出时，在排空膀胱的基础上，牵拉脐带并按压宫底；胎盘剥离不全可在严格无菌操作下徒手取出胎盘，效果不佳进行清宫术，以免剥离血窦开放发生致命性大出血。产程中合理使用缩宫素，并有专人守护观察用药情况。产程过程中可适当使用催产素，缩短产程可使产后出血的发病率由10%下降至6%。

3.产后干预

了解产妇子宫收缩、阴道出血及会阴伤口情况的同时督促产妇及时排空膀胱，尽早哺乳，对可能发生产后出血的高危产妇应警惕。做好输血、保暖等护理工作，保证静脉滴注通畅。用容积法或称重法收集出血，若出血量超过200 mL，应尽快查找出血原因，对症处理。宫缩乏力性产后出血为阵发性，色泽暗红，子宫大而软，轮廓不清，子宫按摩后收缩变硬，伴大量血块排出，停止按摩又变软。软产道损伤出血宫缩良好，阴道流血色泽鲜红。

4.急救干预

产后出血引起血容量迅速减少，产妇主诉口渴、心慌、头晕和（或）面色苍白、出冷汗、打哈欠、呼吸急促甚至烦躁不安为休克征象。护理人员应协助医生查找出血原因，迅速止血，纠正休克，积极预防感染，分秒必争地配合急救，对产妇的预后十分重要。

（1）保证有效循血：环选择粗而直的血管，迅速建立2条以上的静脉留置针（16~18号为宜）通路，若穿刺困难时考虑静脉切开，以保证快速输液、输血。宫缩乏力性出血在按摩子宫将宫腔内积血排出同时，直接在子宫肌层注射宫缩剂加强宫缩，必要时做好实施宫腔填塞或盆腔血管结扎术的准备；软产道损伤性出血应准确地修补缝合；胎盘因素导致的大出血，设法取出胎盘，并注意胎盘、胎膜的完整性及有无副胎盘的存在；凝血功能障碍性出血应根据病种类型选择合适血制品与抗凝药物。

（2）保证呼吸道通畅：吸氧可升高肺泡及血流的氧含量，改善机体缺氧状况。因此，及时、有效、持续地吸氧，密切观察吸氧效果，是抢救产后出血措施的关键之一。

（3）观察生命体征：密切注意产妇的神志、表情、体温、呼吸、尿量、皮肤颜色、四肢末梢微循环、血氧饱和度变化，维持血氧饱和度在90%以上，且要详尽记录。保持鼻导管的通畅，固定牢固，准确记录液体出入量，及时了解血容量及组织灌注量及肾功能情况，每小时尿量应不低于30mL为宜。

（4）体位护理：保持平卧，必要时头低足高位，以利于下肢静脉回流。

（5）低体温防护：失血性休克复苏的同时切不可忽视低体温的防护。因为低体温影响血小板功能，降低凝血因子的活性，影响纤维蛋白的形成，从而诱发或加重出血和凝血障碍。调节室温至27～32℃，进行各项治疗和护理操作，应尽量减少对产妇的暴露。给予加温后的液体、血制品。

（6）心理护理：突如其来的阴道流血，产妇往往会表现出异常惊恐、恐惧、手足无措，因此，护理人员应重视心理护理，缓解产妇精神紧张程度。提供重型颅脑损伤的护理，探讨舒适、安静环境；耐心地给产妇及其家属讲解出血原因；热情、细心地给予生活关照；鼓励产妇说出心理感受，进行个性化心理疏导。整个抢救中医护人员应保持镇静，谨言慎行，避免或减少导致产妇精神紧张的不良刺激，使产妇有一个稳定的心态，积极配合救治。

二、胎膜早破

（一）概述

胎膜早破是指临产前胎膜自然破裂，是产科常见并发症之一，其发病率占分娩总数的2.7%～17%。胎膜早破可诱发早产，增加围生儿的死亡率，并可导致宫内感染，危及胎儿及产妇。双胎或多胎、羊水过多、宫颈功能不全、下生殖道感染等都易发生胎膜早破。

（二）护理评估

1.健康史

详细询问病史，了解诱发胎膜早破的原因，确定胎膜破裂的时间，妊娠周数，是否有宫缩及感染的征象。

2.身心状况

观察孕妇阴道液体流出的情况。是否有咳嗽、打喷嚏、负重等增加腹压的动作后，流出液体。

行肛诊检查，触不到羊膜囊，上推胎儿先露部可见到流液量增多。羊膜腔感染时母儿心率增快，子宫压痛。

由于孕妇突然发生不可自控的阴道流液，可能惊惶失措，担心会影响胎儿及自身的健康，有些孕妇可能开始设想胎膜早破会带来的种种后果，甚至会产生恐惧心理。

3.相关检查

（1）阴道液酸碱度检查：正常阴道液呈酸性，pH值为4.5～5.5；羊水的pH值为7.0～7.5；尿液的pH值为5.5～6.5。用pH值试纸检查，若流出液pH值＞6.5时，视为阳性，准确率可达90%。要注意受血液、尿液、宫颈黏液、精液及细菌污染时出现的假阳性。

（2）阴道液涂片检查：阴道液干燥片检查有羊齿植物叶状结晶出现为羊水，准确率95%。

（3）羊膜镜检查：可直视胎先露部，看不到前羊膜囊，即可确诊为胎膜早破。

（4）胎儿纤维结合蛋白（fFN）：测定fFN是胎膜分泌的细胞外基质蛋白。当宫颈及阴道分泌物内fFN含量＞0.05 mg/L时，胎膜抗张能力下降，易发生胎膜早破。

（5）羊膜腔感染监测：①羊水细菌培养。②羊水涂片革兰氏染色检查细菌。③羊水白介素（IL-6）的测定：IL-6≥7.9 ng/mL，提示羊膜腔感染。④血C反应蛋白＞8 mg/L，提示羊膜腔感染。

（三）护理措施

1.脐带脱垂的预防及护理

嘱胎膜早破胎先露未衔接的住院待产妇应绝对卧床，采取左侧卧位，注意抬高臀部防止脐带脱垂造成胎儿缺氧或宫内窘迫。护理时注意监测胎心变化，进行阴道检查确定有无隐性脐带脱垂，如有脐带先露或脐带脱垂，应在数分钟内结束分娩。

2.严密观察胎儿情况

密切观察胎心率的变化，监测胎动及胎儿宫内安危。定时观察羊水性状、颜色、气味等。头先露者，如为混有胎粪的羊水流出，则是胎儿宫内缺氧的表现，应及时给予吸氧等处理。对于＜35孕周的胎膜早破者，应遵医嘱给地塞米松10mg静脉滴注，以促胎肺成熟。若孕龄＜37周，已临产，或孕龄达37周，破膜12～18h后尚未临产者，均可按医嘱采取措施，尽快结束分娩。

3.积极预防感染

嘱孕妇保持外阴清洁，每日用1%苯扎溴铵（新洁尔灭）棉球擦洗会阴部2次：放置吸水性好的消毒会阴垫于外阴，勤换会阴垫，保持清洁干燥，防止上行感染；严密观察产妇的生命体征，进行白细胞计数，了解是否存在感染；按医嘱一般于胎膜破裂后12h给抗生素预防感染。

4.健康教育

为孕妇讲解胎膜早破的影响，使孕妇重视妊娠期卫生保健并积极参与产前保健指导活动，嘱孕妇妊娠后期禁止性交；避免负重及腹部受碰撞，宫颈内口松弛者，应卧床休息，并遵医嘱于妊娠14～16周行宫颈环扎术。同时注意指导其补充足量的维生素及钙、锌、铜等元素。

三、子宫破裂

（一）概述

子宫破裂是指子宫体部或子宫下段于妊娠晚期或分娩期发生的破裂。随着医疗水平的提高及养生保健的逐步完善，现今子宫破裂的发病率已很低，然而一旦发生，将严重威胁母儿生命。因此，子宫破裂仍是重要的产科并发症之一。

子宫破裂绝大多数发生在分娩期，但子宫有先天发育不良或陈旧瘢痕破裂者也可发生在妊娠晚期。阻塞性难产时，随着子宫收缩的加强，子宫下段过分伸展变薄，如不及时处理，该处将破裂，这时临床上称为先兆子宫破裂。若子宫下段或体部已发生破裂，称子宫破裂。根据破裂程度，可分为完全性子宫破裂和不完全性子宫破裂2种。完全破裂是指子宫壁完全裂开，宫腔与腹腔相通，重者胎儿全部或部分进入腹腔；不完全破裂是指子宫肌层全部或仅部分裂开，但浆膜层保持完整，宫腔与腹腔不相通。

（二）护理评价

1.病史

主要收集与子宫破裂相关的既往史与现病史，如曾有子宫手术瘢痕、剖宫产史，此次妊娠胎位不正、头盆不称，滥用催产素引产或催产史，阴道助产手术操作史。

2.身心状况

主要评估产妇的临床表现及情绪变化。评估产妇宫缩的强度、间歇时间的长短，腹部疼痛的程度、性质，产妇有无排尿困难，有无出现病理缩复环，监测胎心及胎动情况，了解有无胎儿宫内窘迫表现。产妇的精神状态有无烦躁不安，疼痛难忍、恐惧、焦虑，担心母儿健康，盼望尽早结束分娩。

3.诊断检查

（1）腹部检查：可以发现子宫破裂不同阶段相应的临床症状和体征。

（2）实验室检查：血常规检查见血红蛋白值下降，白细胞计数增加。尿常规检查可有红细胞或肉眼血尿。

（3）其他：腹腔穿刺可证实血腹：行超声检查可协助发现子宫破裂的部位及胎儿与子宫关系，仅适用于可疑子宫破裂病例。

（三）护理措施

1.预防子宫破裂

（1）建立健全三级保健网，宣传孕妇保健知识，加强产前检查。

（2）对有剖宫产史或有子宫手术史的患者，应在预产期前2周住院待产。

（3）对于催产素、前列腺素等子宫收缩剂的使用指征和方法应严格掌握，避免滥用。

2.先兆子宫破裂患者的护理

（1）密切观察产程进展，及时发现导致难产的诱因。注意胎儿心率的变化。

（2）在待产时，出现宫缩过强及下腹部压痛，或腹部出现病理性缩复环时，应立即报告医师并停止催产素引产和一切操作，同时测量产妇的生命体征，按医嘱给予抑制宫缩、吸氧及时做好剖宫产的术前准备。

（3）协助医师向家属交代病情，并获得家属签字同意手术的协议书。

3.子宫破裂患者的护理

（1）迅速给予输液、输血，短时间内补足血容量；同时补充电解质及碱性药物，纠正酸中毒；积极进行抗休克处理。

（2）术中、术后按医嘱应用大剂量抗生素以防感染。

（3）严密观察并记录生命体征、出入量，急查血红蛋白，评估失血量以指导治疗护理方案。

4.提供心理支持

（1）向产妇及其家属解释子宫破裂的治疗计划和对再次妊娠的影响。

（2）对胎儿已死亡的产妇，要帮助其度过悲伤阶段，允许其表现悲伤情绪，甚至哭泣，倾听产妇诉说内心的感受。

（3）为产妇及其家属提供舒适的环境，给予生活上的护理，更多地陪伴，鼓励其进食，以更好地恢复体力。

（4）为产妇提供产褥期的休养计划，帮助产妇尽快调整情绪，接受现实，以适应现实生活。

（四）护理评价

1.产妇的血容量及时得到补充，手术经过顺利。

2.出院时产妇白细胞计数、血红蛋白正常，伤口愈合好且无并发症。

3.出院时产妇情绪较为稳定，饮食、睡眠基本恢复正常。

四、羊水栓塞

羊水栓塞指在分娩过程中羊水进入母体血液循环，引起肺栓塞、休克、DIC、肾衰竭等一系列严重症状的综合征。羊水栓塞是产科严重、危急、凶险的并发症，产妇死亡率达80%以上，也可发生于中期引产或钳刮术时，病情较缓和，极少造成孕妇死亡。多见于高龄产妇、多产妇、子宫收缩过强、急产等。

（一）病因

羊水栓塞是由于羊水中的有形物质（如胎儿毳毛、角化上皮细胞、胎脂、胎粪等）进入母体血液循环引起。引起羊水栓塞的因素有以下几个方面：

1.子宫收缩过强或强直性收缩

宫缩剂应用不当、难产时子宫强烈收缩等。

2.子宫壁损伤

子宫颈裂伤、子宫破裂、剖宫产术、钳刮术、前置胎盘、胎盘早剥等子宫体或子宫颈有开放的静脉或血窦。

3.其他

死胎、滞产、过期妊娠、巨大胎儿、胎膜早破、多产妇等均可诱发羊水栓塞。

羊水进入母体血液循环有3条途径：①经子宫颈黏膜静脉，分娩时子宫颈黏膜静脉因胎膜与宫壁分离而发生断裂。②经胎盘附着处的静脉血窦，破膜后羊水由胎盘边缘血窦进入。③病理情况下经开放的静脉血窦进入母体血液循环。

（二）病理生理

羊水进入母体血液循环后，有形成分直接阻塞肺内小血管，引起肺动脉高压、过敏性休克、DIC、急性肾衰竭而发生一系列的病理生理变化。

1.肺动脉高压

羊水中的有形成分形成的栓子进入肺循环，在肺部小血管内造成机械性栓塞，同时栓塞心、脑和其他脏器小血管。另外羊水中大量促凝物质，使血液凝固而形成纤维蛋白栓子，阻塞肺毛细血管，并反射性地兴奋迷走神经，产生血管活性物质，使肺血管痉挛，导致肺淤血；造成肺动脉高压、右心衰竭。

2.过敏性休克

羊水中的有形物质成为致敏原，进入母体血液循环引起Ⅰ型变态反应。多数患者首先表现为血压急剧下降，呈急性休克状态，此种病理变化可致产妇突然死亡。

3.DIC

羊水中的促凝物质（如组织凝血活酶、凝血因子X激活物质、胎粪中胰蛋白酶等）进入母体血液循环，可激活内源性凝血系统，使血管内产生广泛性微血栓，消耗大量的凝血因子及纤维蛋白原。同时羊水中又含活化因子激活纤溶系统，使母体血中的纤维蛋白代谢物增多，血液由高凝状态转变为低凝状态，严重者血液不凝，导致全身有广泛性出血倾向。

4.急性肾衰竭

由于休克和DIC的发生，导致肾脏急性缺血缺氧，引起急性肾衰竭。

（三）临床表现

羊水栓塞90%以上的病例发生于分娩过程，尤其是胎儿娩出的前后或滥用宫缩剂后，子宫收缩过强，子宫腔内压增高而致。也可发生于剖宫产术时、术后，或人工流产术、钳刮术、中期引产术及羊膜腔穿刺术时。典型的临床经过可分为休克期、出血期和急性肾衰竭期3个阶段。

1.休克期

出现呼吸、循环衰竭及过敏性休克的表现。胎膜破裂后，产妇突然出现烦躁不安、寒战、呛咳、恶心、呕吐、气急等前驱症状，随之出现呼吸困难、发绀、抽搐、昏迷；产妇面色苍白，脉搏细速，四肢厥冷，血压下降，肺底部湿啰音等；严重者发病急骤，甚至没有前驱症状，仅惊叫一声或打一个哈欠，血压迅速下降，于数分钟内迅速死亡。

2.出血期

DIC引起的出血。第1阶段过后，继之发生难以控制的全身广泛性出血，大量阴道流血、切口渗血、全身皮肤黏膜出血，甚至消化道大出血等。产妇可因出血性休克而死亡。

3.急性肾衰竭期

羊水栓塞后期，患者出现少尿、无尿和尿毒症的表现。

以上3个阶段又称羊水栓塞的三大症候群，临床表现基本按顺序出现。暴发型也可三大症状同时出现，有的缓发病例仅表现为某一主要症状，如仅有阴道流血和休克，无明显心肺功能衰竭，给诊断带来困难。钳刮术中出现羊水栓塞可仅表现为一过性呼吸急促、胸闷后出现阴道大量流血。

（四）护理评估

1.病史

了解有无发生羊水栓塞的各种诱因，如胎膜早破、人工破膜、前置胎盘、胎盘早剥、子宫收缩过强或强直性子宫收缩、中期引产或钳刮术、羊膜腔穿刺术、急产、子宫颈裂伤、子宫破裂及剖宫产术等。

2.身体评估

（1）症状评估：有无出现呛咳、气急、烦躁不安等前驱症状，随即是否出现呼吸困难、发绀、抽搐、昏迷，甚至尖叫一声后呼吸、心搏骤停。

（2）体征检查：有无肺底部湿啰音，心率加快，出血量与休克程度是否成正比，出血是否凝固，有无少尿或无尿等症状。

（3）辅助检查：

①下腔静脉血涂片检查：镜检出现羊水中的有形物质，如胎儿鳞状上皮细胞、毳毛等，是确诊羊水栓塞的依据。

②床边胸部X线摄片：见弥散性点片状浸润阴影，沿肺门周围呈扇形分布，伴右心扩大。

③床边心电图检查：示右心房、右心室扩大以及ST段下降。

④凝血功能检查：DIC各项检查指标异常。

3.心理－社会评估

羊水栓塞发病急骤，病情凶险，产妇感到恐惧和痛苦；因担心胎儿安危而焦虑不安；当产妇及胎儿的生命受到威胁时，家属会感到焦虑，一旦抢救无效，家属无法接受，对医护人员不满、抱怨，甚至愤怒。

（五）护理问题

1.气体交换受损

与肺动脉高压、肺水肿有关。

2.组织灌注量不足

与失血及DIC有关。

3.潜在并发症

如休克、DIC、急性肾衰竭。

4.恐惧

与病情危重有关。

（六）护理措施

1.预防措施

（1）加强计划生育，警惕前置胎盘、胎盘早剥等诱发因素。

（2）加强产前检查，有胎儿异常、胎位异常及产道异常的孕妇提前住院待产。

（3）严格掌握缩宫素引产的指征、使用方法，防止子宫收缩过强；人工破膜宜在子宫收缩间歇期进行，破口应小、位置低，同时抑制羊水流出的速度；中期引产者，羊膜腔穿刺针宜细，刺入与拔出穿刺针时应放好针芯，防止将羊水带入破裂的血管中，穿刺的次数不应超过3次；钳刮时先刺破胎膜，待羊水流出后再钳夹胎块。

（4）避免损伤性较大的阴道助产及操作手术，子宫口未开全时避免阴道助产术；忽略性横位禁忌内倒转术；人工剥离胎盘困难时，禁用手指强行挖取。

2.心理护理

医护人员应沉着冷静，陪伴、鼓励、支持产妇，使其增强信心；理解和安慰产妇家属，向家属介绍患者病情的严重性，以取得配合。产妇因病情严重抢救无效死亡时，医护人员应尽量给予解释、安慰，帮助产妇家属度过悲伤阶段。

3.急救护理

产妇取半卧位，加压给氧，必要时气管切开；立即停用缩宫素。

4.积极配合治疗

（1）抗过敏：遵医嘱立即静脉注射地塞米松20～40mg，根据病情继续输液维持。

（2）解除肺动脉高压：

①罂粟碱：解除肺动脉高压首选药物，30～90mg加入10%葡萄糖注射液20mL缓慢静脉注射。

②阿托品：心率慢时用阿托品1mg加入5%葡萄糖注射液10mL中静脉注射，直至患者面色潮红缓解为止。

③氨茶碱：氨茶碱50mg加入25%葡萄糖注射液20mL缓慢静脉注射，松弛支气管及冠状动脉血管平滑肌。

（3）抗休克：

①补充血容量：首选葡萄糖酐静脉滴注，24h内输入500～1000mL；或输入平衡液、新鲜血液。

②纠正酸中毒：5%碳酸氢钠溶液250mL静脉滴注。

③抗心力衰竭：去乙酰毛花苷0.2～0.4mg加入10%葡萄糖注射液20mL缓慢静脉注射，必要时1～2h后重复应用。

④升压药物：多巴胺或间羟胺。

（4）防治DIC遵医嘱给予肝素、凝血因子、抗纤溶药物等。一旦确诊，尽早使用肝素，抑制DIC，发病10min内使用效果更佳。

（5）防治肾衰竭：在血容量不足出现少尿时，用20%甘露醇250mL快速静脉滴注。

（6）预防感染：应用对肾脏毒性小的广谱抗生素，剂量要足，以控制感染。

（7）产科处理原则：上待病情好转后，去除病因，迅速结束分娩，以阻断羊水继续进入母体血液循环。第1产程发病者，考虑剖宫产术。第2产程发病者，抢救产妇的同时行阴道助产术，产后出现无法控制的大出血，在抢救休克的同时进行子宫全切术。钳刮术时发生羊水栓塞，应立即停止手术并积极进行抢救。

（八）健康教育

1.患者病情稳定后共同制订康复计划，讲授保健知识。

2.增强营养，加强锻炼，嘱产后42天按时检查。查尿常规，了解肾功能恢复情况。3.有生育要求的患者，应指导其选择合适的避孕方法，1年后方可受孕。

五、胎儿窘迫

胎儿在子宫内有缺氧征象危及其健康和生命者称胎儿窘迫。多发生在临产过程中，少数发生在妊娠晚期。若发生在临产过程中，可能是妊娠后期发病的延续或加重。胎儿窘迫是一种综合症状，根据症状出现的时期、原因及程度，分为急性胎儿窘迫和慢性胎儿窘迫两种。

（一）病因

1.母体因素

（1）微小动脉供血不足：孕妇患高血压、慢性肾炎、妊娠高血压等。

（2）红细胞携氧量不足：孕妇患重度贫血、一氧化碳中毒等。

（3）急性失血：孕妇患前置胎盘、胎盘早剥等。

（4）子宫胎盘血运受阻急产、不协调性子宫收缩、子宫收缩剂使用不当等引起过强的子宫收缩；产程延长；子宫过度膨胀等。

（5）其他各种原因引起的休克、急性感染，镇痛与麻醉剂使用不当等。

2.胎盘、脐带因素

胎盘是母体与胎儿间进行气体和物质交换的重要器官，脐带是运输血液的唯一通道，胎盘和脐带的功能障碍会影响胎儿的供氧、发育。

（1）胎盘功能低下：过期妊娠胎盘功能老化、胎盘发育异常（过小或过大）、胎盘形状异常（如膜状胎盘、轮廓胎盘等）、胎盘感染等。

（2）脐带血运受阻：脐带脱垂、缠绕、过短、打结、扭转等。

3.胎儿因素

胎儿心血管系统功能障碍（如严重的先天性心血管疾病）、胎儿颅内出血、胎儿畸形、母婴血型不合、胎儿宫内感染等。

（二）临床表现

胎儿窘迫一般指急性胎儿窘迫，多见于分娩期。

1.胎心率异常

胎心率是了解胎儿宫内安危的一项重要指标，胎心率的改变是急性胎儿窘迫的主要征象。胎心率的正常范围是120～160次/分。缺氧初期，胎心率大于160次/分；缺氧时间长、缺氧严重时，胎心率小于120次/分，为胎儿危险的征象，如缺氧继续加重则出现胎心率不规则、胎心音低弱，最后胎心音消失而死亡。

2.胎动异常

胎动是胎儿安危的又一指标，是孕妇自我监护简便而可靠的方法。急性胎儿窘迫的初期表现为胎动频繁躁动，继而胎动减弱、次数减少甚至消失。

3.胎粪污染羊水

胎儿长时间缺氧引起迷走神经兴奋，出现肠蠕动亢进及肛门括约肌松弛，使胎粪排入羊水中，羊水呈浅绿色、黄绿色、棕黄色，即为羊水Ⅰ度污染、羊水Ⅱ度污染、羊水Ⅲ度污染。破膜后羊水流出可直接目测羊水的性状。若胎膜未破可通过羊膜镜观察羊水的性状。如臀先露，羊水Ⅰ度污染甚至羊水Ⅱ度污染，而胎心率正常，应继续监护，不一定是胎儿窘迫。

4.酸中毒

破膜后取胎儿头皮血进行血气分析。血pH值小于7.20（正常值为7.25～7.35），提示胎儿窘迫。

（三）护理评估

1.病史

了解孕妇孕前有无内科疾病史（如高血压病、严重贫血、心脏病等）。评估本次妊娠有无妊娠高血压、胎膜早破、子宫过度膨胀（羊水过多或多胎妊娠）等；分娩经过有无产程延长（特别是第2产程延长）、缩宫素使用不当等；有无胎盘功能不全、胎儿畸形等。

2.身体评估

（1）主要评估是否出现以下症状和体征：

①胎心率异常：胎儿缺氧早期，胎心率加快，常大于160次/分，甚至大于180次/分；缺氧加重，则胎心率减慢而不规则，常小于120次/分，甚至小于100次/分。

②胎动异常：缺氧初期，表现为胎动频繁。若缺氧未纠正或加重，则出现胎动减弱及胎动次数减少，进而胎动消失。

③羊水胎粪污染：头先露、胎儿缺氧严重时，胎粪排入羊水中，羊水呈现浅绿色、黄绿色、棕黄色改变。

（2）辅助检查：

①胎儿电子监护：可协助诊断胎儿窘迫，若无激惹试验无反应性或缩宫素激惹试验阳性，提示胎儿缺氧。

②羊膜镜检：头先露时见羊水呈浅绿色、黄绿色、棕黄色，提示胎儿宫内缺氧。

③胎盘功能检查：胎盘功能低下提示胎儿缺氧。

④胎儿头皮血血气分析：胎儿头皮血pH值小于7.20，提示胎儿缺氧严重。

3.心理-社会评估

评估患者是否因胎儿有生命危险而出现焦虑情绪及焦虑程度，评估其情感需要。了解胎儿死亡后的产妇及其家属感情上的创伤程度。

（四）护理问题

1.气体交换受损

与子宫胎盘的血液改变、血流中断、血流减慢有关。

2.焦虑

与担心胎儿宫内安危有关。

3.预感性悲哀

与胎儿死亡或新生儿预后不良有关。

（五）护理措施

1.一般护理

孕妇左侧卧位，间断吸氧。严密观察胎儿生命体征及胎心率变化。

2.心理护理

向孕妇提供相关信息，包括医疗措施的目的、操作过程、配合措施及预期结果，将真实情况告知孕妇，以减轻其焦虑情绪。

3.术前准备

做好阴道助产、剖宫产术以及新生儿复苏的准备。

4.治疗配合

遵医嘱予以50%葡萄糖注射液80～100mL加入维生素C 0.5～1.0g，静脉滴注，以增强胎儿对缺氧的耐受力；5%碳酸氢钠溶液100～200mL，以纠正酸中毒。

（六）健康教育

1.指导孕妇定期进行产前检查，发现异常时应增加产前检查的次数，必要时可提前住院待产。

2.指导孕妇左侧卧位休息，以改善胎盘血供；教会孕妇从孕28周开始进行胎动监测，发现异常应及时就诊。

3.指导产妇及其家属做好产褥期母婴保健工作。

第十章　儿科疾病的护理

第一节　新生儿护理

一、新生儿窒息

新生儿窒息是胎儿因缺氧发生宫内窘迫或娩出过程中引起的呼吸、循环障碍，以致出生后1 min内无自主呼吸或未能建立规律性呼吸，而导致低氧血症和混合性酸中毒，是一种紧急状态，需立即抢救。本病是新生儿伤残和死亡的重要原因之一。国内发病率5%～10%。

（一）病因

凡能造成胎儿或新生儿缺氧的因素均可引起窒息。

1.孕母因素

孕母患有全身性疾病，如糖尿病、心脏病、严重贫血及肺部疾患等；孕母妊娠期有妊高征；孕母吸毒、吸烟；孕母年龄大于35岁或小于16岁等。

2.胎盘和脐带因素

前置胎盘、胎盘早剥、胎盘老化等，脐带受压、打结、绕颈等。

3.分娩因素

难产、手术产妇高位产钳、产程中药物（镇静剂、麻醉药、催产药）使用不当等。

4.胎儿因素

早产儿、小于胎龄儿、巨大儿；先天性畸形如呼吸道畸形；羊水或胎粪吸入气道；胎儿宫内感染所致神经系统受损等。

（二）病理生理

1.呼吸改变

（1）原发性呼吸暂停：胎儿或新生儿窒息缺氧时，初起1～2 min呼吸深快，如缺氧未及时纠正，随即转为呼吸抑制和反射性心率减慢，此为原发性呼吸暂停。此时患儿肌张力存在，血管轻微收缩，血压升高，循环尚好，但有发绀，如及时给氧或给予适当刺激，有时甚至在无外界帮助下仍能恢复呼吸。

（2）继发性呼吸暂停：如缺氧持续存在，则出现喘息样呼吸，心率继续减慢，血压开始下降，肌张力消失，面色苍白，呼吸运动减慢，最终出现一次深度喘息而进入继发性呼吸暂停，如无外界正压呼吸帮助则无法恢复而死亡。

2.各器官缺血缺氧改变

窒息开始时，由于低氧血症和酸中毒，引起体内血液重新分布，即各器官间血液分流，肺、肠、肾、肌肉、皮肤等处血管收缩，血流量减少，从而保证生命器官如心、脑、肾上腺等处的供血。如缺氧继续，无氧代谢使酸性产物极度增加，导致重度代谢性酸中毒。此时体内储存糖原耗尽，血流代偿机制丧失，心脏功能受损，心率和动脉压下降，生命器官供血减少，脑损伤发生；身体其他已处于缺血情况下的器官，则因血内含氧量的进一步下降而更易受到缺氧缺血的伤害。

3.血液生化和代谢改变

缺氧导致血糖升高，在窒息应激状态时，儿茶酚胺及胰高糖素释放增加，使早期血糖正常或增高；当缺氧情况持续，糖原消耗增加、贮存空虚，遂出现低血糖。应激情况下，血游离脂肪酸增加，促进了钙离子与蛋白结合而致低钙血症。此外，窒息性酸中毒尚可抑制胆红素和白蛋白的结合，降低肝内酶的活力而致高胆红素血症；亦能引致左心房心钠素分泌增加，造成低钠血症。

（三）临床表现

1.胎儿缺氧（宫内窒息）

早期有胎动增加，胎儿心率增快（≥160次/分）；晚期胎动减少甚至消失，胎心率变慢或不规则，＜100次/分，羊水被胎粪污染呈黄绿或墨绿色。

2.Apgar评分表（表10-1）

Apgar评分表是一种简易的临床上评价新生儿窒息程度的方法。内容包括心率、呼吸、对刺激的反应，肌张力和皮肤颜色等5项；每项0~2分，总共10分，8~10分为正常，4~7分为轻度窒息，0~3分为重度窒息。生后1 min评分可区分窒息程度，5 min及10 min评分有助于判断复苏效果和预后。

表10-1　新生儿Apgar评分表

体征	评分标准			生后评分	
	0	1	2	1 min	5 min
皮肤颜色	发绀或苍白	躯干红、四肢发绀	全身红	—	—
心率（次/分）	无	＜100	＞100	—	—
弹足底或插鼻管反应	无反应	有些动作，如皱眉	哭、喷嚏	—	—
肌肉张力	松弛	四肢略弯曲	四肢能活动	—	—
呼吸	无	慢、不规则	正常、哭声响	—	—

3.各器官受损表现

窒息、缺氧缺血造成多器官性损伤，但发生的频率和程度则常有差异。

（1）呼吸系统：可出现羊水吸入性肺炎，或胎粪吸入综合征、肺透明膜病、呼吸暂停等。

（2）循环系统：轻度窒息可发生心脏传导系统和心肌受损；严重者出现心源性休克和心力衰竭。

（3）泌尿系统：可发生急性肾衰竭，表现为少尿、蛋白尿、血中尿素氮、肌酐增高，肾静脉栓塞可出现肉眼血尿。

（4）消化系统：应激性溃疡、坏死性小肠结肠炎、黄疸加重等。

（5）神经系统：缺氧缺血性脑病和颅内出血。意识障碍、肌张力改变及原始反射消失、惊厥、脑水肿颅内压增高等一系列表现。

（6）机体代谢方面：糖原消耗增加、无氧酵解加速，引起酸中毒、低血糖、低血钙症、低钠血症等一系列电解质及酸碱平衡紊乱。

（四）辅助检查

血气分析可显示呼吸性酸中毒或代谢性酸中毒。当胎儿头皮血pH值＜7.25时提示胎儿有严重缺氧，需准备各种抢救措施。出生后应多次监测pH值、$PaCO_2$和PaO_2，作为应用碱性溶液和供氧的依据。根据病情需要还可选择性测血糖、血电解质、血尿素氨及肌酐等生化指标。

（五）治疗原则

1.预防及积极治疗孕母疾病。

2.早期预测：估计胎儿分娩后有窒息危险时，应充分做好准备工作，包括人员、仪器、物品等。

3.及时复苏：按ABCDE复苏方案。A（airway）：清理呼吸道。B（breathing）：建立呼吸，增加通气。C（circulation）：维持正常循环，保证足够心搏出量。D（drug）：药物治疗。E（evaluationandenvironment）：评价和环境（保温）。其中ABC三步最为重要，A是根本，B是关键，评价和保温贯穿于整个复苏过程。

4.复苏后处理：评估和监测呼吸、心率、血压、尿量、肤色、经皮氧饱和度及窒息所致的神经系统症状等，注意维持内环境稳定，控制惊厥，治疗脑水肿。

（六）护理措施

1.复苏

新生儿窒息的复苏应由产科及儿科医生、护士共同合作进行。

（1）复苏程序：严格按照下面5个步骤进行，顺序不能颠倒。复苏过程中严密心电监护。

①通畅气道（要求在生后15～20s内完成）：①新生儿娩出后即置于远红外或其他方法预热的保暖台上。②湿热干毛巾揩干头部及全身，减少散热。③摆好体位肩部以布卷垫高2～2.5cm，使颈部轻微伸仰。④立即吸净口、咽、鼻黏液，吸引时间不超过10s，先吸口腔，再吸鼻腔黏液。

②建立呼吸：A.触觉刺激：拍打足底和摩擦婴儿背来促使呼吸出现。婴儿经触觉刺激后，如出现正常呼吸，心率＞100次/分，脸色红润或仅手足青紫可予观察。B.正压通气：触觉刺激如无自主呼吸建立或心率＜100次/分，应立即用复苏器加压给氧。面罩应密闭遮盖下巴尖端、口鼻，但不盖住眼睛；通气频率为40～60次/分，呼吸比1∶2，压力以可见胸动和听诊呼吸音正常为宜。15～30s后再评估，如心率＞100次/分，出现自主呼吸可予以观察；如无规律性呼吸，或心率＜100次/分，须进行气管插管正压通气。

③恢复循环：气管插管正压通气30s后，心率＜60次/分或心率在60～80次/分不再增加，应同时进行胸外心脏按压。可采用双拇指法：操作者双拇指并排或重叠于患儿胸骨体下1/3处，其他手指围绕胸廓托在后背；中、示指法：操作者一手的中、示指按压胸骨体下1/3处，另一只手或硬垫支撑患儿背部。按压频率为100～120次/分（每按压3次，正压通气1次），压下深度为1.5～2cm或胸廓前后径的1/3，按压放松过程中，手指不离开胸壁，按压有效时可摸到股动脉搏动。胸外按压30s后评估心率恢复

情况。

④药物治疗：建立有效的静脉通路，保证药物的应用。胸外心脏按压不能恢复正常循环时，遵医嘱给予1∶10 000肾上腺素0.1～0.3mL/kg，静脉或气管内注入；如心率仍<100次/分，可根据医嘱，及时正确输入纠酸、扩容剂，有休克症状者可给多巴胺或多巴酚丁胺；对其母在婴儿出生前等6h内曾用过麻醉药者，可用纳洛酮静脉或气管内注入。

⑤评价：复苏过程中，及时评价患儿情况并准确记录。

（2）复苏后监护：监护主要内容为体温、呼吸、心率、血压、尿量、肤色和窒息所导致的神经系统症状，注意酸碱失衡、电解质紊乱、大小便异常、感染或喂养等问题。认真观察并做好相关记录。

2.保温

整个治疗护理过程中应注意患儿的保温，可将患儿置于30～32℃远红外保暖床上，病情稳定后置暖箱中保暖或热水袋保暖，维持患儿肛温36.6～37℃.

3.家庭支持

耐心细致地解答病情，告诉家长患儿目前的情况和可能的预后，帮助家长树立信心，促进父母角色的转换。

二、新生儿缺氧缺血性脑病

新生儿缺氧缺血性脑病（HIE）是由于各种围产期因素引起的缺氧和脑血流减少或暂停而导致胎儿和新生儿的脑损伤，是新生儿窒息后的严重并发症，病情重，病死率高，少数幸存者可产生永久性神经功能缺陷如智力障碍、癫痫、脑性瘫痪等。

（一）病因

1.缺氧

包括：①围产期窒息。②反复呼吸暂停。③严重的呼吸系统疾病。④右向左分流型先天性心脏病等。其中围产期窒息是引起新生儿缺氧缺血性脑病的主要原因。

2.缺血

包括：①心跳停止或严重的心动过缓。②重度心力衰竭或周围循环衰竭。

（二）发病机制

所有引起新生儿窒息的原因都可导致本病。缺氧缺血性脑病的发病机制与下列因素有关。

1.脑血流改变

当窒息缺氧为不完全性时，体内出现器官间血液分流以保证脑组织血流量；如缺氧继续存在，出现第2次血流重新分布，大脑皮质矢状旁区和其下面的白质最易受损。如窒息缺氧为急性完全性，脑损伤则发生在丘脑及脑干核。缺氧及酸中毒还可导致脑血管自主调节功能障碍，形成压力被动性脑血流。当血压升高过大时，可造成脑室周围毛细血管破裂出血，低血压时脑血流量减少，又可引起缺血性损伤。

2.脑组织生化代谢改变

缺氧时脑组织ATP产生减少，细胞膜钠泵、钙泵功能不足，使钠、水进入细胞内而引起脑水肿；脑组织能量代谢障碍，无氧糖酵解增加、乳酸堆积，导致低血糖和代谢性酸中毒。

3.神经病理学改变

缺氧缺血性脑病引起脑损伤的部位与胎龄有关。足月儿主要累及脑皮质、矢状窦旁区，早产儿则易发生脑室周围白质软化。

（三）临床表现

主要表现为意识改变及肌张力变化。根据病情不同可分为轻、中、重3度（表10-2）。

表10-2 HIE临床分度

项目	轻度	中度	重度
意识	过度兴奋	嗜睡、迟钝	昏迷
肌张力	正常	减低	松软或间歇性伸肌张力增强
拥抱反射	稍活跃	减弱	消失
吸吮反射	正常	减弱	消失
惊厥	无	通常伴有	多见或持续
中枢性呼吸衰竭	无	无或轻微	常有
瞳孔改变	无	无或缩小	不对称扩大，对光反射消失
前囟张力	正常	正常或稍饱满	饱满、紧张
病程及预后	兴奋症状24h最明显，3天内可逐渐消失，预后好	症状大多1周症状消失；10天后仍不消失者，可能有后遗症	病死率高，多在1周内死亡；存活者可持续数周，多有后遗症

1.轻度

机体主要表现为兴奋、激惹，肢体及下颏可出现颤动，拥抱反射活跃，肌张力正常，呼吸平稳，一般不出现惊厥。症状于24h后逐渐减轻。

2.中度

机体主要表现为嗜睡、反应迟钝，肌张力降低，肢体自发动作减少，病情较重者可出现惊厥。前囟张力正常或稍高，拥抱、吸吮反射减弱，瞳孔缩小，对光反应迟钝等。足月儿出现上肢肌张力减退较下肢重，而早产儿则表现为下肢肌张力减退比上肢重。症状在生后72h内明显，可留有后遗症。

3.重度

机体主要表现为意识不清，昏迷状态，肌张力低下，肢体自发动作消失，惊厥频繁发作，

反复呼吸暂停，前囟张力明显增高，拥抱、吸吮反射消失，双侧瞳孔不等大、对光反射差，心率减慢等。此期死亡率高，存活者多数留有后遗症。

（四）辅助检查

1.血清肌酸磷酸激酶同工酶（CPK-BB）

正常值<10U/L，脑组织受损时升高。

2.神经元特异性烯醇化酶（NSE）

正常值<6μg/L，神经元受损时此酶活性升高。

3.脑电图

根据脑损害程度显示不同程度的改变。

4.头颅B超

头颅B超对脑室及其周围出血具有较高的特异性。

5.CT扫描

CT扫描有助于了解水肿范围、颅内出血类型，对预后的判断有一定的参考价值，最适合的检查时间为生后2~5天。

6.MRI

MRI能清晰显示颅后窝及脑干等B超及CT不易探及的部位病变。

（五）治疗原则

做好围生期保健，减少致病因素。本病以支持疗法、控制惊厥和治疗脑水肿

为主。

1.支持疗法

给氧、改善通气，纠正酸中毒、低血糖，维持血压稳定。

2.控制惊厥

首选苯巴比妥钠，20mg/kg，于15~30min静脉滴入；若不能控制惊厥，1h后可加用10mg/kg，12~24h后给维持量，每日3~5mg/kg。肝功能不全者改用苯妥英钠，顽固性抽搐者加用地西泮或水合氯醛。

3.治疗脑水肿

控制入量，可用呋塞米（呋塞米）静脉推注，严重者可用20%甘露醇。一般不主张使用肾上腺糖皮质激素。

（六）护理措施

1.一般护理

（1）保暖：给予良好外部热源，使患儿体温维持正常。

（2）给氧：维持良好的通气、换气功能，使血气和pH值在正常范围。有代谢性酸中毒者给小剂量碳酸氢钠纠酸。

（3）维持周身和各脏器足够的血液灌流，使心率、血压保持在正常范围。

（4）维持血糖的正常高值以保证神经细胞代谢所需。

2.病情观察

应密切观察神志、肌张力、体温、床温、呼吸、心率、血氧饱和度、血压、尿量和窒息所致各系统症状。遵医嘱应用脱水药物，避免外渗，观察用药反应，认真填写护理记录。

3.合理喂养

保证足够的热量供给，不能经口喂养者，可鼻饲喂养，保证患儿的生理需要量。

4.早期康复干预

早期给予功能训练和感知刺激的干预，促进脑功能恢复。

5.心理护理及健康指导

耐心向患儿家长解释病情及疑问，指导家长进行恢复期功能训练，得到家长的配合并坚持随访。

三、新生儿肺透明膜病

新生儿肺透明膜病（HMD）又称新生儿呼吸窘迫综合征（NRDS），多发于早产儿，是由于缺乏肺表面活性物质（PS）所引起。临床表现为出生后不久即出现进行性呼吸困难和呼吸衰竭。常见早产儿，是新生儿期重要的呼吸系统疾病。

（一）病因和发病机制

HMD是由于缺乏肺泡表面活性物质引起。Ⅱ型肺泡上皮细胞分泌的肺泡表面活性物质由多种脂类、蛋白质和糖类组成；在胎龄20～24周出现，35周后迅速增加。肺泡表面活性物质具有降低肺泡表面张力，使肺泡张开的作用。缺乏时肺泡壁表面张力增高，肺泡逐渐萎陷，导致通气不良，出现缺氧、发绀，进而出现代谢性酸中毒，并使毛细血管通透性增高，液体漏出，肺间质水肿和纤维蛋白沉着在肺泡表面形成嗜伊红透明膜。

（二）临床表现

出生时可以正常，也可无窒息表现。在出生后2～6h内出现呼吸困难，呈进行性加重，出现鼻翼翕动、发绀、呼吸浅表、节律不整，吸气时胸廓凹陷，伴呼气时呻吟。呼气时呻吟是机体保护性反应，呼气时声门不完全开放，使肺内气体潴留，防止肺泡萎陷。肌张力低下，呼吸暂停甚至出现呼吸衰竭。呼吸窘迫呈进行性加重为本病的特点。听诊两肺呼吸音降低，早期无啰音，以后可听到细小水泡音，心音减弱，胸骨左缘可闻及收缩期杂音。出生第2、3天病情加重，72h后明显好转。

（三）辅助检查

1.血气分析

示PaO_2下降，$PaCO_2$升高，pH值降低。

2.分娩前抽取羊水测磷脂和鞘磷脂的比值

如低于2：1，提示胎儿肺发育不成熟。

3.X线检查

生后24h X线检查有特征表现：①毛玻璃样改变：两肺呈普遍性透光度降低，可见弥漫性均匀网状颗粒阴影。②支气管充气症。③“白肺”：见于重症时。

4.胃液振荡试验

胃液1mL加95%乙醇1mL，振荡15s后静止15min，如果沿管壁有多层泡沫为阳性。阳性者可排除本病。

（四）护理措施

1.保持呼吸道通畅

体位正确，头稍后仰，使气道伸直。及时清除口、鼻、咽部分泌物，分泌物黏稠时可给予雾化吸入后吸痰。

2.供氧

使PaO_2维持在50～70mmHg，SaO_2维持在87%～95%。注意避免氧中毒。①头罩用氧应选择与患儿大小相适应的头罩型号。用氧流量不少于5L/分，以防止CO_2积聚在头罩内。②气道内正压通气（CPAP）辅助呼吸，早期可用呼吸机CPAP吸氧（鼻塞接呼吸机行CPAP通气）或用简易鼻塞瓶装法，压力以0.49～0.98kPa（5～10cmH_2O），早产儿从0.196～0.294kPa（2～3cmH_2O）开始。操作时，水封瓶放在距患儿水平位下30～50cm处。③气管插管用氧，如用纯氧CPAP后，病情仍无好转者，采用间歇正压通气（IPPV）加呼气末正压呼吸（PEEP）。

3.保暖

环境温度维持在22～24℃，肤温在36～36.5℃，相对湿度在55%～65%，减少水分损耗。

4.喂养

保证营养供给，不能吸入、吞咽者可用鼻饲或静脉补充营养。

5.预防感染

做好各项消毒隔离工作至关重要。

6.健康教育

让家属了解治疗过程和进展，取得最佳配合，教会父母居家照顾的相关知识，为患儿出院后得到良好的照顾打下基础。

四、新生儿黄疸

新生儿黄疸是新生儿时期由于胆红素在体内积聚，而引起巩膜、皮肤、黏膜、体液和其他组织被染成黄色的现象，可分为生理性黄疸和病理性黄疸两种。引起黄疸的原因多而复杂，病情轻重不一，重者可导致胆红素脑病（核黄疸），常引起严重后遗症。

（一）新生儿胆红素代谢的特点

1.胆红素生成较多

每日新生儿胆红素生成6～10mg/kg（平均8.8mg/kg），成人胆红素生成仅为3.8mg/kg，每日生成的胆红素约为成人的2倍以上，其原因如下：①红细胞破坏多：由于胎儿血氧分压低，红细胞数量代偿性增加，新生儿初生时红细胞数目相对较多，出生后血氧分压升高，过多的红细胞破坏。②新生儿红细胞寿命比成人短；③其他来源胆红素生成多：肝脏和其他组织中的胆红素及骨髓红细胞前体较多。

2.结合运送胆红素能力弱

新生儿出生后的短暂阶段有轻重不等的酸中毒，影响胆红素与白蛋白的结合。

3.肝脏对胆红素摄取能力差

新生儿肝细胞内Y、Z蛋白含量低，出生后5～10天才可达到成人水平。早产儿血中白蛋白数量少，胆红素的联结运送延缓。

4.肝脏酶系统功能不完善

肝细胞内尿苷二磷酸葡萄糖醛基转移酶的量少，且酶的活力不足，不能将未结合胆红素有效转变为结合胆红素，以至于未结合胆红素潴留在血液中。

5.肠肝循环的特殊性

出生后，由于新生儿肠道内正常菌群尚未建立，不能将进入肠道的胆红素还原成尿胆原、粪胆原排出体外，加之新生儿肠道内β－葡糖醛酸苷酶活性较高，将结合的胆红素水解成葡糖醛酸及未结合胆红素，再经肠壁吸收经门静脉到达肝脏，加重肝脏负担。

由于上述特点，新生儿摄取、结合、排泄胆红素的能力较低，仅为成人的1%～2%，所以极易出现黄疸。当饥饿、缺氧、脱水、酸中毒、头颅血肿或颅内出血时，更易出现黄疸或使原有黄疸加重。

（二）分类

1.生理性黄疸

由于胆红素代谢特点，60%足月儿和80%以上早产儿在生后2～3天即出现黄疸，4～5天最重，足月儿一般10～14天消退，未成熟儿可延迟至3～4周，血清胆红素足月儿＜221μmol/L（12.9mg/dL），早产儿＜257μmol/L（15mg/dL），但患儿一般情况良好，食欲正常。

2.病理性黄疸(高胆红素血症)

高胆红素血症可分为高未结合胆红素血症与高结合胆红素血症，新生儿黄疸以前者多见。

(1)特点：具备下列任何一项即可视为病理性黄疸。

①黄疸出现过早(出生后24h内)。

②黄疸程度重：血清胆红素迅速增高，足月儿血清胆红素＞221 μmol/L(12.9mg/dL)，早产儿＞257 μmol/L(15mg/dL)。

③黄疸进展快：每日上升＞85 μmol/L(5mg/dL)。

④黄疸持续时间过长或黄疸退而复现：足月儿＞2周，早产儿＞4周。

⑤血清结合胆红素＞34 μmol/L(2mg/dL)。

具备其中任何一项者可诊断为病理性黄疸。

病理性黄疸症状常发生于生后第1天，皮肤发亮发黄、昏睡、棕色尿液、食欲差、暗色大便。

(2)病因

①感染性：A.新生儿肝炎。大多数病毒可通过胎盘传给胎儿或出生时通过产道被感染，以巨细胞病毒、乙型肝炎病毒为常见。B.新生儿败血症、尿路感染。由于细菌的毒素作用于红细胞，加速红细胞破坏、损伤肝脏细胞，使肝脏结合胆红素的能力下降，导致黄疸加重。

②非感染性：A.新生儿溶血，ABO系统和Rh系统血型不合最为常见。B.胆道闭锁。肝肠循环受阻，胆红素排泄不畅，血清含量增高。C.胎粪延迟排出。D.母乳性黄疸，发生率0.5%～2%。E.遗传性疾病，如红细胞6-磷酸葡萄糖脱氢酶(G6PD)缺陷等。F.药物性黄疸，如维生素K_3、维生素K_4、樟脑丸等。G.其他，如低血糖、酸中毒、缺氧、体内出血和失水等原因可加重黄疸。

(三)护理

1.护理评估

(1)健康史：了解患儿胎龄、分娩方式、Apgar评分、母婴血型、体重、喂养及保暖情况；询问患儿体温变化及大便颜色、药物服用情况、有无诱发物接触等。

(2)身体状况：观察患儿的反应、精神状态、吸吮力、肌张力等情况，监测体温、呼吸、患儿皮肤黄染的部位和范围，注意有无感染灶，有无抽搐等。了解胆红素变化。

（3）心理-社会状况：了解患儿家长心理状况，对本病病因、性质、护理、预后的认识程度，尤其是胆红素脑病患儿家长的心理状况和有无焦虑。

2.预期目标

（1）患儿胆红素脑病的早期征象得到及时发现、及时处理。

（2）患儿家长能根据黄疸的原因，出院后给予正确的护理。

3.护理措施

（1）观察病情，做好相关护理：

①密切观察病情：注意皮肤黏膜、巩膜的色泽，根据患儿皮肤黄染的部位和范围，估计血清胆红素的近似值，评价紧张情况。注意神经系统的表现，如患儿出现拒食、嗜睡、肌张力减退等胆红素脑病的早期表现，立即通知医生，做好抢救准备。观察大小便次数、量及性质，如存在胎粪延迟排出，应予灌肠处理，促进粪便及胆红素排出。

②喂养：黄疸期间常表现为吸吮无力、食欲缺乏，应耐心喂养，按需调整喂养方式如少量多次、间歇喂养等，保证奶量摄入。

（2）针对病因的护理，预防核黄疸的发生：

①实施光照疗法和换血疗法，并做好相应的护理。

②遵医嘱给予白蛋白和酶诱导剂。纠正酸中毒，以利于胆红素和白蛋白的结合，减少胆红素脑病的发生。

③合理安排补液计划，根据不同补液内容调节相应的速度，切忌快速输入高渗性药物，以免血-脑屏障暂时开放，使已与白蛋白联结的胆红素也进入脑组织。

（3）健康教育：使家长了解病情，取得家长的配合；若为母乳性黄疸，嘱可继续母乳喂养，如吃母乳后仍出现黄疸，可改为隔次母乳喂养逐步过渡到正常母乳喂养。若黄疸严重，患儿一般情况差，可考虑暂停母乳喂养，黄疸消退后再恢复母乳喂养。若为红细胞G6PD缺陷者，需忌食蚕豆及其制品，患儿衣物保管时勿放樟脑丸，并注意药物的选用，以免诱发溶血。发生胆红素脑病者，注意后遗症的出现，给予康复治疗和护理。

5.护理评价

评价患儿黄疸是否消退；患儿家长能否给予患儿正确的照护。

五、新生儿脐炎

新生儿脐炎是指脐部残端被细菌入侵、繁殖所引起的急性炎症。

（一）病因及发病机制

在断脐时，或断脐后，消毒处理不严，护理不当就很容易造成细菌污染，引起脐部发炎。常见的病原菌为金黄色葡萄球菌、大肠埃希菌，其次为溶血性链球菌，或混合细菌感染等。

（二）临床表现

脐带根部发红，或脱落后伤口不愈合，脐窝湿润、流水，这是脐带发炎的最早表现。继之脐周皮肤红肿，深及皮下。

轻者脐残端及周围皮肤红肿，伴少许脓性分泌物，体温及食欲均正常。

严重者脐周皮肤红肿明显、脓液增多，脐窝内组织腐烂、有臭味，可形成局部脓肿。病情危重会向周围皮肤或组织扩散引起腹壁蜂窝织炎、腹膜炎、败血症等。可有拒奶、少哭、发热、烦躁不安等全身中毒症状。慢性脐炎时形成脐部肉芽肿，为一小樱红色肿物突出、常常流黏性分泌物，经久不愈。

（三）辅助检查

脐部脓汁涂片可见细菌及中性粒细胞增多。脓性培养阳性率很高。如怀疑发生败血症，则做血培养。

（四）护理措施

1.彻底清除感染伤口，从脐的根部由内向外环形彻底清洗消毒。轻者可用安尔碘或0.5%碘伏及75%乙醇，每日2～3次；重度感染者，遵医嘱应用抗生素。

2.勤换尿布，并要避免尿布直接覆盖在脐部的敷料上，若尿湿了脐带包皮，需及时重新消毒脐部后更换敷料。

3.给婴儿洗澡时要做到尽量不打湿敷料，更不能将婴儿全身浸在澡盆内，以防脐部被水浸湿糜烂处而引起感染。

4.脐带脱落后，脐窝稍潮湿，每天要用2%的碘酒擦洗，再用75%的乙醇擦洗，然后涂1%～2%的龙胆紫（甲紫），每日2～3次，直到局部红肿消退、干燥。

2.健康教育

（1）普及新法接生，新生儿出生时脐部应采取无菌处理，不可用不洁物品覆盖脐部，并要保持脐部干燥。如脐部潮湿、渗液或脐带脱落后伤口延迟不愈，则应做脐局部消炎处理，必要时静脉使用抗生素，以防败血症的发生。

（2）教会家长新生儿脐部护理方法，强调接触新生儿要洗手，教会家长观察脐炎的表现，如发现炎症及时就医。

六、新生儿寒冷损伤综合征

新生儿寒冷损伤综合征简称新生儿冷伤，主要由受寒引起，其临床特征是低体温和多器官功能损伤，严重者出现皮肤和皮下脂肪变性和水肿，此时又称新生儿硬肿症（SN）。

（一）病因和发病机制

病因尚未完全清楚，但寒冷、早产、低体重、感染和窒息可能是其致病因素。

1.新生儿体温调节与皮下脂肪组成特点

新生儿体温调节功能不足：①体温调节中枢发育不成熟。②皮肤表面积相对较大，血流丰富，易于失热。③能量储备少。产热不足，尤以早产儿，低出生体重儿和小于胎龄儿为明显。④以棕色脂肪组织的化学产热方式为主，缺乏寒战等物理产热方式。因此，新生儿期易发生低体温。⑤新生儿皮下脂肪组织的饱和脂肪酸比未饱和脂肪酸多，前者熔点高，当受寒或其他原因引起体温降低时，皮脂容易发生硬化，出现硬肿症。

2.寒冷损伤

寒冷环境或保温不当可使新生儿失热增加，当产热不抵失热时，体温随即下降，继而引起外周小血管收缩，皮肤血流量减少，出现肢端发冷和微循环障碍，更进一步引起心功能低下表现。低体温和低环境温度导致缺氧，各种能量代谢紊乱和代谢性酸中毒，严重时发生多器官功能损坏。

3.其他

新生儿严重感染、早产、颅内出血和红细胞增多症等时也易发生体温调节和能量代谢紊乱，出现低体温和硬肿。

（二）临床表现

一般以生后1周内新生儿和未成熟儿多见。本病多发生在冬、春寒冷季节，夏季发病者，大多是严重感染、重度窒息引起。发病初期表现体温降低、食欲不振或拒乳、哭声弱等症状；病情加重时发生硬肿和多器官损害体征。

1.低体温

体核温度（肛门内5cm处温度）常降至35℃以下，重症＜30℃。新生儿由于腋窝下含有较多棕色脂肪，寒冷时氧化产热，使局部温度升高，此时腋温高于或等于肛温（核心温度）。因此，腋温-肛温差值（腋-肛温差，TA-R）可作为判断棕色脂肪产热状态的指标。正常状态下，棕色脂肪不产热，TA-R＜0℃；重症硬肿症，因棕色脂肪耗尽，故TA-R也＜0℃；新生儿硬肿症初期，棕色脂肪代偿产热增加，则TA-R≥0℃。

2.硬肿

皮肤发凉、硬肿，颜色暗红，不易捏起，按之如硬橡皮，有水肿者呈凹陷性，患处皮肤呈暗红或青紫色。硬肿发生顺序为：小腿→大腿外侧→整个下肢→臀部→面颊→上肢→全身。硬肿范围可按：头颈部20%，双上肢18%，前胸及腹部14%，背及腰骶部14%，臀部8%，双下肢26%计算。

3.多器官功能损害

早期有心音低钝、心率减慢、尿少，严重者可导致肺出血、循环和呼吸衰竭及肾脏等多脏器损害，合并弥散性血管内凝血而危及生命。

4.病情分度

根据临床表现，病情可分为轻、中和重3度（表10-3）。

表10-3　新生儿寒冷损伤综合征的病情分度

分度	肛温（℃）	腋-肛温差	硬肿范围（%）	全身情况及器官功能改变
轻度	≥35	＞0	＜20	无明显改变
中度	＜35	≤0	25～50	反应差、功能明显低下
重度	＜30	＜0	＞50	休克、DIC、肺出血、急性肾衰竭

（三）护理措施

1.复温

复温是治疗护理的关键措施，目的是在体内产热不足的情况下，通过提高环境稳定，以恢复和保持正常体温。见表10-4。

表10-4　肛温患儿箱温设定值、复温时间

肛温（℃）	暖箱温度（℃）	复温时间（h）
＞30	30	6～12
＜30	比肛温高1～2	12～24

（1）若肛温＞30℃，TA－R≥0，提示体温虽低，但棕色脂肪产热较好，此时可通过减少散热使体温回升。将患儿置于30℃暖箱中，根据体温恢复的情况逐渐调整到30～34℃的范围内，6～12h恢复正常体温。

（2）当肛温＜30℃时，多数患儿TA－R＜0，提示体温很低，棕色脂肪被耗尽，极少数患者TA－R≥0，但体温过低，靠棕色脂肪自身产热难以恢复正常体温，且易造成多器官损害，所以只要肛温＜30℃，一般均应将患儿置于箱温比肛温高1～2℃的暖箱中进行加热。每小时提高箱温1～1.5℃，箱温不超过34℃，在12～24h内恢复正常体温。然后根据患儿体温调整暖箱温度。在肛温＞30℃，TA－R＜0时，仍提示棕色脂肪不产热，故此时也应采用外加温使体温回升。

（3）无条件者可用温暖的襁褓包裹，置于25～26℃室温环境中，并用热水袋保暖（水温从40℃逐渐升至60℃）；也可用热炕、母亲怀抱保暖。

2.合理喂养

轻者能吸吮者可经口喂养；吸吮无力者用滴管、鼻饲或静脉营养保证能量供给。

3.保证液体供给，严格控制补液速度

应用输液泵控制，无条件者应加强手控滴数。建立输液巡视卡，每小时记录输入量及速度，根据病情加以调节，以防止输液速度过快引起心力衰竭和肺出血。

4.预防感染

做好消毒隔离，加强皮肤护理，经常更换体位，防止体位性水肿和坠积性肺炎，尽量减少肌内注射，防止皮肤破损引起感染。

5.观察病情

注意体温、脉搏、呼吸、硬肿范围及程度、尿量、有无出血症状等，详细记录护理单，备好抢救药物和设备，一旦发生病情突变，能争分夺秒组织有效地抢救。

6.健康教育

介绍有关硬肿症的疾病知识，指导患儿家长加强护理，注意保暖，保持适宜的环境温度和湿度，鼓励母乳喂养，保证足够的热量。

七、新生儿低血糖

糖代谢紊乱在新生儿期极常见。目前认为凡全血血糖＜2.2 mmol/L（40 mg/dL）可诊断为新生儿低血糖，不考虑出生体重、胎龄和日龄。

（一）病因及发病机制

1.暂时性低血糖

暂时性低血糖指低血糖持续时间较短，不超过新生儿期。

（1）糖摄入减少：多见于早产儿、患病新生儿喂养困难。

（2）糖消耗过多：患病的新生儿糖消耗量增加，如新生儿窒息、低体温、败血症、先心病等。

（3）糖原储存不足：主要见于早产儿，胎龄越小，糖原储存越少。

（4）糖尿病母亲婴儿：宫内高胰岛素血症，出生后母亲血糖供给突然中断。

2.持续性低血糖

持续性低血糖指低血糖持续至婴儿或儿童期。见于高胰岛血症、内分泌缺陷，如先天性垂体功能不全、遗传代谢性疾病。

（二）临床表现

无症状或无特异性症状，低血糖患儿依据低血糖的程度不同临床表现不同，同一低血糖水平临床表现的差异也较大。有症状者表现为反应差或烦躁、喂养困难、哭声异常、肌张力低、易激惹、惊厥、呼吸暂停等。经补充葡萄糖后症状消失、血糖恢复正常，称“症状性低血糖”。低血糖多为暂时的，如反复发作需考虑糖原积累症、先天性垂体功能不全、胰高血糖素缺乏和皮质激素缺乏等。

（三）辅助检查

1.血糖测定：高危儿应在生后4 h内监测血糖，以后每隔4 h复查，直至血糖浓度稳定。

2.持续性低血糖者，应酌情选测血胰岛素、胰高糖素、生长激素等。

（四）护理措施

1.定期监测患儿血糖，防止低血糖发生。

2.无症状并能进食者，可先进食，并密切监测血糖。如口服不能纠正者，可静脉输注葡萄糖，根据血糖测定结果调节输糖速率。

3.静脉输注葡萄糖时，需定期监测血糖变化，及时调节输糖速率，保证血糖浓度稳定。

4.密切观察病情变化，发现问题及时处理。

5.健康教育：向家长解释病因与预后，让家长了解低血糖发生时的表现，定期门诊复查。提倡母乳喂养，在出生后半小时内尽早开奶。不能哺母乳者，应予母乳化配方奶喂养。

第二节　传染性疾病护理

一、水痘

水痘是由水痘-带状疱疹病毒引起的急性传染病。原发感染为水痘，潜伏再发则表现为带状疱疹。水痘的临床特征是全身症状轻微和分批出现的皮肤黏膜斑疹、丘疹、疱疹和结痂并存。

（一）护理评估

1.病史

（1）现病史询问是否有发热、食欲减退，询问皮疹出现时间、开始的形态与变化、是否瘙痒、是否分批出现。询问是否有并发症表现为咳嗽、持续呕吐、意识改变、颤抖等。

（2）过去史：询问过去是否有出疹性疾病史，是否有慢性疾病并应用免疫抑制剂的病史，是否有反复感染史。

（3）个人史：询问发病前3周内在幼儿园或学校是否有儿童患出疹性疾病。询问是否接种过水痘疫苗。

（4）家族史：询问家庭成员是否曾患出疹性疾病如带状疱疹。

2.临床特点

潜伏期14~16天，有时达3周。

（1）前驱期：婴幼儿常无症状或症状轻微。年长儿可有低热、头痛、乏力、食欲不振，咽痛等上呼吸道感染症状。本期持续1~2天。

（2）出疹期：皮疹以红斑疹、丘疹、疱疹、脓疱、结痂顺序演变。疱疹椭圆形，3~5mm大小，周围有红晕，无脐眼，经24h，水疱内容物变浑浊，壁薄易破，常伴痛痒，愈后多不留瘢痕。皮疹连续分批出现，每批历时1～6天，同一时间可见不同性状的皮疹。皮疹呈向心形分布，首发于躯干，后至脸、肩、四肢。部分患儿疱疹亦可发生于口腔、咽喉、结膜和阴道黏膜，破溃后形成溃疡。

3.辅助检查

（1）血常规：白细胞计数正常或稍低，淋巴细胞相对增高。有继发感染时白细胞数可增高。

（2）病毒分离：出疹后3～4天从疱疹液中可分离出病毒。

（3）清学检查：补体结合抗体可在出疹后1～4天内出现，取急性期和2周以后的血清检测结果对比，如4倍以上增高有回顾性诊断意义。

（二）护理措施

1.皮肤的护理

室内温度适宜，衣服宽大柔软、被褥整洁不宜过厚、勤换洗，以免造成患儿不适增加痒感。保持手的清洁，剪短指甲，婴幼儿可戴拇指手套，以免抓伤皮肤，继发感染或留下疤痕。一般无并发症的水痘皮疹，不需做特殊处理，仅对症治疗。皮肤瘙痒吵闹时，设法分散其注意力，或用温水洗浴、局部涂0.25%冰片炉甘石洗剂或5%碳酸氢钠溶液，或口服抗组胺药物。疱疹破溃时涂1%甲紫，继发感染者局部用抗生素软膏，或口服抗生素控制感染。有报道用麻疹减毒活疫苗0.3～1mL皮下注射1次，48h内疱疹全部结痂，不再出现新疹，疗效明显。皮疹处用治疗仪照射有止痒、防止继发感染、加速疱疹干涸及结痂脱落的效果。

2.降低体温

患儿多仅有中、低度发热，不必用降温药物，可控制室温、多饮水、卧床休息至体温正常止。同时给予易消化的饮食，做好口腔护理。

3.病情观察

水痘临床过程一般顺利，偶可发生播散性水痘、并发肺炎及脑炎，应注意观察及早发现，并予以相应的治疗及护理。

4.避免使用肾上腺皮质激素类药物（包括激素类软膏）

因可使病毒在体内增殖和扩散，使病情恶化。应用激素治疗其他疾病的患儿一旦接触了水痘患者，应立即肌注较大剂量的丙种球蛋白0.4～0.6mL/kg或带状疱疹免疫球蛋白0.1m/kg，以期减轻病情。如已发生水痘，应争取在短期内递减，逐渐停药。

5.预防感染的传播

采取呼吸道隔离至疱疹全部结痂或出疹后7天止。保持室内空气新鲜，托幼机构一直采用紫外线消毒。避免与易感儿接触。对高危人群的接触者可用丙种球蛋白或带状疱疹免疫球蛋白肌注。近年来国外试用水痘-带状疱疹病毒减毒活疫苗来免疫易感者。

6.家庭护理

一般无并发症者可在家治疗护理。护士应上门做好隔离消毒、皮肤护理、防止继发感染以及病情观察的指导，并提醒家属，病程中禁用肾上腺皮质激素。

二、麻疹

麻疹是由麻疹病毒引起的急性出疹性传染病。具有高度的传染性，以6个月以上5岁以下儿童发病率最高，临床以发热、上呼吸道发炎、麻疹黏膜斑及全身皮疹为其特征，冬、春季多见，其传播途径为呼吸道飞沫传染。

（一）护理评估

1.病史

（1）发现病史：询问早期是否有发热、打喷嚏、流涕、咳嗽、流泪、眼红、畏光、食欲减退、呕吐、腹泻等。如患儿就诊时已有皮疹，询问开始出现皮疹的部位与出疹先后顺序，询问发热多少天后出皮疹。

（2）过去史：询问发病前3周内是否与患麻疹的患者接触，或询问幼儿园、学校、邻居中是否有出皮疹的患儿。询问有无结核接触史，有无营养不良、反复呼吸道感染、腹泻。

（3）个人史：询问是否接种过麻疹疫苗，何时接种。

（4）家族史：询问母亲是否曾患麻疹，患麻疹的时间。

2.临床特点

麻疹分典型、轻型、重型、无皮疹型四种。

（1）典型麻疹：潜伏期6～18天，接受被动免疫者可延至21～28天。临床分以下3期。

1）前驱期：指从发热开始至出疹，一般为3～4天，症见发热、流涕、结膜炎、流泪、轻咳等。于发热的第2～3天，颊内黏膜上相当于下部磨牙的外侧，见到0.5～1mm大小的白色斑点，周缘红晕，此即麻疹黏膜斑（科氏斑）。数量由少到多，可融合成较大白斑，类似鹅口疮，于皮疹大量透出时逐渐消失。

2）出疹期：2～5天不等。发热3～4天后，皮疹自耳后发际及颈部开始，渐及额面部，再自上而下，波及全身，最后达手掌及足底。开始为玫瑰色斑丘疹，大小不等，稀疏分明；其后皮疹增多，可有融合，颜色暗红，疹间可见正常皮肤。同时全身症状加重，咳嗽加剧，咽喉肿痛，高热不退。

3）恢复期：出疹3～5天后，如无并发症，皮疹依出疹顺序逐渐消退，疹退处有麦麸样脱肩，留存棕色瘢痕，2周左右消退。同时体温下降，全身症状减轻、消失。

（2）轻型麻疹：潜伏期长达3～4周，前驱期短且症状轻微，体温多在39℃以下，常无麻疹黏膜斑，皮疹稀疏色淡，很快消失，可无脱屑及色素斑，病程1周左右。多见于对麻疹病毒有部分免疫力的患者。

（3）重型麻疹高热持续在40～41℃，皮疹密集融合成片，遍布全身，疹色暗红，或出疹不透，或出而骤退。常并发肺炎、喉炎、中耳炎等，预后不良，病死率高。

（4）无皮疹型：整个病程不见皮疹，仅有麻疹黏膜斑。诊断主要根据鼻咽分泌物中找到多核巨细胞及血清学检查。

（5）并发症：肺炎是最常见的并发症，约占10%或稍多，分为原发性间质性肺炎或继发性细菌性肺炎；其他如喉炎、脑炎、心肌炎等也可发生，根据其并发症的出现而表现相应的临床症状及体征。

3.辅助检查

（1）血常规：白细胞减少，淋巴细胞分布相对增多。

（2）多核巨细胞检查：取患者鼻咽拭子涂片，直接镜检多核巨细胞有早期诊断价值。

（3）病毒抗原检查：用免疫荧光法检测麻疹病毒特异性抗原有早期诊断意义。

（4）疑有肺炎者，应做X线检查，疑并发脑炎者，应做脑脊液检查，脑脊液所见与一般病毒性脑炎相似，也可为正常。

（二）护理措施

1.高热的护理

绝对卧床休息至皮疹消退、体温正常。室内宜空气新鲜，每日通风2次（避免患儿直接吹风以防受凉），保持室温于18～22℃，湿度50%～60%。衣被穿盖适宜，忌捂汗，出汗后及时擦干更换衣被。监测体温，观察热型。高热患儿可用小量退热剂，忌用醇浴、冷敷，以免影响透疹，导致并发症。

2.皮肤黏膜的护理

及时评估透疹情况。保持床单整洁干燥与皮肤清洁，在保温情况下，每日用温水擦浴更衣1次（忌用肥皂），腹泻儿注意臀部清洁，勤剪指甲防抓伤皮肤继发感染。如透疹不畅，可用鲜芫荽煎水服用并抹身，以促进血循环和透疹，并防止烫伤。

加强五官的护理。室内光线柔和，常用生理盐水清洗双眼，再滴入抗生素眼液或眼膏，可加服维生素A预防眼干燥症。防止呕吐物或泪水流入外耳道发生中耳炎。及时清除鼻痂、翻身拍背助痰排出，保持呼吸道通畅。加强口腔护理，多喂水，可用生理盐水或朵贝液含漱。

3.饮食护理

发热期间给予清淡易消化的流质饮食，如牛奶、豆浆、蒸蛋等，常更换食物品种并做到少量多餐，以增加食欲利于消化。多喂开水及热汤，利于排毒、退热、透疹。恢复期应添加高蛋白质、高维生素的食物。指导家长做好饮食护理，无须忌口。

4.病情观察

麻疹并发症多且重，为及早发现，应密切观察病情。出疹期如透疹不畅、疹色暗紫、持续高热、咳嗽加剧、鼻扇喘憋、发绀、肺部啰音增多，为并发肺炎的表现，重症肺炎可致心力衰竭。患儿出现频咳、声嘶，甚至哮吼样咳嗽、吸气性呼吸困难。三凹征，为并发喉炎表现。患儿出现嗜睡、惊厥、昏迷为脑炎表现。出现并发症时可导致原有结核病的恶化。应予以相应护理。

5.预防感染的传播

对患者采取呼吸道隔离至出疹后5天，有并发症者延至疹后10天。接触的易感儿隔离观察21天。病室通风换气进行空气消毒，患儿衣被及玩具曝晒2h，减少不必要的探视预防继发感染。流行期间不带易感儿童去公共场所，托幼机构暂不接纳新生。为提高易感者免疫力，对8个月以上未患过麻疹的小儿可接种麻疹疫苗。

接种后12天血中出现抗体，1个月达高峰，故易感儿接触患者后2天内接种有预防效果。对年幼、体弱的易感儿童注入血丙种球蛋白或胎盘球蛋白，接触后5天内注射可免于发病，6天后注射可减轻症状，有效免疫期3～8周。

6.家庭护理

指导麻疹患儿无并发症时可在家治疗护理。医务人员每日家庭访视1～2次，并进行上述护理指导。

三、流行性腮腺炎

流行性腮腺炎是由腮腺炎病毒引起的急性呼吸道传染病，其临床特征为腮腺非化脓性肿痛、发热、咀嚼受限，亦可累及其他腺体组织或脏器。主要发生于儿童及青少年。

（一）护理评估

1.病史

（1）现病史：询问是否有发热、食欲减退、乏力等，询问耳下方（腮腺）和（或）颌下方（颌下腺）肿痛的时间、张口与咀嚼或进食酸性食物时是否疼痛。询问是否有并发症表现如头痛、呕吐、下腹痛或下腹疼痛、睾丸肿痛、心慌、心前区疼痛等。

（2）过去史：询问过去是否曾有腮腺肿痛病史。

（3）个人史：询问发病前3周内在幼儿园或学校中是否有腮腺肿大的儿童。询问是否接种过流行性腮腺炎疫苗或麻风腮三联疫苗（MMR）。

（4）家族史：询问家庭中近期是否有流行性感冒或腮腺肿大的患者。

2.临床特点

（1）多数患儿无前驱症状，以腮腺肿大、疼痛为首发症状。腮腺肿胀常为双侧性，以耳垂为中心向周边蔓延，表面不红，局部微热，坚韧有弹性，明显疼痛及触痛，张口及咀嚼加重。发病早期颊黏膜腮腺管口红肿。伴发热、头痛、乏力、食欲减退等。经过8~10天，肿胀消退，一般体温下降先于腺肿消退。

（2）少数患儿可有下列任何一种并发症：①无菌性脑膜炎综合征：多为学龄儿童，常发生在腮腺肿胀后3~10天。主要表现为发热、头痛、呕吐、嗜睡或谵妄，颈有抵抗感，甚少惊厥。预后良好，绝大多数于起病后10天左右痊愈。②睾丸炎、附睾炎：多见于青春期，常在腮腺炎起病1~2周内发生。多为单侧受累，睾丸肿胀、变硬、疼痛和触痛，伴发热、头痛。1~2周痊愈。很少引起不育。③胰腺炎：多在腮腺肿后3~7天内发生。体温骤升，寒战，反复呕吐，左上腹压痛及局部肌肉强直，1周后多能恢复。

3.辅助检查

（1）血常规：白细胞计数正常或稍低，淋巴细胞相对增高。有并发症时白细胞数量可增高。

（2）病毒分离：急性期患者涎液、咽拭子及尿液中可分离出病毒。

（3）血清学检测：补体结合试验、血凝抑制试验及病毒中和试验均可阳性。恢复期血清抗体效价升高4倍以上有诊断意义。

（4）血清淀粉酶：多数患儿有轻至中度升高，并发胰腺炎时明显增高。

（5）脑脊液：并发无菌性脑膜炎时脑脊液变化几乎与流行性乙型脑炎完全相同。早期自脑脊液中可分离出腮腺炎病毒。

（二）护理措施

1.减轻疼痛

（1）保持口腔清洁：鼓励饮水，勤漱口，防止继发感染。

（2）局部冷敷：青黛散调醋或如意金黄散调茶水或食醋外敷患处，每天1～2次，药物要保持湿润。

（3）忌酸、辣、冷、硬食物：进食清淡、易消化的流质或半流质，能减轻患儿因张口和咀嚼而引起的疼痛。

2.体温过高的护理

保持室内空气流通，监测体温变化。发热时卧床休息，多饮水，以利于降温。

3.密切观察病情变化

注意有无高热、头痛、呕吐、脑膜刺激征，如有变化立即通知医生，给予相应的治疗与护理观察男孩阴囊皮肤有无水肿，有无睾丸肿大及疼痛、触痛，发现异常及时采取措施。

4.健康指导

单纯腮腺炎不需住院治疗，预后良好，可在家进行隔离护理，消除家长和患儿的思想顾虑。向患儿及家长讲解有关腮腺炎的隔离知识，腮腺炎患儿要隔离至腮腺肿大消退后3天，有接触史的易感儿检疫3周。易感儿预防接种麻疹、风疹、腮腺炎三联疫苗，起到了良好的保护作用。

四、猩红热

猩红热是由A组β型溶血性链球菌引起的急性呼吸道传染病，临床特征是突发高热、咽峡炎、杨梅舌、全身弥漫性充血性皮疹和退疹后片状脱皮。猩红热多见于3～7岁儿童。

（一）病因与发病机制

病原体是A组β型溶血性链球菌。该菌外界存活力较强，在痰液和脓液中可存活数周，对热及干燥的抵抗力不强，加热55℃维持30min即可灭活，对一般消毒剂敏感。溶血性链球菌从呼吸道侵入咽、扁桃体，可引起局部炎症，表现为充血、水肿，可呈卡他性、脓性或膜性，可向周围扩散也可经血行播散。细菌产生的红疹毒素可致皮肤黏膜血管充血、水肿、炎性细胞浸润，形成典型的猩红热皮疹。恢复期表皮细胞角化过度脱落造成脱皮。少数患儿起病2~3周后可发生变态反应性风湿热或急性肾小球肾炎。

（二）流行病学

传染源为患者和带菌者。自发病前1天至疾病高峰时期的传染性最强，脱皮时期的皮屑无传染性。主要经空气、飞沫传播。人群普遍易感，多见于3~7岁儿童，以冬、春季多见。

（三）临床表现

1.潜伏期

2~3天，也可少至1天，多至5~6天。

2.前驱期

一般不超24h。起病急，以畏寒、高热、咽部红肿、扁桃体化脓为主，伴头痛，全身不适，恶心呕吐，颈部及颌下淋巴结肿大、压痛。婴儿可有烦躁和惊厥。

3.出疹期

皮疹为猩红热最重要的体征之一。①出疹顺序：多于起病后1~2天出疹。皮疹从耳后、颈部及上胸部迅速蔓延至躯干、上肢，最后到下肢，24h内可波及全身。②典型的皮疹特点：在全身皮肤弥漫性发红的基础上散布针尖大小、密集而均匀的点状红色丘疹，高出皮肤，压之褪色，伴瘙痒，疹间无正常皮肤。③特殊体征：用手按压疹间皮肤，红色暂时消退，出现白色手印，数秒后恢复，称为贫血性皮肤划痕；在皮肤皱褶处可见皮疹密集呈线状，压之不退，称为帕氏线；病初起时，舌面被覆白苔，舌刺突起，2~3天后白苔开始脱落，舌面光滑呈肉红色，舌刺红肿明显，称为杨梅舌；面部充血潮红，口鼻周围苍白，称为口周苍白圈。

4.恢复期

皮疹于3~5天后颜色转暗并逐渐消退，按出疹先后顺序开始脱皮，躯干多为糠皮状脱皮，手掌、足底多见大片膜状脱皮，无色素沉着。全身中毒症状和局部炎症也很快消退。脱皮可持续1～2周。

5.并发症

化脓性感染，中耳炎、肺炎、心肌炎、急性肾小球肾炎、风湿性关节炎等。

（四）辅助检查

1.血常规

白细胞数增高达（10～20）× 10^9/L，中性粒细胞占80％以上，核左移。

2.血清学检查

可用免疫荧光法检测咽拭子涂片以进行快速诊断。

3.细菌培养

咽拭子或其他病灶内取标本可培养出A组溶血性链球菌。

（五）护理措施

1.一般护理

保持室内空气流通，温、湿度适宜。急性期应卧床休息。给予营养丰富、高维生素、清淡易消化流质或半流质饮食。保持口腔清洁，鼓励患儿多饮水或用温盐水漱口。

2.高热护理

监测体温变化，高热时给予物理降温，忌用冷水和乙醇擦浴，必要时给予药物降温，及时更换汗湿的衣物。

3.皮肤护理

及时评估患儿出疹情况，保持皮肤清洁，及时更换衣服。修剪患儿指甲，告知患儿尽量避免搔抓皮肤，以免引起感染。沐浴时避免水温过高，避免使用刺激性强的肥皂或沐浴液，以免加重皮肤瘙痒感。告知患儿及家长恢复期脱皮时，应待皮屑自然脱落，不宜人为剥离，可以用消毒后的剪刀剪掉，以防感染或损伤皮肤。

4.预防感染传播

（1）控制传染源：明确诊断后及时隔离，呼吸道隔离至症状消失后1周，连续3次咽拭子培养阴性后可解除隔离。对密切接触者应严密观察7天。

（2）切断传播途径：加强空气消毒，用紫外线消毒，衣服、被褥置于阳光下暴晒2～4h，桌子、家具外用消毒液擦拭。病室通风换气，患儿外出戴口罩。

（3）保护易感人群：流行期间避免去公共场所，加强营养，锻炼身体，体质较弱的可以注射丙种球蛋白以增强免疫力。

5.健康教育

向患儿及家长介绍本病的相关知识，如疾病的传播方式、隔离时间、饮食和皮肤护理方法；指导家长注意观察患儿的尿量及颜色，定期复查尿常规，及时发现并发症；流行期间避免去公共场所，增强体质，提高抗病能力。

五、中毒型细菌性痢疾

中毒型细菌性痢疾简称毒痢，是急性细菌性痢疾的暴发型，临床特征为急起高热、反复惊厥、嗜睡、昏迷，迅速发生循环衰竭或（和）呼吸衰竭，而早期肠道症状可很轻或缺如。以2～7岁体质较好的儿童多见。

（一）护理评估

1.病史

患儿年龄、发病季节、平时健康状况、有无不洁饮食史、痢疾患者接触史腹泻史。询问大便的性质、次数、是否排黏液脓血便。有无高热、惊厥表现。

2.身心状况

重点检查小儿神志、肤色、皮肤温度及弹性、瞳孔、呼吸节律、血压。了解家属对住院有无顾虑、对现实的态度及对患儿健康的需要。

3.辅助检查

了解大便常规检查结果是否有大量脓细胞、红细胞及巨噬细胞。

（二）护理措施

1.高热的护理

绝对卧床休息、监测体温、综合使用物理降温、药物降温甚至亚冬眠疗法，争取在短时间内将体温维持在36～37℃，防高热惊厥致脑缺氧、脑水肿加重。

①物理降温可用醇浴或温水擦浴（低于皮温2～3℃）；回流灌肠（需做大便培养者，在灌肠前取大便培养），取生理盐水2000～5000 mL，用较粗的肛管插入肠道内，彻底清除肠道内容物，直至肠道洗出液清洁为止，既能降温又能清除毒素。②药物降温可用柴胡注射液或25%安乃近滴鼻。③对持续高热不退甚至惊厥不止者可采用亚冬眠疗法，用氯丙嗪、异丙嗪每次各1 mg/kg，肌内注射或静脉给药，每4～6h1次，并于头额部放置冰袋，争取在2～3h内将体温降至38℃左右。④加强皮肤护理。防

冻伤。

2.惊厥、呼吸衰竭的护理

反复惊厥，能加重脑缺氧和脑水肿，易致呼吸衰竭，持续颅高压，又能加重惊厥，甚至形成脑疝。此时除严密监测患儿生命体征、降温、保持呼吸道通畅、充分吸氧、加强五官护理、防坠床外，及时静脉注射20%甘露醇，配合使用呋塞米及肾上腺皮质激素降低颅内压。记录好出入水量。使用地西泮、苯巴比安钠镇静止惊、必要时行亚冬眠疗法。用大剂量东莨菪碱，加用尼可沙米或洛贝林治疗呼吸衰竭，必要时行气管插管或气管切开，使用人工呼吸机维持呼吸。

3.休克的护理

患儿取平卧位、注意保温、密切监测病情。使用氨苄西林、头孢哌酮等，应大剂量联合静脉给药，对明显尿少者，不宜立即使用肾毒性药物，注意观察药物的副作用。用2∶1溶液或低分子葡萄糖酐扩容并疏通微循环，待血压回升后继续输液以维持水、电解质平衡，用5%碳酸氢钠溶液纠正酸中毒。注意调节好输液速度，速度过慢则休克难纠正，过快导致心力衰竭、肺水肿。可加用西地兰以维持正常心功能，记录好出入水量。用山莨菪碱（对呼吸衰竭伴微循环障碍者可选用东莨蓉碱）解除微血管痉挛，必要时可用多巴胺或间羟胺。有DIC者，用肝素抗凝治疗。

4.腹泻的护理

评估并记录大便次数、性状及量，正确估计水分丢失量作为补液参考。供给易消化流质饮食、多饮水，不能进食者静脉补充营养。勤换尿布，使后及时清洗，防臀红发生。及时采集大便标本送检，常规检查标本应取脓血部分，细菌培养标本应取黏液微带血部分（应在使用抗生素前、不可与尿混合），必要时用取便器或肛门拭子采取标本。

5.隔离消毒措施

采取肠道隔离至临床症状消失后1周或2次粪培养阴性止。尤其要加强患儿粪便、便器及尿布的消毒处理。向家属解释隔离消毒的重要性，具体指导消毒方法，使其自觉遵守，配合好医院的各项隔离消毒制度。

6.心理护理

保持环境安静，护理患者时冷静、耐心。主动向患者和家属解释病情，消除心理紧张和顾虑，使之配合治疗并得到充分的休息。经常巡视病房，及时解决患者的问题。

7.健康教育

对家长及患儿进行卫生教育，讲究饮食卫生，养成良好的洗手习惯，增强保健意识。

8.护理评价

评价患儿体温、血压是否在预期时间内恢复正常并维持稳定；神志何时转清醒；患者何时腹泻停止；家属及患儿能否明白隔离消毒的重要性，并能说出饮食卫生和养成良好的个人卫生习惯的必要性及其具体做法。家长情绪稳定。

参考文献

[1]周秀华.急危重症护理[M].北京：人民卫生出版社，2006：224-230.

[2]曹爱华.经桡动脉行冠状动脉介入治疗高龄急性心肌梗塞85例围术期护理[J].齐鲁护理杂志，2013，19(19)：83-84.

[3]毛燕君，许秀芳，杨继金.介入治疗护理学[M].北京：人民军医出版社，2007：79-80.

[4]王素冬，邢凤梅，钟雪莲，等.急性心肌梗塞介入治疗发生再灌注心律失常相关护理指标的研究[J].中国实用护理杂志，2013，29(5)：31-32.

[5]林妍霞.体力活动对于心肌梗死的影响[J].心血管病学进展，2014，35(2)：164-167.

[6]陈思兰.失血性休克的急救与护理[J].全科护理，2009，4(7)：19-21.

[7]丁芳.创伤性休克186例急救护理体会[J].医学信息，2010，23(7)：2450.

[8]高健.感染性休克患者的临床观察与护理研究进展[J].中华现代护理杂志，2010，16(7)：859-861.

[9]卢小玲，胡周静，夏苗苗，等.规律性康复运动指导对脑卒中偏瘫患者的脑功能影响研究[J].现代中西医结合杂志，2020，29(17)：1909-1912.

[10]孙秀艳，蔡春琴.早期系统康复护理对重症脑卒中偏瘫患者上肢H反射、日常生活能力的影响[J].检验医学与临床，2019，16(13)：1932-1934.

[11]Li W，Jiang Z，Deng X，et al.Long-term follow-upoutcome and reintervention analysis of ultrasound-guided high intensity focused ultrasound treatment for uterine fibroids.Int J Hyperthermia[J]，2020，37(1)：1046-1051.

[12]Yunchang Liu，Xiuying Wu，Anding Wu，et al.Ultrasound-guided high intensity focused ultrasound ablation for uterine fibroids：long-term outcomes and factors affecting local recurrence[J].International Journal of Hyperthermia，2021，38(1)：1341-

1348.

[13] Yang MJ，Yu RQ，Chen WZ，et al.A prediction of NPVR ≥ 80 %of ultrasound-guided high-intensity focused ultrasound ablation for uterine fifibroids [J] .Front Surg. 2021, 8: 663 128.

[14] Park MJ，Kim YS，Rhim H，et al.Safety and therapeutic effificacy of complete or near-complete ablation of symptomatic uterine fifibroid tumors by mr imaging-guided high-intensity focused US therapy [J] .J Vasc Interv Radiol. 2014，25 (2)：23 1 - 239.

[15] Keserci B，Duc NM，Nadarajan C，et al.Volumetric mri-guided，high-intensity focused ultrasound ablation of uterine leiomyomas：asean preliminary experience [J] . Diagn Interv Radiol，2020，26 (3)：207 - 215.

[16] Liang Yu，Shu Zhu，Huiyuan Zhang，et al.The efficacy and safety of MR-HIFU and US-HIFU in treating uterine fibroids with the volume< 300 cm3：a meta-analysis [J] . International Journal of Hyperthermia，2021，38 (1)：1 126-1 132.